实用临床护理技术与护理管理

SHIYONG LINCHUANG HULI JISHU YU HULI GUANLI

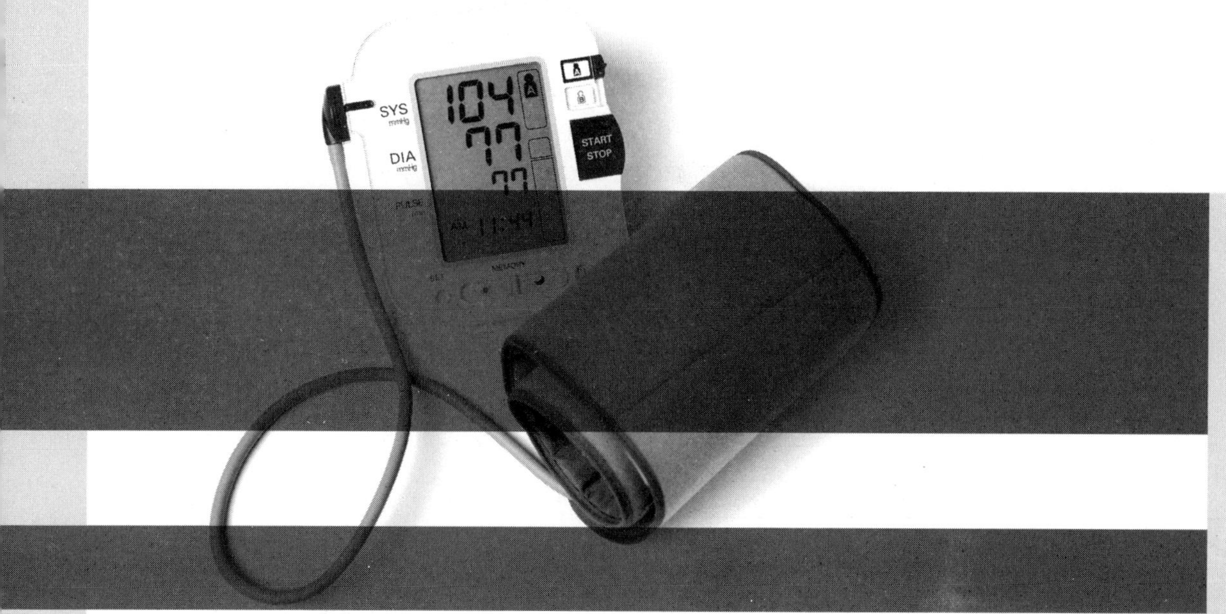

吴雯婷　主编

中国纺织出版社有限公司

图书在版编目（CIP）数据

实用临床护理技术与护理管理 / 吴雯婷主编. -- 北京：中国纺织出版社有限公司, 2021.12
ISBN 978-7-5180-9143-0

Ⅰ.①实… Ⅱ.①吴… Ⅲ.①护理学 Ⅳ.①R47

中国版本图书馆CIP数据核字（2021）第230584号

责任编辑：樊雅莉　　责任校对：高　涵　　责任印制：王艳丽

中国纺织出版社有限公司出版发行
地址：北京市朝阳区百子湾东里A407号楼　邮政编码：100124
销售电话：010—67004422　传真：010—87155801
http://www.c-textilep. com
中国纺织出版社天猫旗舰店
官方微博 http://weibo.com/2119887771
唐山玺诚印务有限公司印刷　各地新华书店经销
2021年12月第1版第1次印刷
开本：889×1194　1/16　印张：12.75
字数：385千字　定价：88.00元

编　委　会

主　编　吴雯婷　林　翠　徐敏利　徐　艳　李晓琳

副主编　金玉华　宋　伟　刘爱芹
何文博　周　英　刘莹莹

编　委　(按姓氏笔画排序)

丛　珊　哈尔滨医科大学附属第一医院
任秀英　佳木斯大学附属第一医院
刘莹莹　佳木斯大学附属第一医院
刘爱芹　佳木斯大学附属第一医院
苏红梅　佳木斯大学附属第一医院
李玉顺　佳木斯大学附属第一医院
李晓琳　烟台毓璜顶医院
杨永江　昆明市中医医院
杨旭耀　佳木斯大学附属第一医院
杨振楠　北部战区总医院
肖慧艳　佳木斯大学附属第一医院
吴　婷　哈尔滨医科大学附属肿瘤医院
吴雯婷　佳木斯大学附属第一医院
何文博　佳木斯大学附属第一医院
宋　伟　海口市人民医院
范文静　哈尔滨医科大学附属第四医院
范文慧　哈尔滨医科大学附属第四医院
林　翠　深圳市宝安中医院（集团）
金玉华　佳木斯大学附属第一医院
周　英　佳木斯大学附属第一医院
郑俊博　佳木斯大学附属第一医院
徐　艳　广东省中医院
徐　敏　佳木斯大学校医院
徐敏利　佳木斯大学附属第一医院
崔　雨　佳木斯大学附属第一医院
韩宁宁　佳木斯大学附属第一医院

前　言

护理学是以维护和促进健康、减轻病痛、提高生命质量为目的，运用专业知识和技术为患者提供健康服务的一门科学。近年来，随着科技的进步，护理学的发展日新月异，许多护理新理论和新技术不断涌现并广泛应用于临床，有效地减轻了患者负担、缓解了患者病情。这就要求护理工作人员具备更高的人文素质、实践技能、整体护理知识和社会知识，本书正是在这样的背景下编写而成的。

本书由具有深厚护理学专业知识和丰富临床实践经验的一线资深护理骨干编写，着重介绍临床常见的护理内容，涵盖面广，资料新颖，贴近临床，科学实用，重点突出整体护理理念。本书可供各科护理同仁及医学院校师生参阅使用。

在编写过程中，由于作者较多，写作方式和文笔风格不一，再加上时间及篇幅有限，难免存在疏漏和不足之处，望广大读者提出宝贵意见和建议。

编　者

2021 年 8 月

目　录

第一章

临床护理基本操作

第一节 口服给药法

药物经口服后，通过胃肠道吸收，达到局部或全身治疗的目的。

一、摆药

（一）药物准备类型

1. 中心药房摆药

目前国内不少医院均设有中心药站，一般设在医院内距离各病区适中的地方，负责全院各病区患者的日间用药。

病区护士每日上午在医生查房后把药盘、长期医嘱单送至中心药站，由药站专人处理医嘱，并进行摆药、核对。口服药一般按每日 3 次量、注射药物按一日总量备齐，然后由病区护士当面核对无误后，取回病区，按规定时间发药。发药前须经另一人核对。

各病区另设一药柜，备有少量常用药、贵重药、针剂等，作为临时应急用。所备的药物须有固定基数，用后及时补充，交接班时按数点清。

2. 病区摆药

由病区护士在病区负责准备自己病区患者的所需药品。

（二）用物

药柜（内有各种药品）、药盘（发药车）、小药卡、药杯、量杯（10～20 mL）、滴管、药匙、纱布或小毛巾、小水壶（内盛温开水）、服药单。

（三）操作方法

1. 准备

洗净双手，戴口罩，备齐用物，依床号顺序将小药卡（床号、姓名）插于药盘上，并放好药杯。

2. 按服药单摆药

一个患者的药摆好后，再摆第 2 个患者的药，先摆固体药再摆水剂药。

（1）固体药（片、丸、胶囊）：左手持药瓶（标签在外），右手掌心及小指夹住瓶盖，拇指、示指和中指持药匙取药，不可用手取药。

（2）水剂：先将药水摇匀，左手持量杯，拇指指在所需刻度，使与视线处于同一水平，右手持药瓶，标签向上，然后缓缓倒出所需药液。应以药液低面的刻度为准。同时有几种水剂时，应分别倒入不同药杯内。更换药液时，应用温开水冲洗量杯。倒毕，瓶口用湿纱布或小毛巾擦净，然后放回原处。

3. 其他

（1）药液不足 1 mL 须用滴管吸取计量，1 mL＝15 滴。为使药量准确，应滴入已盛好少许冷开水的药杯内，或直接滴于面包上或饼干上服用。

（2）患者的个人专用药，应注明床号、姓名、药名、剂量、时间，以防差错。专用药不可借给他人用。

（3）摆完药后，应根据服药单查对 1 次，再由第 2 人核对无误后，方可发药。如需磨碎的药，可用乳钵研碎。用清洁巾盖好药盘待发。清洗滴管、乳钵等，清理药柜。

二、发药

（一）用物

温开水、服药单、发药车。

（二）操作方法

1. 准备

发药前先了解患者情况，暂不能服药者，应作交班。

2. 发药查对，督促服药

按规定时间，携服药单送药到患者处，核对服药单及床头牌的床号、姓名，并询问患者姓名，回答与服药本一致后再发药，待患者服下后方可离开。

3. 根据不同药物的特性正确给药

（1）抗生素、磺胺类药物应准时给药，以保持药物在血液中的有效浓度。

（2）健胃、助消化药物宜在饭前或饭间服。对胃黏膜有刺激的药物宜在饭后服。

（3）对呼吸道黏膜有安抚作用的保护性镇咳药，服后不宜立即饮水，以免稀释药液从而降低药效。

（4）某些由肾排出的药物，如磺胺类，尿少时可析出结晶，引起肾小管堵塞，故应鼓励多饮水。

（5）对牙齿有腐蚀作用和使牙齿染色的药物，如铁剂，可用饮水管吸取，服后漱口。

（6）服用强心苷类药物应先测脉率、心率及心律，若脉率低于 60 次/分或心律不齐时不可服用。

（7）有配伍禁忌的药物，不宜在短时间内先后服用，如呋喃妥因与碳酸氢钠溶液等碱性药液。

（8）催眠药应就寝前服用。

发药完毕，再次与服药单核对一遍，看有无遗漏或差错。药杯集中处理。清洁药盘放回原处。需要时做好记录。

（三）注意事项

（1）严格遵守三查七对制度（操作前、中、后查，核对床号、姓名、药名、浓度、剂量、方法、时间），防止发生差错。

（2）老、弱、小儿及危重患者应协助服药，鼻饲者应先注入少量温开水，后将药物研碎、溶解后由胃管注入，再注入少量温开水冲洗胃管。更换或停止药物，应及时告诉患者。若患者提出疑问，应重新核对清楚后再给患者服下。

（3）发药后，要密切观察患者服药后效果及有无不良反应，若有反应，应及时与医生联系，给予必要的处理。

第二节　注射给药法

注射给药是将无菌药液或生物制品用无菌注射器注入体内，达到预防、诊断、治疗目的的方法。

一、药液吸取法

1. 从安瓿内吸取药液

将药液集中到安瓿体部，用消毒液消毒安瓿颈部及砂轮，在安瓿颈部划一锯痕，重新消毒安瓿颈部，拭去碎屑，掰断安瓿。将针尖斜面向下放入安瓿内的液面下，手持活塞柄抽动活塞吸取所需药量。抽吸完毕将针头套上空安瓿或针帽备用。

2. 从密封瓶内吸取药液

除去铝盖的中央部分并消毒密封瓶的瓶塞，待干。往瓶内注入与所需药液等量空气（以增加瓶内压力，避免瓶内负压无法吸取），倒转密封瓶及注射器，使针尖斜面在液面下，轻拉活塞柄吸取药液至所需量，再以示指固定针栓，拔出针头，套上针帽备用。

若密闭瓶或安瓿内系粉剂或结晶时，应先注入所需量的溶剂，使药物溶化，然后吸取药液。黏稠药液如油剂可先加温（遇热变质的药物除外），或将药瓶用双手搓热后再抽吸，混悬液应摇匀后再抽吸。

3. 注射器内空气驱出术

一手指固定于针栓上，拇指、中指扶持注射器，针头垂直向上，一手抽动活塞柄吸入少量空气，然后摆动针筒，并使气泡聚集于针头口，稍推动活塞将气泡驱出。若针头偏于一侧，则驱气时应使针头朝上倾斜，使气泡集中于针头根部，如上法驱出气泡。

二、皮内注射法

皮内注射法是将少量药液注入表皮与真皮之间的方法。

（一）目的

（1）各种药物过敏试验。

（2）预防接种。

（3）局部麻醉。

（二）用物

（1）注射盘或治疗盘内盛2%碘酊、75%乙醇、无菌镊、砂轮、无菌棉签、开瓶器、弯盘。

（2）1 mL 注射器、4½号针头，药液按医嘱。药物过敏试验还需备急救药盒。

（三）注射部位

（1）药物过敏试验在前臂掌侧中下段。

（2）预防接种常选三角肌下缘。

（四）操作方法

（1）评估：了解患者的病情、合作程度、对皮内注射的认识水平和心理反应，过敏试验还需了解患者的“三史”（过敏史、用药史、家族史）；介绍皮内注射的目的、过程，取得患者配合；评估注射部位组织状态（皮肤颜色，有无皮疹、感染及皮肤划痕阳性）。

（2）准备用物：按医嘱查对后抽好药液，放入铺有无菌巾的治疗盘内，携物品至患者处，再次核对。

（3）助患者取坐位或卧位，选择注射部位，以75%乙醇消毒皮肤、待干。乙醇过敏者用生理盐水清洁皮肤。

（4）排尽注射器内空气，示指和拇指绷紧注射部位皮肤，右手持注射器，针尖斜面向上，与皮肤成5°刺入皮内，放平注射器，平行将针尖斜面全部进入皮内，左手拇指固定针栓，右手快速推注药液0.1 mL。也可右手持注射器左手推注药液，使局部可见半球形隆起的皮丘，皮肤变白，毛孔变大。

（5）注射完毕，快速拔出针头，核对后交代患者注意事项。

（6）清理用物，按时观察结果并正确记录。

（五）注意事项

（1）忌用碘酊消毒皮肤，避免用力反复涂擦。

（2）注射后不可用力按揉，以免影响结果观察。

三、皮下注射法

皮下注射法是将少量药液注入皮下组织的方法。

（一）目的

（1）需迅速达到药效和不能或不宜口服时采用。

（2）局部供药，如局部麻醉用药。

（3）预防接种，如各种疫苗的预防接种。

（二）用物

注射盘，1～2 mL 注射器，5～6 号针头，药液按医嘱准备。

（三）注射部位

上臂三角肌下缘、上臂外侧、股外侧、腹部、后背、前臂内侧中段。

（四）操作方法

（1）评估患者的病情、合作程度、对皮下注射的认识水平和心理反应；介绍皮下注射的目的、过程，取得患者配合；评估注射部位组织状态。

（2）准备用物，并按医嘱查对后抽好药液，放入铺有无菌巾的治疗盘内，携物品至患者处，再次核对。

（3）助患者取坐位或卧位，选择注射部位，皮肤做常规消毒（2% 碘酊以注射点为中心，呈螺旋形向外涂擦，直径在 5 cm 以上，待干，然后用 75% 乙醇以同法脱碘 2 次，待干）或安尔碘消毒。

（4）持注射器排尽空气。

（5）左手示指与拇指绷紧皮肤，右手持注射器，示指固定针栓，针尖斜面向上，与皮肤成 30°～40°，过瘦者可捏起注射部位皮肤，快速刺入针头 2/3，左手抽动活塞观察无回血后缓缓推注药液。

（6）推完药液，用干棉签放于针刺处，快速拔出针后，轻轻按压。

（7）核对后助患者取舒适卧位，整理床单位，清理用物，必要时记录。

（五）注意事项

（1）持针时，右手示指固定针栓，切勿触及针梗，以免污染。

（2）针头刺入角度不宜超过 45°，以免刺入肌层。

（3）对皮肤有刺激作用的药物，一般不作皮下注射。

（4）少于 1 mL 药液时，必须用 1 mL 注射器，以保证注入药量准确无误。

（5）需经常做皮下注射者，应建立轮流交替注射部位的计划，以达到在有限的注射部位吸收最大药量的效果。

四、肌内注射法

肌内注射法是将少量药液注入肌肉组织的方法。

（一）目的

（1）给予需在一定时间内产生药效，而不能或不宜口服的药物。

（2）药物不宜或不能静脉注射，要求比皮下注射更迅速发生疗效时采用。

（3）注射刺激性较强或药量较大的药物。

（二）用物

注射盘，2～5 mL 注射器，6～7 号针头，药液按医嘱准备。

（三）注射部位

一般选择肌肉较丰厚、离大神经和血管较远的部位，其中以臀大肌、臀中肌、臀小肌最为常用，其次为股外侧肌及上臂三角肌。

1. 臀大肌注射区定位法

（1）十字法：从臀裂顶点向左或向右侧画一水平线，然后从该侧髂嵴最高点做一垂直线，将臀部分为 4 个象限，选其外上象限并避开内角（内角定位：髂后上棘至大转子连线）即为注射区。

（2）连线法：取髂前上棘和尾骨连线的外上 1/3 处为注射部位。

2. 臀中肌、臀小肌注射区定位法

（1）构角法：以示指尖与中指尖分别置于髂前上棘和髂嵴下缘处，由髂嵴、示指、中指所构成的三角区内为注射部位。

（2）三指法：髂前上棘外侧 3 横指处（以患者的手指宽度为标准）。

3. 股外侧肌注射区定位法

在大腿中段外侧，膝上 10 cm，髋关节下 10 cm 处，宽约 7.5 cm。此处大血管、神经干很少通过，范围较大，适用于多次注射或 2 岁以下婴幼儿注射。

4. 上臂三角肌注射区定位法

上臂外侧、肩峰下 2 ~ 3 横指处。此处肌肉不如臀部丰厚，只能做小剂量注射。

（四）患者体位

为使患者的注射部位肌肉松弛，应尽量使患者体位舒适。

（1）侧卧位下腿稍屈膝，上腿伸直。

（2）俯卧位足尖相对，足跟分开。

（3）仰卧位适用于病情危重不能翻身的患者。

（4）坐位时座位稍抬高，便于操作。非注射侧臀部坐于座位上，注射侧腿伸直。一般多为门诊患者所取。

（五）操作方法

（1）评估患者的病情、合作程度、对肌内注射的认识水平和心理反应；介绍肌内注射的目的、过程，取得患者配合；评估注射部位组织状态。

（2）准备用物，并按医嘱查对后抽好药液，放入铺有无菌巾的治疗盘内，携物品至患者处，再次核对。

（3）协助患者取合适卧位，选择注射部位，常规消毒或安尔碘消毒注射部位皮肤。

（4）排气，左手拇指、示指分开并绷紧皮肤，右手执笔式持注射器，中指固定针栓，用前臂带动腕部的力量，将针头迅速垂直刺入肌内，一般刺入 2.5 ~ 3 cm，过瘦者或小儿酌减，固定针头。

（5）松左手，抽动活塞，观察无回血后，缓慢推药液。如有回血，酌情处理，可拔出或进针少许再试抽，无回血方可推药。推药同时注意观察患者的表情及反应。

（6）注射完毕，用干棉签放于针刺处，快速拔针并按压。

（7）核对后协助患者穿好衣裤，安置舒适卧位，整理床单位。清理用物，必要时做记录。

（六）Z 径路注射法和留置气泡技术

1. Z 径路注射法

注射前以左手示指、中指和环指使待注射部位皮肤及皮下组织朝同一方向侧移（皮肤侧移 1 ~ 2 cm），绷紧固定局部皮肤，维持到拔针后，迅速松开左手，此时位移的皮肤和皮下组织位置复原，原先垂直的针刺通道随即变成 Z 形。该方法可将药液封闭在肌肉组织内而不易回渗，利于吸收，减少硬结的发生，尤其适用于老年人等特殊人群，以及刺激性大、难吸收药物的肌内注射。

2. 留置气泡技术

方法为用注射器抽吸适量药液后，再吸入 0.2 ~ 0.3 mL 的空气。注射时，气泡在上，当全部药液注入后，再注入空气。其方法优点：将药物全部注入肌肉组织而不留在注射器无效腔中（每种注射器的无效腔量不一，范围 0.07 ~ 0.3 mL），以保证药量的准确；同时可防止拔针时，药液渗入皮下组织引起刺激、产生疼痛，并可将药液限制在注射肌肉局部而利于组织的吸收。

（七）注意事项

（1）切勿将针梗全部刺入，以防从根部衔接处折断。万一折断，应保持局部与肢体不动，迅速用止血钳夹住断端取出。若全部埋入肌肉内，即请外科医生诊治。

（2）臀部注射，部位要选择正确，偏内下方易伤及神经、血管，偏外上方易刺及髋骨，引起剧痛及断针。

（3）推药液时必须固定针栓，推速要慢，同时注意患者的表情及反应。如系油剂药液更应持牢针栓，以防用力过大针栓与乳头脱开，药液外溢；若为混悬剂，进针前要摇匀药液，进针后持牢针栓，快速推药，以免药液沉淀造成堵塞或因用力过猛使药液外溢。

（4）需长期注射者，应经常更换注射部位，并使用细长针头，以避免或减少硬结的发生。若一旦发生硬结，可采用理疗、热敷或外敷活血化瘀的中药，如蒲公英、金黄散等。

（5）2 岁以下婴幼儿不宜在臀大肌处注射，因幼儿尚未能独立行走，其臀部肌肉一般发育不好，有可能伤及坐骨神经，应选臀中肌、臀小肌或股外侧肌内注射。

（6）两种药液同时注射又无配伍禁忌时，常采用分层注射法。当第一针药液注射完，随即拧下针筒，接上第二副注射器，并将针头拔出少许后向另一方向刺入，试抽无回血后，即可缓慢推药。

五、静脉注射法

（一）目的

（1）药物不宜口服、皮下或肌内注射，需要迅速发生疗效者。

（2）做诊断性检查，由静脉注入药物，如肝、肾、胆囊等检查需注射造影剂或染料等。

（二）用物

注射盘、注射器（根据药量准备）、7 ~ 9 号针头或头皮针头、止血带、胶布，药液按医嘱准备。

（三）注射部位

（1）四肢浅静脉：肘部的贵要静脉、正中静脉、头静脉；腕部、手背及踝部或足背浅静脉等。

（2）小儿头皮静脉：额静脉、颞静脉等。

（3）股静脉：位于股三角区股鞘内，股神经和股动脉内侧。

（四）操作方法

1. 四肢浅表静脉注射术

（1）评估患者的病情、合作程度、对静脉注射的认识水平和心理反应；介绍静脉注射的目的、过程，取得患者配合；评估注射部位组织状态。

（2）准备用物，并按医嘱查对后抽好药液，放入铺有无菌巾的治疗盘内，携物品至患者处，再次核对。

（3）选静脉，在注射部位上方 6 cm 处扎止血带，止血带末端向上。皮肤常规消毒或安尔碘消毒，同时嘱患者握拳，使静脉显露。备胶布 2 ~ 3 条。

（4）注射器接上头皮针头，排尽空气，在注射部位下方，绷紧静脉下端皮肤并使其固定。右手持针头使其针尖斜面向上，与皮肤成 15° ~ 30°，由静脉上方或侧方刺入皮下，再沿静脉走向刺入静脉，见回血后将针头与静脉的角度调整好，顺静脉走向推进 0. 5 ~ 1 cm 后固定。

（5）松止血带，嘱患者松拳，用胶布固定针头。若采血标本者，则止血带不放松，直接抽取血标本所需量，不必胶布固定。

（6）推完药液，以干棉签放于穿刺点上方，快速拔出针头后按压片刻，无出血为止。

（7）核对后安置舒适卧位，整理床单位。清理用物，必要时做记录。

2. 股静脉注射术

常用于急救时加压输液、输血或采集血标本。

（1）评估、查对、备药同四肢静脉注射。

（2）患者仰卧，下肢伸直略外展（小儿应有人协助固定），局部常规消毒或安尔碘消毒皮肤，同时消毒术者左手示指和中指。

（3）于股三角区扪股动脉搏动最明显处，予以固定。

（4）右手持注射器，排尽空气，在腹股沟韧带下一横指、股动脉搏动内侧 0.5 cm 垂直或成 45°角刺入，抽动活塞见黯红色回血，提示已进入股静脉，固定针头，根据需要推注药液或采集血标本。

（5）注射或采血毕，拔出针头，用无菌纱布加压止血 3 ~5 分钟，以防出血或形成血肿。

（6）核对后安置舒适卧位，整理床单位。清理用物，必要时做记录，血标本则及时送检。

（五）注意事项

（1）严格执行无菌操作原则，防止感染。

（2）穿刺时务必沉着，切勿乱刺。一旦出现血肿，应立即拔出，按压局部，另选其他处注射。

（3）注射时应选粗直、弹性好、不易滑动而易固定的静脉，并避开关节及静脉瓣。

（4）需长期静脉给药者，为保护静脉，应有计划地由小到大、由远心端到近心端选血管进行注射。

（5）对组织有强烈刺激的药物，最好用一副等渗生理盐水注射器先行试穿，证实针头确在血管内后，再换注射器推药。在推注过程中，应试抽有无回血，检查针梗是否仍在血管内，经常听取患者的主诉，观察局部体征，如局部疼痛、肿胀或无回血时，表示针梗脱出静脉，应立即拔出，更换部位重新注射，以免药液外溢而致组织坏死。

（6）药液推注的速度，根据患者的年龄、病情及药物的性质而定，并随时听取患者的主诉和观察病情变化，以便调节。

（7）股静脉穿刺时，若抽出鲜红色血，提示穿入股动脉，应立即拔出针头，压迫穿刺点 5 ~10 分钟，直至无出血为止。一旦穿刺失败，切勿再穿刺，以免引起血肿，有出血倾向的患者，忌用此法。

（六）特殊患者静脉穿刺法

1. 肥胖患者

静脉较深，不明显，但较固定不滑动，可摸准后再行穿刺。

2. 消瘦患者

皮下脂肪少，静脉较滑动，穿刺时须固定静脉上下端。

3. 水肿患者

可按静脉走向的解剖位置，用手指压迫局部，以暂时驱散皮下水分，显露静脉后再穿刺。

4. 脱水患者

静脉塌陷，可局部热敷、按摩，待血管扩张显露后再穿刺。

六、动脉注射法

（一）目的

（1）采集动脉血标本。

（2）施行某些特殊检查，注入造影剂如脑血管检查。

（3）施行某些治疗，如注射抗癌药物作区域性化疗。

（4）抢救重度休克，经动脉加压输液，以迅速增加有效血容量。

（二）用物

（1）注射盘、注射器（按需准备），7 ~9 号针头、无菌纱布、无菌手套，药液按医嘱准备。

（2）若采集血标本需另备标本容器、无菌软塞，必要时还需备酒精灯和火柴。一些检查或造影根据需要准备用物和药液。

（三）注射部位

选择动脉搏动最明显处穿刺。采集血标本常用桡动脉、股动脉。区域性化疗时，应根据患者治疗需要选择，一般头面部疾病选用颈总动脉，上肢疾病选用锁骨下动脉或肱动脉，下肢疾病选用股动脉。

（四）操作方法

（1）评估患者的病情、合作程度、对动脉注射的认识水平和心理反应；介绍动脉注射的目的、过程，取得患者配合；评估注射部位组织状态。

（2）准备用物，并按医嘱查对后抽好药液，放入铺有无菌巾的治疗盘内，携物品至患者处，再次核对。

（3）选择注射部位，协助患者取适当卧位，消毒局部皮肤，待干。

（4）戴手套或消毒左手示指和中指，在已消毒范围内摸到欲穿刺动脉的搏动最明显处，固定于两指之间。

（5）右手持注射器，在两指间垂直或与动脉走向成40°刺入动脉，见有鲜红色回血，右手固定穿刺针的方向及深度，左手以最快的速度注入药液或采血。

（6）操作完毕，迅速拔出针头，局部加压止血5～10分钟。

（7）核对后安置患者舒适卧位，整理床单位。清理用物，必要时做记录，如有血标本则及时送检。

（五）注意事项

（1）采血标本时，需先用1∶500的肝素稀释液湿润注射器管腔。

（2）采血进行血气分析时，针头拔出后立即刺入软塞以隔绝空气，并用手搓动注射器使血液与抗凝剂混匀，避免凝血。

第三节　外周静脉通路的建立与维护

一、外周留置针的置入

（1）经双人核对医嘱，对患者进行评估，告知患者用药的要求，征得同意后，开始评估血管，血管选择应首选粗直弹性好的前臂静脉，注意避开关节。

（2）按六步法洗手，戴口罩。按静脉输液进行物品准备，包括利器盒、6 cm×7 cm透明贴膜、无菌贴膜、清洁手套，22～24 G留置针，要注意观察准备用物的质量有效期。

（3）将用物推至床边，经医患双向核对，协助患者取舒适体位。再次选择前臂显露好、容易固定的静脉。

（4）核对液体后，开始排气排液，连接头皮针时，要将头皮针针尖插入留置针肝素帽前端，进行垂直排气，待肝素帽液体注满后再将头皮针全部刺入，回挂于输液架，准备无菌透明敷料。

（5）用含碘消毒剂，以穿刺点为中心进行螺旋式、由内向外皮肤消毒3次，消毒范围应大于固定敷料尺寸。

（6）将止血带扎于穿刺点上方10 cm处。戴清洁手套。再次排气，双向核对，调松套管及针芯。

（7）穿刺时，将针头斜面向上，一手的拇指、示指夹住两翼，以血管上方15°～30°进针，见到回血后，压低穿刺角度，再往前进0.2 cm，注意进针速度要慢，一手将软管全部送入，拔出针芯，要注意勿将已抽出的针芯，再次插入套管内。

（8）穿刺后要及时松止血带、松拳、松调节器。

（9）以穿刺点为中心，无张力方法粘贴透明敷料，要保证穿刺点在敷料中央。脱手套，在粘贴条上注明穿刺的时间和姓名，然后覆盖于白色隔离塞，脱去手套，用输液贴以U形方法固定延长管。

（10）调节滴速，填写输液卡。核对并告知患者注意事项。

二、外周静脉留置针封管

（1）按六步法洗手，戴口罩。

（2）准备治疗盘，无菌盘内备有3～4 mL肝素稀释液、无菌透明敷料（贴膜）、棉签、含碘消毒液、弯盘。

（3）显露穿刺部位，关闭调节器。

（4）分离头皮针与输液导管后，用肝素稀释液以脉冲式方法冲管，当剩至1 mL时，快速注入，夹闭留置针，拔出针头。用输液贴以U形方法固定延长管。

（5）整理床单位，取下输液软袋及导管按要求进行处理。

三、外周静脉留置针置管后再次输液

（1）经双人核对医嘱后，按照六步法洗手，戴口罩。准备用物，包括浓度75%的乙醇、小纱布、输液贴、头皮针、输入液体、弯盘。

（2）查对床号及姓名，对患者说明操作目的、观察穿刺局部，查对液体与治疗单，排气排液。

（3）揭开无菌透明敷料，反垫于肝素帽下，用75%乙醇棉球（棉片）摩擦消毒接口持续10秒（来回摩擦10遍）。

（4）再次排气排液后，将头皮针插入肝素帽内，打开留置针及输液调节器，无菌透明敷料固定肝素帽、头皮针导管。

（5）调节滴速，填写输液卡。整理好患者衣被，整理用物并做好观察记录。

四、外周静脉留置针拔管

（1）按六步法洗手后，准备治疗盘，内装棉签、无菌透明敷料、含碘消毒液、弯盘。

（2）显露穿刺部位，去除固定肝素帽的无菌透明敷料，轻轻地将透明敷料边缘搓起，以零角度揭开敷料，用含碘消毒液消毒穿刺点2遍。

（3）用干棉签按压局部，拔出留置针，无渗血后用输液贴覆盖穿刺点。

（4）整理床单位并做好拔管记录。

第四节　中心静脉通路的建立与维护

一、中心静脉穿刺置管术

中心静脉置管术是监测中心静脉压（CVP）及建立有效输液给药途径的方法，主要是经颈内静脉或锁骨下静脉穿刺，将静脉导管插到上腔静脉，用于危重患者抢救，休克患者、大手术患者，静脉内营养、周围静脉穿刺困难、需要长期输液及需经静脉输入高渗溶液或强酸强碱类药物者。局部皮肤破损、感染，有出血倾向者是其禁忌证。

（一）锁骨下静脉穿刺

锁骨下静脉是腋静脉的延续，起于第一肋骨的外侧缘，成年人长3～4 cm。

1. 选择穿刺点

包括锁骨上路、锁骨下路。后者临床常用。

2. 穿刺部位

为锁骨下方胸壁，该处较为平坦，可进行满意的消毒准备，穿刺导管易于固定，敷料不易跨越关节，易于清洁和更换；不影响患者颈部和上肢的活动，利于置管后护理。

3. 置管操作步骤

以右侧锁骨下路穿刺点为例。

（1）穿刺点为锁骨与第一肋骨相交处，即锁骨中1/3段与外1/3交界处，锁骨下缘1～2 cm处，也可由锁骨中点附近进行穿刺。

（2）体位：患者平卧位，去枕、头后仰，头转向穿刺对侧，必要时肩后垫高，头低位15°～30°，以提高静脉压使静脉充盈。

（3）严格遵循无菌操作原则，局部皮肤常规消毒后铺无菌巾。

（4）局部麻醉后用注射器细针做试探性穿刺，使针头与皮肤成30°～45°向内向上穿刺，针头保持朝向胸骨上窝的方向，紧靠锁骨内下缘徐徐推进，可避免穿破胸膜及肺组织，边进针边抽动针筒使管内形成负压，一般进针 4 cm 可抽到回血。若进针 4 ~ 5 cm 仍见不到回血，不要再向前推进，以免误伤锁骨下动脉，应慢慢向后退针，并边退边抽回血，若在撤针过程中仍无回血，可将针尖撤至皮下后改变进针方向，使针尖指向甲状软骨，以同样的方法徐徐进针。

（5）试穿确定锁骨下静脉的位置后，即可换用导针穿刺置管。导针穿刺方向与试探性穿刺相同，一旦进入锁骨下静脉位置，即可抽得大量回血，此时再轻轻推进 0. 1 ~ 0. 2 cm，使导针的整个斜面在静脉腔内，并保持斜面向下，以利于导管或导丝推进。

（6）让患者吸气后屏气，取下注射器，以一只手固定导针并以手指轻抵针尾插孔，以免发生气栓或失血，将导管或导丝自导针尾部插孔缓缓送入，使管腔达上腔静脉，退出导针。如用导丝，则将导管引入中心静脉后再退出导丝。

（7）抽吸与导管相连接的注射器，如回血通畅说明管端位于静脉内。

（8）取下输液器，将导管与输液器连接，先滴入少量等渗液体。

（9）妥善固定导管，无菌透明敷料覆盖穿刺部位。

（10）导管放置后需常规行 X 线检查，以确定导管的位置。插管深度：左侧不宜超过 15 cm，右侧不宜超过 12 cm，以能进入上腔静脉为宜。

（二）颈内静脉穿刺

颈内静脉起源于颅底，上部位于胸锁乳突肌的前缘内侧；中部位于胸锁乳突肌锁骨头前缘的下面和颈总动脉的后外侧；下行至胸锁关节处与锁骨下静脉汇合成无名静脉，继续下行与对侧的无名静脉汇合成上腔静脉进入右心房。

1. 选择穿刺点部位

颈内静脉穿刺的进针点和方向，根据颈内静脉与胸锁乳突肌的关系，分为前路、中路、后路 3 种。

2. 置管操作步骤

（1）以右侧颈内中路穿刺点为例，确定穿刺点位，锁骨与胸锁乳突肌的锁骨头和胸骨头所形成的三角区的顶点，颈内静脉正好位于此三角区的中心位置，该点距锁骨上缘 3 ~ 5 cm。

（2）体位：患者平卧，去枕，头后仰，头转向穿刺对侧，必要时肩后垫一薄枕，头低位 15° ~ 30°使颈部充分外展。

（3）严格遵循无菌操作原则，局部皮肤常规消毒后铺无菌巾。

（4）局部麻醉后用注射器细针做试探性穿刺，使针头与皮肤成 30°，与中线平行直接指向足端。进针深度一般为 3. 5 ~ 4. 5 cm，以进针深度不超过锁骨为宜。边进针边抽回血，抽到静脉血即表示针尖位于颈内静脉。如穿入较深，针已对穿颈静脉，则可慢慢退出，边退针边回抽，抽到静脉血后，减少穿刺针与额平面的角度（约 30°）。

（5）确定颈内静脉的位置后，即可换用导针穿刺置管，导针穿刺方向与试探性穿刺相同。当导针针尖到达颈静脉时旋转取下注射器，从穿刺针内插入引导钢丝，插入时不能遇到阻力。有阻力时应调整穿刺位置，包括角度、斜面方向和深浅等。插入导丝后退出穿刺针，压迫穿刺点同时擦净钢丝上的血迹。需要静脉扩张器的导管，可插入静脉扩张器扩张皮下或静脉。将导管套在引导钢丝外面，导管尖端接近穿刺点，引导钢丝必须伸出导管尾端，用手抓住，右手将导管与钢丝一起部分插入，待导管进入颈静脉后，边退钢丝、边插导管。一般成年人从穿刺点到上腔静脉右心房开口处约 10 cm，退出钢丝。

（6）抽吸与导管相连接的注射器，如回血通畅说明管端位于静脉内。

（7）用生理盐水冲洗导管后即可接上输液器或 CVP 测压装置进行输液或测压。

（8）妥善固定导管，用无菌透明敷料（贴膜）覆盖穿刺部位。

二、外周静脉置入中心静脉导管

外周静脉置入中心静脉导管，是指经外周静脉穿刺置入中心静脉导管。其导管尖端的最佳位置在上腔静脉的下 1/3 处，临床上常用于 7 天以上的中期和长期静脉输液治疗，或需要静脉输注高渗性、有刺激性药物的患者，导管留置时间可长达 1 年。

（一）置管操作步骤

（1）操作前，要先经双人核对医嘱，再对患者进行穿刺前的解释工作，得到患者的理解和配合。

（2）对患者的穿刺部位静脉和全身情况进行评估。血管选择的标准：在患者肘关节处，取粗而直、静脉瓣少的贵要静脉、正中静脉或头静脉，要注意避开穿刺周围有皮肤红肿、硬结、皮疹和感染的情况。当血管选择好以后，要再次向患者告知穿刺时可能发生的情况，以及穿刺配合事项，经同意，签署知情同意书。

（3）操作前，要按照六步法进行洗手，戴口罩。准备用物，具体包括：治疗盘内装有75%乙醇、含碘消毒液、生理盐水100 mL、利多卡因1支。治疗盘外装有三向瓣膜PICC穿刺导管套件1个、PICC穿刺包（穿刺包内装有测量尺、无菌衣、无粉手套2副、棉球6个、镊子2～3把、止血带、大单1条、治疗巾2块、洞巾1块、20 mL空针2副、5 mL空针1副、1 mL空针1副、大纱布3块、小纱布2块。剪刀、10 cm×12 cm无菌透明敷料1张）、免洗手消毒液。

（4）查对患者床号与姓名，嘱患者身体移向对侧床边，打开PICC穿刺包，手臂外展与身体成90°，拉开患者袖管，测量置管的长度与臂围。具体测量方法是：从穿刺点沿静脉走行，到右胸锁关节，再向下至第3肋间，为置入导管的长度。接着，在肘横纹上10 cm处，绕上臂一圈，测出臂围值，做好测量记录。

（5）戴无菌手套，取出无菌巾垫于穿刺手臂下方，助手协助倒消毒液。消毒皮肤要求是先用乙醇棉球，以穿刺点为中心，进行螺旋式摩擦消毒，范围为直径≥10 cm，当去除皮肤油脂后，再用碘剂以同样的方法，顺时针方向与逆时针方向分别交叉，重复两次进行消毒。建立无菌屏障。铺治疗巾，将止血带放于手臂下方，为扩大无菌区域，还应铺垫大单，铺洞巾。

（6）穿无菌衣，更换无粉手套，先抽取20 mL生理盐水2次，再用2 mL，最后用1 mL注射器抽取利多卡因0.5 mL。打开PICC穿刺导管套件。用生理盐水预冲导管，用拇指和示指轻轻揉搓瓣膜，以确定导管的完整性，再分别预冲连接器、减压套筒、肝素帽和导管外部，最后，将导管浸入生理盐水中充分润滑导管，以减少对血管的刺激。打开穿刺针，去除活塞，将穿刺针连接5 mL注射器。

（7）扎止血带，并嘱患者握拳，在穿刺点下方，皮下注射利多卡因成皮球状，进行局部麻醉。静脉穿刺时，一手固定皮肤，另一手持针以15°～30°进行穿刺。见到回血后，保持穿刺针与血管的平行，继续向前推进1～2 mm，然后，保持针芯位置，将插管鞘单独向前推进，要注意避免推进钢针，以免造成血管壁的穿透。

（8）松开止血带，嘱患者松拳，以左手拇指与示指固定插管鞘，中指压住插管鞘末端处血管，防止出血，接着，从插管鞘内撤出穿刺针。一手固定插管鞘，另一手将导管自插管鞘内缓慢、匀速地以2 cm长度推进。当插入20 cm左右时，嘱患者头侧向穿刺方，转头并低头，以确保穿刺导管的通畅。在送管过程中，左手的中指要轻压血管鞘末端，以防出血。当导管置入预定的长度时，在插管鞘远端，用纱布加压止血并固定导管。将插管鞘从血管内撤出，连接注射器抽回血，冲洗导管。双手分离导管与导丝衔接处，一手按压穿刺点并固定导管，另一手将导丝以每次3～5 cm均匀的速度轻轻抽出，然后撤出插管鞘。当确认预定的置入长度后，在体外预留5～6 cm，以便于安装连接器。

（9）修剪导管长度，注意勿剪除毛茬，安装连接器。先将减压套筒套到导管上，将导管连接到连接器翼形部分的金属柄上，使导管完全平整地套住金属柄，再将翼形部分的倒钩和减压套筒上的沟槽对齐锁定，最后，轻轻牵拉导管以确保连接器和导管完全锁定。用生理盐水，以脉冲式方法进行冲管，当推至所剩1 mL液体时，迅速推入生理盐水，连接肝素帽。

（10）导管的固定，是将距离穿刺点0.5～1 cm处的导管安装在固定翼的槽沟内。在穿刺点上方，放置一块小纱布吸收渗血，使导管呈弧形，用胶带固定接头，撤出洞巾，再用无菌透明敷料固定导管，要注意无菌透明敷料下缘与胶带下缘平齐。用第2条胶带，以蝶形交叉固定于贴膜上，用第3条胶带，压在第2条胶带上，将签有穿刺时间与患者姓名的胶带固定于第3条胶带上。用小纱布或输液贴，包裹导管末端，固定在皮肤上。为保护导管以防渗血，用弹力管状绷带加压包扎穿刺处。

（11）向患者交代注意事项。整理用物并洗手。摄胸部X线片，以确定导管末端的位置，应在上腔静脉下 1/3 处。

（12）最后在病历上填写置管情况并签名。

（二）PICC 置管后输液

（1）输液前，要先进行双人核对医嘱和治疗单，按照六步洗手法进行洗手，戴口罩。准备治疗盘，盘内装有：乙醇棉片、无菌贴膜、已经连有头皮针的含 20 mL 生理盐水的注射器、预输入的液体、弯盘、治疗单，以及免洗手消毒液。

（2）进入病房先查对床号、姓名，并与患者说明操作的目的，观察穿刺部位，必要时测量臂围。

（3）查对液体与治疗单，常规排气、排液。揭开输液无菌透明敷料反垫于肝素帽下。用 75% 乙醇棉球擦拭消毒接口约 10 秒钟。再接入头皮针，抽回血，确定导管在血管腔内后，以脉冲式方法冲洗导管，当推至所剩液体为 1 mL 时，快速推入。

（4）分离注射器，连接输液导管，松调节器。最后，用无菌透明敷料固定肝素帽和头皮针，在头皮针固定完毕后，整理患者衣被，调节滴数，交代注意事项并做好记录。

（三）PICC 冲洗与正压封管

为了预防导管堵塞，保持长期使用，给药前、后，使用血液制品，静脉采血后应冲管。休疗期应每周冲洗 1 次并正压封管。

（1）用六步法洗手，戴口罩。

（2）准备治疗盘，内装贴膜，含 10～20 mL 生理盐水注射器 1 副、弯盘。

（3）经查对床号、姓名，观察穿刺部位，关闭输液调节器。

（4）揭开输液无菌透明敷料反垫于肝素帽下分离输液导管与头皮针，接 10～20 mL 生理盐水注射器，以脉冲式方法冲洗导管。推至最后 1 mL 时，进行正压封管。具体方法是：将头皮针尖斜面退至肝素帽末端，待生理盐水全部推入后，拔出头皮针，用无菌透明敷料固定肝素帽。

（5）整理患者衣被，做好观察记录。

（四）PICC 维护操作

为保证外周中心静脉导管的正常使用，应保证每天对患者进行消毒维护。

（1）要按六步洗手法进行洗手，戴口罩。

（2）准备用物　治疗盘内装有石油烷、免洗手消毒液、棉签、皮尺、胶布、肝素帽、头皮针连接预冲注射器、弯盘、PICC 维护包（包内装有无菌手套 2 副、75% 乙醇、碘伏棉棒各 3 根、乙醇棉片 3 块、小纱布 1 块、10 cm×12 cm 高潮气通透贴膜 1 张、胶带 4 条）。

（3）查对床号、姓名，与患者说明导管维护的目的。观察穿刺部位情况，必要时测量臂围。

（4）揭敷料时，要注意由下往上揭，以防带出导管，同时，还要避免直接接触导管。消毒双手，用石油烷擦除胶布痕迹。

（5）戴无菌手套，用消毒棉片消毒固定翼 10 秒钟。用 75% 的乙醇棉棒，去除穿刺点直径约 1 cm 以外的胶陈，再用碘伏棉棒，以穿刺点为中心进行皮肤消毒 3 次，消毒范围应大于无菌透明敷料范围，包括消毒导管。预冲肝素帽，去除原有肝素帽，用 75% 乙醇棉片，擦拭导管末端。

（6）将注满生理盐水的肝素帽连接导管，用生理盐水，以脉冲式方法进行冲管，当冲至剩 1 mL 液体时，将头皮针拔出，使针尖位于肝素帽内，快速推入，然后拔出头皮针。

（7）更换无菌手套，安装固定翼，随后，将导管呈弧形进行胶带固定接头。用透明敷料固定导管。固定时，要保证贴膜下缘与胶带下缘平齐，第 2 条胶带以蝶形交叉固定于无菌透明敷料上，第 3 条胶带压在第 2 条胶带上，第 4 条胶带签上姓名与时间后固定于第 3 条胶带上。用无菌小纱布包裹导管末端，用胶带固定于皮肤，做好维护记录。

三、植入式输液港建立与维护

（一）操作前准备

1. 置管部位的选择

置管部位的选择要综合比较其他发生机械性并发症、导管相关性血流感染（CRBSI）的可能性。置管部位会影响发生继发导管相关性血流感染和静脉炎的危险度。置管部位皮肤菌群的密度是造成CRBSI的一个主要危险因素。由经过培训的医生依不同的治疗方式和患者体型来选输液港植入的途径：大静脉植入、大动脉植入、腹腔内植入，输液座放于皮下。输液港导管常用的植入部位主要为颈内静脉与锁骨下静脉。非随机实验证实了颈内静脉置管发生相关性感染的危险率高。研究分析显示，床旁超声定位的锁骨下静脉置管与其他部位相比，可以显著降低机械性并发症。对于成年患者，锁骨下静脉对控制感染来说是首选部位。当然，在选择部位时其他的一些因素也应该考虑。目前，临床应用较多的是锁骨下静脉，实际植入的位置要根据患者的个体差异决定。植入位置解剖结构应该能保证注射座稳定，不会受到患者活动的影响，不会产生局部压力升高或受穿衣服的影响，注射座隔膜上方的皮下组织厚度以0.5～2 cm为适宜厚度。

2. 经皮穿刺导管植入点选择

自锁骨中外1/3处进入锁骨下静脉，然后进入胸腔内血管。

（二）输液港的选择

由医生依不同的治疗方式和患者体型做出选择。标准型及急救凹形输液港适用于不同体型的成年人及儿童患者。双腔输液港适用于同时输入不兼容的药物。术中连接式导管可于植入时根据需要决定静脉导管长度。

输液港种类有多种选择：①单腔末端开口式导管输液港或单腔三向瓣膜式导管输液港；②小型单腔末端开口式导管输液港或小型单腔式三向瓣膜式导管输液港；③双腔末端开口式导管输液港或双腔三向瓣膜式导管输液港。

输液港附件——无损伤针的选择：①蝶翼针输液套件适用于连续静脉输注；②直形及弯形无损伤针适用于一次性静脉输注。

（三）穿刺输液操作步骤

（1）向患者说明操作过程并做好解释工作。

（2）观察穿刺点和局部皮肤有无红、肿、热、痛等炎性反应，若有应随时更换敷料或暂停使用。

（3）消毒剂及消毒方法　先用乙醇棉球清洁脱脂，向外用螺旋的方式涂擦，其半径10～12 cm。以输液港为圆心，再用碘伏棉球消毒3遍。

（4）穿刺输液港。触诊定位穿刺隔，一手找到输液港注射座的位置，拇指与示指、中指呈三角形，将输液港拱起；另一手持无损伤针自三指中心处垂直刺入穿刺隔，直达储液槽基座底部。穿刺时动作要轻柔，感觉有阻力时不可强行进针，以免针尖与注射座底部推磨，形成倒钩。

（5）穿刺成功后，应妥善固定穿刺针，不可任意摆动，防止穿刺针从穿刺隔中脱落。回抽血液判断针头位置无误后即可开始输液。

（6）固定要点。用无菌纱布垫在无损伤针针尾下方，可根据实际情况确定纱布垫的厚度，用无菌透明敷料固定无损伤针，防止发生脱落。注明更换无菌透明敷料的日期和时间。

（7）输液过程中如发现药物外渗，应立即停止输液，并即刻给予相应的医疗处理。

（8）退针。为防止少量血液反流回导管尖端而发生导管堵塞，撤针应轻柔，当注射液剩下最后0.5 mL时，为维持系统内的正压，以两指固定泵体，边推注边撤出无损伤针，做到正压封管。

（9）采血标本时，用10 mL以上注射器以无菌生理盐水冲洗，初始至少抽5 mL血液并弃置，儿童减半，在更换注射器抽出所需的血液量，诸如备好的血标本采集试管中。

（10）连接输液泵设定压力超过25 psi（磅/平方英寸）时自动关闭。

（11）以低于插针水平位置换肝素帽。

（12）封管，以加压的形式从圆形注射港的各角度边推注药液边拔针拔出直角弯针针头暂停输注，每月用肝素盐水封管1次即可。

（四）维护时间及注意事项

1. 时间

（1）连续性输液，每8小时冲洗1次。

（2）治疗间歇期，正常情况下每4周维护1次。

（3）动脉植入、腹腔植入时，每周维护1次。

2. 维护注意事项

（1）冲、封导管和静脉注射给药时必须使用10 mL以上的注射器，防止小注射器的压强过大，损伤导管、瓣膜或导管与注射座连接处。

（2）给药后必须以脉冲方式冲管，防止药液残留注射座。

（3）必须正压封管，防止血液反流进入注射座。

（4）不能用于高压注射泵推注造影剂。

第五节　骨髓穿刺术与活检术

一、骨髓穿刺术

骨髓穿刺术是采取骨髓液的一种常用诊断技术。

（一）目的

采取骨髓液进行骨髓象检查，协助诊断造血系统疾病、传染病及寄生虫病，以作为某些遗传代谢性疾病和感染性疾病的辅助诊断，判断疾病预后及观察治疗效果。

（二）适应证

（1）各种造血系统疾病的诊断、鉴别诊断及治疗随访。

（2）放疗、化疗及应用免疫抑制剂后观察骨髓造血情况。

（3）不明原因的红细胞、白细胞、血小板数量增多或减少及形态学异常。

（4）不明原因发热的诊断与鉴别诊断，可做骨髓培养、骨髓涂片找寄生虫等。

（三）禁忌证

骨髓穿刺的绝对禁忌证少见，遇到下列情况要注意。

（1）血友病、穿刺部位皮肤感染的患者。

（2）凝血功能障碍的患者。

（3）小儿及不合作者不宜做胸骨穿刺。

（四）术前准备及护理

（1）了解、熟悉患者病情，对患者进行评估。

（2）心理指导。①向患者说明骨髓穿刺诊断的主要作用，骨髓是各类血细胞的“制造厂”，是人体内最大、最主要的造血组织。诊断血液病常需做骨髓穿刺。如白血病是造血系统疾病，其特征为白细胞在生长发育过程中异常增生。常规的抽血化验只能反映外周血中细胞的变化，不能准确反映造血系统的变化。抽取骨髓液做检查，既能诊断白血病又能区分其类型，为治疗提供相应的资料。②消除患者思想顾虑，以取得合作。向患者说明骨髓检查所抽取的骨髓是极少量的，一般约0.2 g，而人体正常骨髓量平均约为2 600 g。身体内每天要再生大量的血细胞，因此，骨髓穿刺对身体没有影响。③骨髓穿刺操作简单，先行局部消毒、麻醉，然后将穿刺针刺入骨髓，除在骨髓抽取的瞬间稍有酸痛感外，基本上感觉不到疼痛。骨髓抽出后，患者可以马上起床活动。

（3）与患者及其家属谈话，交代检查目的，简要说明检查过程及可能发生的情况，打消患者恐惧心理，并请患者在知情同意书上签字。

（4）器械准备：一次性骨髓穿刺针、一次性骨髓穿刺包、一次性口罩、一次性帽子、75%乙醇、0.5%活力碘、2%利多卡因、治疗盘、无菌棉签等。

（5）操作者熟悉操作步骤，戴口罩、帽子。

（五）分类

（1）髂嵴穿刺术。

（2）脊椎棘突穿刺术。

（3）胸骨穿刺术。

（六）操作方法

（1）穿刺部位选择。①髂前上棘：常取髂前上棘后上方1～2 cm处作为穿刺点，此处骨面较平，容易固定，操作方便且安全。②髂后上棘：穿刺点位于骶骨两侧髂骨上缘6～8 cm与脊椎旁开2～4 cm之交点处。③胸骨柄：此处骨髓含量丰富，当上述部位穿刺失败时，可做胸骨柄穿刺，但此处骨质较薄，其后有心房及大血管，严防穿透而发生危险，较少选用。④腰椎棘突：位于腰椎棘突突出处，极少选用。

（2）体位。胸骨及髂前上棘穿刺时取仰卧位，前者还需用枕头垫于背后，以使胸部稍突出。髂后上棘穿刺时应取侧卧位。腰椎棘突穿刺时取坐位或侧卧位。

（3）常规消毒皮肤，戴无菌手套，铺消毒洞巾，用2%利多卡因做局部浸润麻醉直至骨膜。

（4）将骨髓穿刺针固定器固定在适当长度上（髂骨穿刺约1.5 cm，肥胖者可适当放长，胸骨柄穿刺约1.0 cm），以左手拇、示指固定穿刺部位皮肤，右手持针于骨面垂直刺入（若为胸骨柄穿刺，穿刺针与骨面成30°～40°斜行刺入）。当穿刺针接触到骨质后则左右旋转，缓缓钻刺骨质，当感到阻力消失，且穿刺针已固定在骨内时，表示已进入骨髓腔。

（5）用干燥的20 mL注射器，将内栓退出1 cm，拔出针芯，接上注射器，用适当力度缓慢抽吸，可见少量红色骨髓液进入注射器内，骨髓液抽吸量以0.1～0.2 mL为宜。取下注射器，将骨髓液推于玻片上，由助手迅速制作涂片5～6张，送检细胞形态学及细胞化学染色检查。

（6）如需做骨髓培养，再接上注射器，抽吸骨髓液2～3 mL注入培养液内。

（7）如未能抽得骨髓液，可能是针腔被皮肤、皮下组织或骨片填塞，也可能是进针太深或太浅，针尖未在髓腔内，此时应重新插上针芯，稍加旋转或再钻入少许或再退出少许，拔出针芯，如见针芯上带有血迹，再行抽吸可望获得骨髓液。

（8）抽吸完毕，插入针芯，轻微转动，拔出穿刺针，随后将消毒纱布盖在针孔上，稍加按压，用胶布加压固定。

（9）嘱患者卧床休息，整理用物，将标本及时送检。

（七）注意事项

（1）穿刺针进入骨质后避免摆动过大，以免折断。

（2）胸骨柄穿刺不可垂直进针，不可用力过猛，以防穿透内侧骨板。

（3）抽吸骨髓液时，逐渐加大负压。做细胞形态学检查时，抽吸量不宜过多，否则会使骨髓液稀释，但也不宜过少。

（4）骨髓液抽取后应立即涂片。

（5）多次干抽时应进行骨髓活检。

（6）注射器与穿刺针必须干燥，以免发生溶血。

（7）术前应行出凝血时间、血小板等检查。

（八）术后处理

（1）术后应嘱患者静卧休息，同时做好标记并送检骨髓片，清洁穿刺场所，做好穿刺记录。

（2）抽取骨髓和涂片要迅速，以免凝固。需同时做外周血涂片，以作对照。

（九）其他注意事项

骨髓穿刺虽为有创性检查，但因操作简单、骨髓液抽取少、患者痛苦小，故对机体无大的损害，不需要特殊护理。对于体质弱、有出血倾向者，检查后应采取下列措施。

1. 止血

一般以压迫止血为主。

2. 卧床休息

检查后，穿刺局部会有轻微的疼痛。患者可卧床休息，限制肢体活动，即可恢复正常。

3. 防止感染

穿刺时，局部组织应经过严格消毒。保持穿刺局部皮肤的清洁、干燥，覆盖的纱布被血或汗打湿后，要及时更换。针孔出现红、肿、热、痛时，可用2%碘酊或0.5%活力碘等涂搽局部，每天3~4次。若伴有全身发热，则应与医生联系，根据病情适当选用抗生素。

二、骨髓活检术

骨髓活检术全称为骨髓活体组织检查术，是采用特制的穿刺针取一小块0.5~1 cm长的圆柱形骨髓组织来做病理学检查的技术。操作方法与骨髓穿刺术完全相同，取出的材料保持了完整的骨髓组织结构，能弥补骨髓穿刺的不足。

（一）目的

骨髓穿刺检查在大部分患者中可以成功，但是如果遇到了“干抽”现象，即抽不出骨髓液时，就无法诊断。这种情况见于骨髓硬化症、骨髓纤维化症（原发性和继发性），尤其是恶性肿瘤（像乳腺癌、肺癌、前列腺癌、胃癌等）的骨髓转移所致骨髓纤维化以及某些白血病（例如毛细胞白血病）、淋巴瘤患者的骨髓穿刺术常不能成功。采用骨髓活检术就能够弥补骨髓穿刺术的不足，而且活检取材大，不但能了解骨髓内的细胞成分，而且能保持骨髓结构，恶性细胞较易识别，便于病理诊断。还有些疾病的诊断需要了解骨髓组织结构，例如再生障碍性贫血、骨髓增生异常综合征、恶性肿瘤骨髓转移等就需要骨髓病理学检查。骨髓活检术对再生障碍性贫血骨髓造血组织多少的了解有一定意义；骨髓活检组织切片的原始细胞分布异常（ALIP）现象对骨髓增生异常综合征的诊断有重要意义。另外，骨髓活检对骨髓坏死或脂肪髓的判断也有意义。

（二）适应证

（1）多次骨髓抽吸取材失败。

（2）为正确判定血细胞减少症患者骨髓增生程度及其病因。

（3）可疑罹患骨髓纤维化、真性红细胞增多症、原发性血小板增多症、骨髓增生异常综合征、恶性淋巴瘤、多发性骨髓瘤、淀粉样变性、肉芽肿病、转移瘤和再生障碍性贫血的患者。

（4）骨髓活检对急性粒细胞白血病的诊断以及化疗是否达到真正完全缓解的判断有意义。凡涂片已达完全缓解，但一步法双标本取材之活检切片内仍可检出白血性原始细胞簇，就应继续给予巩固化疗，直至切片内此种异常定位的白血性原始细胞簇消失为止。

（5）在急性粒细胞白血病缓解后化疗及长期无病生存期，应定期做骨髓一步法双标本取材，倘若涂片细胞计数未达复发标准，而切片内出现了异常原始细胞簇，提示已进入早期复发，应及时作再诱导处理。

（6）慢性粒细胞白血病慢性期应常规做骨髓活检，以测定患者属何种组织学亚型。

（7）未正确判断骨髓铁贮存，尤其疑为贮铁降低或缺铁时，在骨髓活检切片上做铁染色较涂片为优。

(8) 对骨病本身和某些骨髓疾患，如囊状纤维性骨炎、骨纤维发育异常症、变应性骨炎、骨软化症、骨髓疏松症和骨髓腔真菌感染等的诊断，骨髓活检也能提供有意义的资料。

(三) 禁忌证

除血友病外，骨髓活检目前尚无绝对的禁忌证，即使在血小板减少和其他许多出血性疾病，进行此项操作也比较安全，患者一般均能接受。

(四) 术前准备及护理

(1) 了解、熟悉患者病情，对患者进行评估。

(2) 心理指导：①向患者说明骨髓活检术的主要作用；②消除患者的思想顾虑，以取得患者合作。

(3) 与患者及其家属谈话，交代检查目的，简要说明检查过程及可能发生的情况，打消患者恐惧心理，取得并请患者在知情同意书上签字。

(4) 器械准备：一次性骨髓穿刺针、一次性骨髓穿刺包、一次性口罩、一次性帽子、75%乙醇、0.5%活力碘、2%利多卡因、治疗盘、无菌棉签等。

(5) 操作者熟悉操作步骤，戴口罩、帽子。

(五) 操作方法

骨髓检查需要抽取骨髓标本，骨髓穿刺一般是由有经验的医生和护士执行的特殊穿刺检查，穿刺前会为患者进行认真的消毒处理，并严格按无菌操作规程进行操作。术前会给患者注射麻药作局部麻醉，以减轻患者痛苦。骨髓穿刺一般在患者的髂骨上进行。患者需要侧身卧床，医生会在髂后上棘或髂前上棘选取适当的部位进行穿刺，一般只抽取极少量的骨髓。这不会使得患者的骨髓量有明显减少，也不会影响患者的骨髓造血功能。抽取的骨髓标本一般需要立即做涂片处理或抗凝处理，以便进行各种化验检查。在患某些血液病或怀疑有骨髓转移的恶性肿瘤时，骨髓检查可能要进行多次，用于判断疾病进展和治疗效果，此时患者应积极配合医生进行骨髓检查。

(六) 注意事项

(1) 开始进针不宜太深，否则不易取得骨髓组织。

(2) 由于骨髓活检穿刺针内径较大，抽取骨髓液的量不易控制。因此，一般不用于吸取骨髓液做涂片检查。

(3) 穿刺前应检查出凝血时间，有出血倾向者，穿刺时应特别注意，血友病患者禁止做骨髓活检。

第六节 淋巴结穿刺与活检术

一、淋巴结穿刺术

淋巴结分布于全身各部位，许多原因可使淋巴结肿大，如感染（细菌、病毒、真菌、丝虫）、结核病、造血系统肿瘤（白血病、淋巴瘤）、转移瘤等。淋巴结穿刺取得抽出液，以其制作涂片做细胞学或细菌学检查可协助上述疾病的诊断。

(一) 方法

(1) 选择适合穿刺的部位，一般取肿大较明显的淋巴结。

(2) 常规消毒局部皮肤和术者手指。

(3) 术者以左手示指和拇指固定淋巴结，右手持10 mL干燥注射器将针头直接刺入淋巴结内，深度依淋巴结大小而定，然后边拔针边用力抽吸，利用空针内的负压将淋巴结内的液体和细胞成分吸出。

(4) 固定注射器内栓，拔出针头后将注射器取下，充气后再将针头内的抽出液喷射到玻璃片上制成均匀涂片，染色镜检。

(5) 术后穿刺部位用无菌纱布覆盖，并以胶布固定。

（二）注意事项

（1）最好在饭前穿刺，以免抽出物中含脂质过多，影响染色。

（2）若未能获得抽出物，可将针头再由原穿刺点刺入，并在不同方向连续刺，抽吸数次，直到取得抽出物为止。

（3）注意选择易于固定的部位，淋巴结不宜过小，且应远离大血管。

（4）在制作涂片之前要注意抽出物的外观性状。一般炎症抽出液呈微黄色，结核病变可见干酪样物，结核性脓液呈黄绿色或乌灰色黏稠状液体。

二、淋巴结活检术

淋巴结的疾病，用望诊和触诊可查知淋巴结表面皮肤的色泽和紧张度、与周围组织的粘连情况，淋巴结的性状以及有无压痛，并结合肿大的速度以及全身症状，再参考血象和血清蛋白的变化，大致可以得出相当准确的诊断。但是，一般来说，为了确诊常常需要对肿大的淋巴结进行活组织检查。

淋巴结活检是采取有创伤的方法取到淋巴结组织做病理检查。取到淋巴结组织的方法主要有两种：①淋巴结穿刺术；②淋巴结切除术。淋巴结切除不会激发其他淋巴器官引起异常，如果切除的淋巴结是正常的，对身体也没有什么影响。

1. 淋巴结穿刺术

（1）淋巴结穿刺取得抽出液制作出涂片进行细胞学或病原学检查可以协助诊断导致淋巴结肿大的有关疾病，如感染（细菌、病毒、真菌、丝虫）、结核病及白血病、淋巴瘤、恶性组织细胞病、转移癌等。

（2）操作步骤：选择适于穿刺的肿大淋巴结，常规消毒皮肤及术者手指，用左手示指及拇指固定淋巴结，右手用 18 ~ 19 号针头将针头沿淋巴结长轴刺入淋巴结内，边拔针边用力抽吸，将注射器取下充气后再将针头内抽吸血液，喷到涂片上制成均匀玻片，染色镜检。术后盖以无菌纱布并用胶布固定。

（3）注意事项：①最好在餐前穿刺，以免脂质过多，影响涂片；②若未能抽出吸出物，可将针头在不同方向连续穿刺；③注意选择较大淋巴结，且远离大血管；④涂片前注意抽出物的性状。

2. 淋巴结切除术（淋巴结活体组织检查术）

（1）适应证：淋巴结肿大患者经淋巴结穿刺涂片不能确诊，怀疑淋巴瘤、白血病、恶性组织细胞病、免疫母细胞性淋巴结病、结核、肿瘤转移或结节病，应选择淋巴结活检。

（2）活检部位：一般取肿大的淋巴结，周身淋巴结均肿大者应尽量少取腹股间淋巴结。

3. 摘除的淋巴结

应立即用 10% 甲醛或 95% 乙醇固定送检。

第七节　腰椎穿刺术

腰椎穿刺术是神经科临床常用的检查方法之一，对神经系统疾病的诊断和治疗有重要价值。该法简便易行，也比较安全，但如果适应证掌握不当，轻者可加重原有病情，重者甚至危及患者生命安全。

一、适应证

（1）中枢神经系统炎症性疾病的诊断与鉴别诊断，包括化脓性脑膜炎、结核性脑膜炎、病毒性脑膜炎、霉菌性脑膜炎、乙型脑炎等。

（2）脑血管意外的诊断与鉴别诊断，包括脑出血、脑梗死、蛛网膜下隙出血等。

（3）肿瘤性疾病的诊断与治疗，用于诊断脑膜白血病，并通过腰椎穿刺鞘内注射化疗药物治疗脑膜白血病。

（4）测定颅内压和了解蛛网膜下隙是否阻塞等。

（5）椎管内给药。

二、禁忌证

(1) 可疑颅内高压、脑疝。

(2) 可疑颅内占位病变。

(3) 休克等危重患者。

(4) 穿刺部位有炎症。

(5) 有严重凝血功能障碍的患者，如血友病等。

三、穿刺方法

通常取弯腰侧卧位，自腰$_2$至骶$_1$（以腰$_{3\sim4}$为主）椎间隙穿刺。局部常规消毒及麻醉后，戴橡皮手套，用20号穿刺针（小儿用21~22号）沿棘突方向缓慢刺入，进针过程中针尖遇到骨质时，应将针退至皮下待纠正角度后再进行穿刺。成人进针4~6 cm（小儿3~4 cm）时，即可穿破硬脊膜而达蛛膜网下隙，抽出针芯流出脑脊液，测压和缓慢放液后（不超过2~3 mL），再放入针芯，拔出穿刺针。穿刺点稍加压止血，敷以消毒纱布并用胶布固定。术后平卧4~6小时。若初压超过2.94 kPa（300 mmH$_2$O）时则不宜放液，仅取测压管内的脑脊液送细胞计数及蛋白定量即可。

(1) 嘱患者侧卧于硬板床上，背部与床面垂直，头向前，胸部屈曲，两手抱膝紧贴腹部，使躯干呈弓形；或由助手在术者对面用一手抱住患者头部，另一手挽住双下肢腘窝处并用力抱紧，使脊柱尽量后凸以增宽椎间隙，便于进针。

(2) 确定穿刺点，以髂后上棘连线与后正中线的交会处为穿刺点，一般取第3~第4腰椎棘突间隙，有时也可在上一或下一腰椎间隙进行。

(3) 常规消毒皮肤后戴无菌手套与盖洞贴，用2%利多卡因自皮肤到椎间韧带逐层做局部浸润麻醉。

(4) 术者用左手固定穿刺点皮肤，右手持穿刺针以垂直背部的方向缓慢刺入，成人进针深度为4~6 cm，儿童则为2~4 cm。当针头穿过韧带与硬脑膜时，可感到阻力突然消失并有落空感。此时可将针芯慢慢抽出（以防脑脊液迅速流出，造成脑疝），即可见脑脊液流出。

(5) 在放液前先接上测压管测量压力，正常侧卧位脑脊液压力为0.69~1.764 kPa或40~50滴/分。若想了解蛛网膜下隙有无阻塞，可做Queckenstedt试验，即在测定初压后，由助手先压迫一侧颈静脉约10秒，然后再压迫另一侧，最后同时按压双侧颈静脉；正常时压迫颈静脉后，脑脊液压力立即迅速升高一倍左右，解除压迫后10~20秒，迅速降至原来水平，称为梗阻试验阴性，示蛛网膜下隙通畅。若压迫颈静脉后，不能使脑脊液压力升高，则为梗阻试验阳性，示蛛网膜下隙完全阻塞；若施压后压力缓慢上升，放松后又缓慢下降，示有不完全阻塞。凡颅内压增高者，禁做此试验。

(6) 撤去测压管，收集脑脊液2~5 mL送检；如需做培养时，应用无菌操作法留标本。

(7) 术毕，将针芯插入后一起拔出穿刺针，覆盖消毒纱布，用胶布固定。

(8) 术后患者去枕俯卧（如有困难则平卧）4~6小时，以免引起术后低颅压性头痛。

四、并发症

1. 低颅压综合征

低颅压综合征指侧卧位脑脊液压力在0.58~0.78 kPa（60~80 mmH$_2$O）以下，较为常见。多因穿刺针过粗，穿刺技术不熟练或术后起床过早，使脑脊液自脊膜穿刺孔不断外流所致。患者于坐起后头痛明显加剧，严重者伴有恶心、呕吐，或眩晕、昏厥，平卧或头低位时头痛等即可减轻或缓解。少数尚可出现意识障碍、精神症状、脑膜刺激征等，持续一至数日。故应使用细针穿刺，术后去枕平卧（最好俯卧）4~6小时，并多饮开水（忌饮浓茶、糖水）常可预防之，如已发生，除嘱患者继续平卧和多饮开水外，还可酌情静脉注射蒸馏水10~15 mL或静脉滴注5%葡萄糖盐水500~1 000 mL，1~2次/天，数日，常可治愈。也可再次腰穿在椎管内或硬脊膜外注入生理盐水20~30 mL，消除硬脊膜外间隙的负压以阻止脑脊液继续漏出。

2. 脑疝形成

在颅内压增高，当腰穿放液过多过快时，可在穿刺当时或术后数小时内发生脑疝，故应严加注意和预防。必要时，可在术前先快速静脉输入20%甘露醇液250 mL等脱水剂后，以细针穿刺，缓慢滴出数滴脑脊液后进行化验检查。如一旦出现危险，应立即采取相应抢救措施，如静脉注射20%甘露醇200～400 mL和高渗利尿脱水剂等，必要时还可自脑室穿刺放液和自椎管内快速推注生理盐水40～80 mL，但一般较难奏效。

3. 原有脊髓、脊神经根症状突然加重

多见于脊髓压迫症，腰穿放液后由于压力的改变，导致椎管内脊髓、神经根、脑脊液和病变之间的压力平衡改变所致。可使根性疼痛、截瘫及大小便障碍等症状加重，在高颈段脊髓压迫症则可发生呼吸困难与骤停。上述症状不严重者，可先向椎管注入生理盐水30～50 mL，疗效不佳时应急请外科考虑手术处理。

此外，并发症中，还可因穿刺不当发生颅内感染和马尾部的神经根损伤等，但较少见。

五、注意事项

（1）严格掌握禁忌证，凡疑有颅内压升高者必须先做眼底检查，如有明显视盘水肿或有脑疝先兆者，禁忌穿刺。凡患者处于休克、衰竭或濒危状态以及局部皮肤有炎症、颅后窝有占位性病变者均禁忌穿刺。

（2）穿刺时患者如出现呼吸、脉搏、面色异常等症状，应立即停止操作，并做相应处理。

（3）鞘内给药时，应先放出等量脑脊液，再等量转换性注入药液。

第八节　吸痰术

一、适应证

吸除气道内沉积的分泌物；获取痰标本，以利培养或涂片确定肺炎或其他肺部感染，或送痰液做细胞病理学检查；维持人工气道通畅；对不能有效咳嗽导致精神变化的患者，通过吸痰刺激患者咳嗽，或吸除痰液，缓解痰液刺激诱导的咳嗽；因气道分泌物潴积导致肺不张或实变者，吸痰可促进肺复张。

二、禁忌证

气管内吸痰术对人工气道患者是必要的常规操作，无绝对禁忌证。

三、主要器械

1. 必要器械

负压源，集痰器，连接管，无菌手套，无菌水和杯，无菌生理盐水，护目镜、面罩和其他保护装置，氧源，带活瓣和氧源的人工气囊，听诊器，心电监护仪，脉氧监测仪，无菌痰标本收集装置等。

2. 吸痰管

吸痰管直径不超过气管插管内径的1/2。

四、吸痰操作

1. 患者准备

如条件允许，吸痰前应先予100% O_2 >30秒（最好吸纯氧2分钟）；可适当增加呼吸频率和（或）潮气量，使患者稍微过度通气，吸痰前可调节呼吸机“叹息（sigh）”呼吸1～2次，或用呼吸球囊通气数次（3～5次）；机械通气患者最好在不中断通气的情况下吸痰或密闭式吸痰；吸痰前后最好有脉搏氧饱和度监测，以观察患者有无缺氧；吸痰时可向气道内注入少许生理盐水以稀释痰液或促使气内道的痰液移动，以利于吸除。

2. 吸引负压

吸引管负压一般按新生儿 60～80 mmHg，婴儿 80～100 mmHg，儿童 100～120 mmHg，成人 100～150 mmHg。吸引负压不超过 150 mmHg，否则可能因吸引导致气道损伤、低氧血症和肺膨胀不全等。

3. 吸痰目的

至少达到下列目的之一：①呼吸音改善；②机械通气患者的吸气峰压（PIP）与平台压间距缩小，气道阻力下降或顺应性增加，压力控制型通气患者的潮气量增加；③PaO_2或经皮氧饱和度（SPO_2）改善；④吸除了肺内分泌物；⑤患者症状改善，如咳嗽减少或消失等。

4. 吸痰前、中、后应做好以下监测

呼吸音变化，血氧饱和度或经皮氧饱和度，肤色变化，呼吸频率和模式，血流动力学参数如脉搏、血压、心电，痰液特征如颜色、量、黏稠度、气味，咳嗽有无及强度，颅内压（必要时），通气机参数如 PIP、平台压、潮气量、FiO_2，动脉血气，以及吸痰前后气管导管位置有无移动等。

5. 吸痰

吸痰时遵守无菌操作原则，术者戴无菌手套，如有需要可戴护目镜、穿隔离衣等。吸痰管经人工气道插入气管/支气管时应关闭负压源，待吸痰管插入到气管/支气管深部后，再开放负压吸引，边吸引边退出吸痰管，吸痰管宜旋转式返出，而非反复抽插式吸痰。每次吸痰的吸引时间为 10～15 秒，如痰液较多，可在一次吸引后通气/吸氧至少 10 秒（最好能吸氧 1 分钟左右）再吸引，避免连续吸引，以防产生低氧血症和肺膨胀不全等。吸痰完成后，应继续给予纯氧约 2 分钟，待血氧饱和度恢复正常或超过 94% 后，再将吸氧浓度调至吸痰前水平。目前不少多功能呼吸机有专用的吸纯氧键，按压该键后，会自动提供纯氧约 2 分钟（具体时间因产品不同而异）。吸除气道内的痰后，再吸除患者口鼻中的分泌物（特别是经口气管插管或吞咽功能受影响者）。

五、并发症

气管内吸引主要并发症包括低氧血症或缺氧；气管/支气管黏膜组织损伤；心搏骤停；呼吸骤停；心律失常；肺膨胀不全；支气管收缩/痉挛；感染；支气管/肺出血；引起颅内压增高；影响机械通气疗效；高血压；低血压。这些并发症大多是吸引不当所致，规范的操作，可大幅降低有关并发症的风险。

第九节　洗胃术

洗胃是一种清除胃内物的方法，主要是消除胃内摄入过多的药物或毒物。

一、适应证

洗胃主要是在摄入过量药物或毒物后 1～2 小时、在无禁忌的情况下清除胃内容物，已知或疑有胃排空延迟如摄入抗胆碱能药或鸦片类摄入时或毒物为片剂尚未完全溶解或排空时，超过 2 小时仍可考虑洗胃。

具体来说，洗胃主要适于以下情况。

1. 农药中毒

有机磷酸酯类、有机氯类或氨基甲酸酯类农药等，这些仍是我国最常见的毒物中毒。

2. 明显或高危病死率的药物

β 受体阻滞剂、钙通道阻滞剂、氯喹、秋水仙碱、氰化物、重金属、杂环类抗抑郁药、铁、百草枯、水杨酸盐、亚硒酸。

3. 活性炭难吸收的物质

重金属、铁、锂、有毒醇类。

4. 形成凝结块

肠溶制剂、铁、吩噻嗪类、水杨酸盐。

5. 无抗毒剂或治疗无效者

钙通道阻滞剂、秋水仙碱、百草枯、亚砸酸。

6. 其他

不明原因摄入中毒又无洗胃禁忌者。

二、禁忌证

意识进行性恶化且无气道保护性反射者是绝对禁忌证，如必须洗胃者，应在洗胃前先作气管插管，做好气道保护和通气，而后再考虑洗胃。腐蚀性物质摄入者禁忌洗胃；局部黏膜损害可能引起插管穿孔，应权衡利弊后进行；较大片剂、大块异物、有锐利边缘的异物禁忌洗胃；烃类如苯、N 己烷、杀虫剂等摄入是洗胃的相对禁忌；少数情况下有严重上气道或上胃肠道异常如狭窄、畸形或新近完成移植等限制进行插胃管。呕吐可排出胃内毒物，反复呕吐已排出大量毒物者，洗胃应权衡利弊；其他相对禁忌包括凝血功能障碍者、摄入无毒或低毒物质者等。

三、主要器械

主要器械包括：脉氧仪、心电监护仪、无创血压监测仪、防毒服装、开口器或牙垫、经口气道、呕吐盆、吸引源、吸引管、大注射器（50～100 mL）、清水或生理盐水、球形吸引装置或自动洗胃机、水溶性润滑剂、经口洗胃管、必要的复苏装置和药物。

1. 胃管插入深度估算方法

（1）根据不同身高估算经鼻或经口胃管插入的长度（cm）方法，见图 1－1。

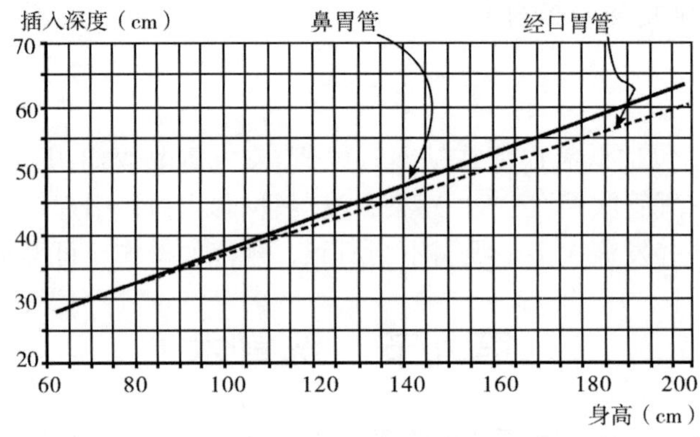

图 1－1　身高-胃管插入深度估算图

（2）根据体表标志估算胃管插管深度。①传统的也是临床上最常用的估算方法采用图 1－2 中 A 的方法，即经鼻插入胃管的深度为“耳垂经鼻翼至剑突的距离”。②或按照图 1-2 中 B 的方法，即经鼻插入胃管的深度为“左口角或鼻翼经耳郭至肋缘的距离”。③按照耳垂经剑突至脐的距离来估算。

通常经口插入胃管的深度比经鼻胃管插入更短些，插入深度具体估算方法可参照上述方法，并根据不同患者的实际情况和临床医生个人经验综合确定，不宜完全教条。

2. 胃管选择

成人一般选择法氏 30～50 号胃管，青少年选择法氏 30～34 号胃管，儿童可选择法氏 24 号胃管，新生儿和婴儿一般禁忌洗胃或充分权衡利弊后请儿科专家指导处理。值得注意的是，如拟洗出胃内容物，应经口插入大口径胃管，经鼻插入胃管仅适于向胃内灌溶液或吸出稀薄胃内容物，很难吸出胃内残渣类物质，更不可能吸出未溶解的药片或药丸等。

3. 洗胃液

通常用清水或生理盐水洗胃，但儿童避免使用清水洗胃，否则易导致电解质紊乱。某些特殊物质可能需要特定的洗胃液，如氟化物摄入宜用15～30 mg/L的葡萄糖酸钙溶液（可产生不溶性的氟化钙而起解毒作用）；甲醛摄入宜用10 mg/L的醋酸铵水溶液；铁剂摄入宜用2%的碳酸氢钠生理盐水溶液（可产生碳酸亚铁）；草酸摄入宜用5～30 g/L的葡萄糖酸钙溶液（可产生不溶性的草酸钙）；碘摄入宜用75 g/L的淀粉溶液等。但无特殊洗胃液时，仍考虑使用清水或生理盐水进行洗胃。

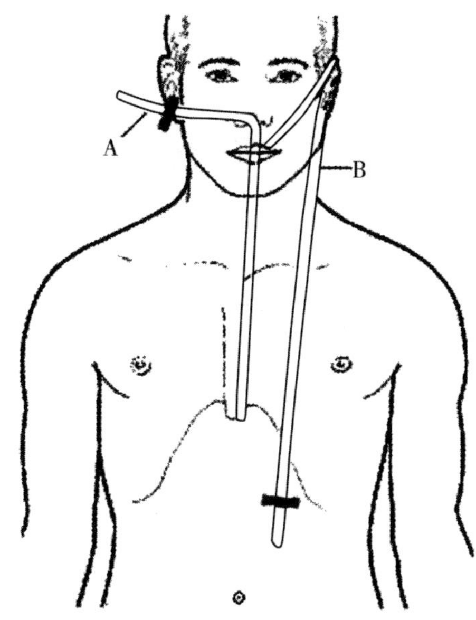

图1-2 体表标志估算胃管插入深度

A. 耳垂经鼻翼至剑突的距离；B. 左口角或鼻翼经耳郭至肋缘的距离

四、洗胃操作

1. 胃管插入

患者取Trendelenburg位（垂头仰卧位），头低15°～20°，这种体位有利于最大限度地排出胃内容物，仰卧位或侧卧位增加误吸风险。胃管插入和确认方法参见“经鼻胃管插入”。插入胃管后应常规地抽吸有无胃内容物，而后再注入50 mL气体听诊左上腹部有无吹气音或气过水声，只有完全确认胃管在位后才可开始洗胃。虽然X线是最可靠的确认方法，但由于条件限制，有时无法在洗胃时拍摄X线片。另外，插管和洗胃时最好行心电监护、脉氧监测和无创血压监测。

2. 洗胃

灌洗液温度最好与体温相当，但临床上很难做到。灌洗液温度与室温一样也是合适的。洗胃前应尽量抽空胃内容物，再向胃内灌入洗胃液。每次最大灌入液量为300 mL左右（儿童可按10～15 mL/kg计算，最大也不超过300 mL）。灌入量过大会导致呕吐、误吸，促进胃内容物向下进入十二指肠或空肠，加快毒物进一步吸收。至洗出液澄清、无颗粒物或无明显药物气味方可停止洗胃，洗胃液总量一般需数升，有时需10 000 mL或更多。必要时洗胃后可向胃管内灌入活性炭（30 g+240 mL生理盐水或清水）。

五、并发症

从插胃管开始直至洗胃后6～8小时均应监测有无并发症。一般很少发生严重并发症，但如未经认真确认或插管者操作不熟练，并发症的发生风险大幅增加。

洗胃相关性并发症包括：心律失常、电解质异常、脓胸、食管撕裂或穿孔、胃穿孔、低体温、喉痉挛、鼻或口或咽喉损伤、气胸、误吸、梨状隐窝穿孔、误插入气管内、胃管阻塞等。

为防误吸，洗胃液量不宜过大，通常每次不超过300 mL；由于经口胃管较粗且弹性差，插管时不应过大用力插入或粗暴插管。一旦发现严重并发症如气管内插管、穿孔等应立即拔管并给予机械通气或请外科专家会诊处理。

第二章

常见危重症护理

第一节 脑疝

脑疝是由于颅内压不断增高，其自动调节机制失代偿，脑组织从压力较高区向压力较低区移位，部分脑组织通过颅内生理空间或裂隙疝出，压迫脑干和相邻的重要血管和神经，出现特有的临床征象，是颅内压增高的危象，也是引起患者死亡的主要原因。脑疝是脑移位进一步发展的后果，一经形成便会直接威胁中脑或延髓，损害生命中枢，常于短期内引起死亡。

一、专科护理

（一）护理要点

降低颅内压，严密观察病情变化，及时发现脑疝发生，给予急救护理。

（二）主要护理问题

1. 脑组织灌注量异常

与颅内压增高、脑疝有关。

2. 清理呼吸道无效

与脑疝发生意识障碍有关。

3. 躯体移动障碍

与脑疝有关。

4. 潜在并发症

意识障碍，呼吸、心搏骤停。

（三）护理措施

1. 一般护理

病室温湿度适宜，定期开窗通风，光线柔和，减少人员探视。患者取头高位，床头抬高15°～30°，做好基础护理。急救药品、物品及器械完好备用。

2. 对症护理

（1）脑组织灌注量异常的护理。

1）给予低流量持续吸氧。

2）药物治疗颅内压增高，防止颅内压反跳现象发生。

3）维持血压的稳定性，从而保证颅内血液的灌注。

（2）清理呼吸道无效的护理。

1）及时清理呼吸道分泌物，保持呼吸道通畅。

2）舌根后坠者应抬起下颌或放置口咽通气道，以免阻碍呼吸。

3）翻身后保证患者体位舒适，处于功能位，防止颈部扭曲。

4）昏迷患者必要时行气管插管或气管切开，防止二氧化碳蓄积而加重颅内压增高，必要时使用呼吸机辅助呼吸。

（3）躯体移动障碍的护理。

1）给予每1～2小时翻身1次，避免拖、拉、推等动作。

2）每日行四肢关节被动活动并给予肌肉按摩，防止肢体挛缩。

3）保持肢体处于功能位，防止足下垂。

（4）潜在并发症的护理。

1）密切观察脑疝的前驱症状，及早发现颅内压增高，及时对症处理。

2）加强气管插管、气管切开患者的护理，进行湿化气道，避免呼吸道分泌物黏稠不易排出。

3）对呼吸骤停者，在迅速降颅压的基础上按脑复苏技术进行抢救，给予呼吸支持、循环支持和药物支持。

二、健康指导

（一）疾病知识指导

1. 概念

当颅腔内某一分腔有占位性病变时，该分腔的压力高于邻近分腔。由于颅压的持续增高迫使一部分脑组织向压力最小的方向移位，并被挤进一些狭窄的裂隙，造成该处脑组织、血管及神经受压，产生相应的临床症状和体征，称为脑疝。根据移位的脑组织及其通过的硬脑膜间隙和孔道，可将脑疝分为：小脑幕切迹疝，是位于幕上的脑组织（颞叶的海马回、沟回）通过小脑幕切迹被挤向幕下，又称颞叶沟回疝；枕骨大孔疝是位于幕下的小脑扁桃体及延髓经枕骨大孔被挤向椎管内，又称为小脑扁桃体疝；一侧大脑半球的扣带回经镰下孔被挤入对侧分腔可发生大脑镰下疝，又称扣带回疝。

2. 主要的临床症状

（1）小脑幕切迹疝。

1）颅内压增高的症状：表现为剧烈头痛及频繁呕吐，并有烦躁不安。

2）意识改变：表现为意识模糊、浅昏迷以至深昏迷，对外界的刺激反应迟钝或消失。

3）瞳孔改变：双侧瞳孔不等大。初起时患侧瞳孔略缩小，对光反射稍迟钝，逐渐患侧瞳孔出现散大，略不规则，直接及间接对光反射消失，但对侧瞳孔仍可正常。这是由于患侧动眼神经受到压迫牵拉所致。另外，患侧还可有眼睑下垂、眼球外斜等。如脑疝继续发展，则出现双侧瞳孔散大，对光反射消失。

4）运动障碍：多发生于瞳孔散大侧的对侧，表现为肢体的自主活动减少或消失。如果脑疝继续发展，症状可波及双侧，引起四肢肌力减退或间歇性出现头颈后仰、四肢挺直、躯背过伸、角弓反张等去大脑强直症状，是脑干严重受损的特征性表现。

5）生命体征的紊乱：表现为血压、脉搏、呼吸、体温的改变。严重时血压忽高忽低，呼吸忽快忽慢，出现面色潮红、大汗淋漓，或者面色苍白等症状。体温可高达41℃以上，也可低至35℃以下而不升，甚至呼吸、心搏相继停止而死亡。

（2）枕骨大孔疝：表现为颅内压增高、剧烈头痛、频繁呕吐、颈项强直或强迫头位等。生命体征紊乱出现较早，意识障碍、瞳孔改变出现较晚。因脑干缺氧，瞳孔可忽大忽小。由于位于延髓的呼吸中枢严重受损，呼吸功能衰竭的表现更为突出，患者早期即可突发呼吸骤停而死亡。

（3）大脑镰下疝：引起患侧大脑半球内侧面受压部的脑组织软化坏死，可出现对侧下肢轻瘫，排尿障碍等症状。

3. 脑疝的诊断

脑疝的最大危害是干扰或损害脑干功能，通过脑干受累临床表现进行诊断。由于病程短促，常常无法进行头部CT检查。

4. 脑疝的处理原则

（1）关键在于及时发现和处理：对于需要手术治疗的病例，应尽快进行手术治疗。患者出现典型脑疝症状时，应立即选用快速降低颅内压的方法进行紧急处理。

（2）可通过脑脊液分流术、侧脑室外引流术等降低颅内压，治疗脑疝。

（二）饮食指导

（1）保证热量、蛋白质、维生素、碳水化合物、氨基酸等摄入。

（2）注意水、电解质平衡。

（3）保持大便通畅，必要时可使用开塞露通便，服用缓泻剂或给予灌肠。

（三）用药指导

（1）遵医嘱按时、准确使用脱水利尿药物，甘露醇应快速静脉滴注，同时要预防静脉炎的发生。

（2）补充钾、镁离子等限制输液滴速的药物时，要告知患者家属注意事项，合理安排选择穿刺血管。

（3）根据病情变化调整抗生素前，详细询问药物过敏史。

（四）日常生活指导

（1）意识昏迷、植物生存状态患者应每日定时翻身、叩背，保持皮肤完整性。加强观察与护理，防止压疮、泌尿系感染、肺部感染，暴露性角膜炎及废用综合征等并发症发生。

（2）肢体保持功能位，给予康复训练。

三、循证护理

脑疝是颅内高压的严重并发症。有研究对126例外伤性颅内血肿致脑疝患者的研究结果显示，当患者GCS评分从8分逐渐下降时，应加大脱水治疗力度，改善患者的颅内高压状态，为手术赢得时间。还有研究结果显示，对于重度妊娠高血压综合征的患者，护理人员应重视对意识、瞳孔的变化观察，尤其要重视对应用镇静剂的患者的夜间观察，以便预防或及早发现脑疝的发生。

第二节　急腹症

一、概述

急腹症是以急性腹痛为突出表现，需要早期诊断和紧急处理的急性腹部疾患的总称，包括内、外、妇、儿、神经、精神等多学科或各系统的疾病。外科急腹症具有起病急、变化多、进展快、病因复杂的特点，因此，及时、准确地对急腹症做出诊断和救护是非常重要的，一旦延误诊断，抢救不及时，就会给患者带来严重的危害，甚至危及生命。

（一）定义

急腹症是指腹腔内、盆腔和腹膜后组织和脏器发生急剧的病理变化，从而产生以腹部的症状和体征为主，严重时伴有全身反应的腹部疾患的总称。

（二）病因

1. 功能紊乱

是指神经—体液调节失常而出现的脏器功能紊乱，临床表现为急性腹痛，但往往查不到形态学的改变。

2. 炎症病变

炎症是机体对于损伤的一种以防御保护为主的生物学反应，常有较明显的局部症状，全身则出现发热、白细胞计数增加以及随之而来的各系统功能变化。常见病包括急性阑尾炎、急性腹膜炎、急性胆囊炎、输卵管炎、盆腔炎等。

3. 梗阻性疾病

梗阻是指空腔脏器及管道系统的通过障碍。急腹症中，以梗阻为主要病理变化的疾病如肠梗阻、胆道梗阻、尿路梗阻等。

4. 穿孔病变

穿孔是指空腔脏器穿破。常见的有急性胃十二指肠溃疡穿孔、肠穿孔、异物妊娠和卵巢破裂等。

5. 出血性疾病

腹内各脏器破裂出血。其机制主要是血管破裂，或毛细血管损伤而发生的渗血等。

（三）发病机制

腹痛的主要发病机制包括腹内空腔脏器阻塞、腹膜刺激、血管功能不全、黏膜溃疡、胃肠蠕动改变、包膜牵张、代谢异常、神经损伤、腹壁损伤或腹外脏器病变等。按病理生理机制主要分为 3 大类：内脏性腹痛、躯体性腹痛、牵涉痛，前两者是腹痛的基本原因。

1. 内脏性腹痛

大多由于空腔脏器或实质性脏器的包膜受牵张所致，其神经冲动由内脏传入纤维传入大脑中枢，产生痛感。内脏传入纤维为很细的无髓神经细胞纤维，传导速度慢，定位不准确，多为钝痛，伴反射性恶心、呕吐等特点。早期轻重不一，轻者可仅表现为含糊的不适感，重者可表现为剧痛或绞痛，可为持续性疼痛，也可为阵发性或间断性疼痛。如受累脏器与运动有关，疼痛多为间断性或阵发性、绞痛或痉挛性疼痛。为大多数内科疾病所致的急性腹痛的发病机制。

2. 躯体性腹痛

是由壁层腹膜受到缺血、炎症或伸缩刺激产生的痛感。由有髓传入纤维传导疼痛刺激至同一脊神经节段，与体表分布区相一致。因此，躯体性腹痛多可定位疼痛刺激的部位，疼痛剧烈，主要是锐痛、刀割样痛、持续性疼痛，咳嗽或活动可能会引起疼痛加重，疼痛持续时间较长。躯体性原因引起的腹痛体检时可出现压痛或触痛、反跳痛、肌紧张。阑尾炎的典型表现涉及内脏性和躯体性腹痛，早期表现为脐周痛（内脏性腹痛），但当炎症扩展至腹膜（躯体性腹痛）时，疼痛可准确定位在右下腹部。

3. 牵涉痛

又称放射痛或感应痛，是由于有些内脏传入纤维和躯体传入纤维共同使用同一神经元，使 2 个似乎不相干的部位同时感觉有疼痛。如胆道疾病（如胆囊炎）引起右肩背部牵涉痛；膈肌刺激（如脾破裂）产生肩痛；胸内疾病如急性下壁心肌梗死可伴上腹痛、恶心、呕吐等症状。

（四）临床表现

1. 腹痛

腹痛是急腹症的主要临床症状，其临床表现、特点和程度随病因或诱因、发生时间、始发部位、性质、转归而不同。

（1）炎性腹痛：起病慢，腹痛由轻逐渐加重，以后呈持续性疼痛，有固定的压痛点，有的伴有全身症状，如体温升高，白细胞计数升高。主要是炎性物质渗出，刺激腹膜引起。此类多见于急性阑尾炎、急性胆囊炎和急性胆管炎、急性胰腺炎等疾病。

（2）穿孔性腹痛：起病急，腹痛突然加重，呈持续性疼痛。同时伴有压痛、反跳痛、腹肌紧张等腹膜刺激征，肠鸣音减弱。全身症状有体温升高，脉搏增快，白细胞升高。临床上以急性阑尾炎、胃十二直肠穿孔症状最重，肠穿孔中毒症状较重，而疼痛较轻，更要重视。

（3）腹腔内出血：常见于外伤性肝、脾及宫外孕破裂等疾病。特点是病情急而重，危及生命，以失血性休克为主，表现为头晕、烦躁、面色苍白、脉搏细速，血压下降甚至血细胞检查示急性贫血。若腹穿抽出不凝血，则为实质性脏器破裂出血，应该立即准备急诊手术。

（4）急性梗阻：呈阵发性腹痛，间歇期仍有隐痛，伴有频繁呕吐。腹部检查主诉明显，但体征不明显。早期体温、血常规一般无变化。胆管梗阻伴有黄疸、发热，尿路梗阻伴有血尿，肠梗阻肛门停止排便、排气。

（5）缺血性腹痛：内脏急性缺血可产生剧烈腹痛，一般为持续性绞痛，阵发性加剧，有明显的腹膜刺激征，有时还可以扪及腹部包块。缺血性腹痛的原因主要有2类：①血管栓塞，如肠系膜动脉急性栓塞；②内脏急性扭转造成缺血，多见于肠扭转、肠套叠、卵巢囊肿蒂扭转等。

2. 伴随症状

（1）恶心、呕吐：早期为反射性，是内脏神经受刺激所致。如阑尾炎早期，胃、十二指肠溃疡穿孔等。由于胃肠道通过障碍导致呕吐，称为逆流性呕吐，一般表现较晚、较重，如晚期肠梗阻。也有因毒素吸收，刺激中枢所致，晚期出现呕吐。呕吐物的性质对诊断有重要参考价值。

（2）大便情况：询问有无排气及大便，大便性状及颜色。如腹痛发作后停止排气、排便，多为机械性肠梗阻。反之，若出现腹泻或里急后重，可能是肠炎或痢疾。柏油样便常为上消化道出血，小儿果酱样便应考虑肠套叠。

（3）其他：绞痛伴有尿频、尿急、尿痛或血尿，多考虑泌尿系统感染或结石；腹痛伴有胸闷、咳嗽、血痰或伴有心律失常，应考虑胸膜、肺部炎症或心绞痛等；伴寒战、高热，可见于急性化脓性胆管炎症、腹腔脏器脓肿、大叶性肺炎、化脓性心包炎等；伴黄疸，可见于急性肝、胆道疾病，胰腺疾病，急性溶血等；伴休克，常见于急性腹腔内出血、急性梗阻性化脓性胆管炎症、绞窄性肠梗阻、消化性溃疡急性穿孔、急性胰腺炎、急性心肌梗死等；伴肛门坠胀感、阴道不规则流血、停经等见于妇科急腹症。

3. 辅助检查

如超声波，胸腹X线检查，心电图，血、尿、便三大常规检查，将结果综合分析，做出鉴别，以达到分诊准确，同时为医生的进一步诊断奠定基础。

（1）血、尿、便的常规检查有助于诊断：是每个腹痛患者皆需检查的项目。血白细胞总数及中性粒细胞百分比增高提示炎症病变，尿中出现大量红细胞提示泌尿系统结石、肿瘤或外伤，有蛋白尿和白细胞则提示泌尿系统感染，脓血便提示肠道感染，血便提示狭窄性肠梗阻、肠系膜血栓栓塞、出血性肠炎等。

（2）血液生化检查：血清淀粉酶增高提示为胰腺炎，是腹痛鉴别诊断中最常用的血生化检查。血糖与血酮的测定可用于排除糖尿病酮症酸中毒引起的腹痛。血清胆红素增高提示胆道疾病。肝、肾功能及电解质检查对判断病情也有帮助。

（3）X线检查：腹部X线平片检查在腹痛的诊断中应用最广。膈下发现游离气体，胃肠道穿孔几乎可以确定。肠腔积气扩张、肠中多处液平面则可诊断肠梗阻。输尿管部位的钙化影可提示输尿管结石。腰大肌影模糊或消失提示后腹膜炎症或出血。X线钡餐造影或钡灌肠检查可以发现胃、十二指肠溃疡、肿瘤等，但疑有肠梗阻时应禁忌钡餐造影。胆囊、胆管造影，内镜下的逆行胰胆管造影及经皮穿刺胆管造影对胆系及胰腺疾病的鉴别诊断很有帮助。

（4）B超检查：主要用于检查胆道和泌尿系结石、胆管扩张、胰腺及肝脾肿大等。对腹腔少量积液、腹内囊肿及炎性肿物也有较好的诊断价值。

（5）内镜检查：可用于胃肠道疾病的鉴别诊断，在慢性腹痛的患者中常有此需要。

（6）CT检查：CT对急腹症的诊断与B超相似，且不受肠内气体干扰，常应用于某些急腹症的诊断和鉴别诊断。

（7）腹腔穿刺：腹痛诊断未明而发现腹腔积液时，可考虑做腹腔穿刺检查。穿刺所得液体应送常规及生化检查，必要时还需做细菌培养。

（8）心电图：对年龄较大者，应做心电图检查，以了解心肌供血情况，排除心肌梗死和心绞痛。

（五）治疗要点

根据患者病情的轻重缓急而采取不同的救治方法。通过检查探明病因，标本兼治（表2－1）。

表 2－1　各类急腹症临床特点及处理原则比较

疾病原因	临床特点	处理原则
血管堵塞、腹腔大出血、脏器穿孔、急性胰腺炎	突然发作的剧烈持续性疼痛，腹肌紧张，迅速出现休克	积极液体复苏，支持治疗，纠正休克，尽快手术（急性胰腺炎多采用非手术治疗）
梗阻类疾病（肠梗阻、胆道梗阻、尿路结石梗阻）	剧烈的阵发性疼痛，伴有胃肠道症状	积极配合诊断，可允许一定时间的观察治疗。但是因梗阻如果血运受到影响，则很快发展为坏死、休克（绞窄性梗阻），需尽快手术。胆道、尿路结石可先给予止痛剂、解痉剂等保守治疗，观察
腹腔各部位炎症	炎症变化从几小时至几天，没有治疗腹痛会逐渐加剧，部位更加局限，并有发热及白细胞计数升高，进一步发展出现腹膜炎	在诊断明确之前，或决定手术之前，不要给予止痛剂。积极抗感染治疗，根据病情发展情况决定是否手术
糖尿病酮症酸中毒、铅中毒等	有时会有腹痛	对症病因治疗而无须手术

1. 一般处理

（1）体位：在无休克的情况下，急腹症患者宜采用半卧位或斜坡卧位，可使腹肌松弛，改善呼吸、循环，减轻腹胀，控制感染等。并发休克者需采用休克卧位。

（2）饮食：未明确诊断的患者，应当禁食。对病情较轻，确定采用非手术治疗者，可给流质或易消化的半流质饮食，但需要严格控制进食量。对于胃肠穿孔，已出现肠麻痹等病情较重者，必须禁食。疑有空腔脏器穿孔、破裂或腹胀明显者，应禁食水并放置胃肠减压管。

（3）纠正水、电解质紊乱和酸碱失衡：防止休克，建立静脉通路，补充血容量，并应用抗生素防治感染，为手术治疗创造条件。

（4）观察期间应避免使用掩盖病情变化的药物和处置方法：严禁使用麻醉类镇痛药物。禁用泻药及做灌肠处理，以免刺激肠蠕动，使炎症扩散或诱发穿孔。必要时可用解痉剂来缓解疼痛。

（5）对症治疗：根据不同病因、病情，采用相应的对症处理。

2. 非手术治疗适应证

（1）急性腹痛好转或疼痛 >3 天而无恶化。

（2）腹膜刺激征不明显或已局限。

（3）有手术指征但患者不能耐受手术者，在积极采用非手术治疗的同时，尽量创造条件，争取尽早手术。

非手术治疗必须在严密观察病情及做好手术准备的情况下进行，若经短期非手术治疗后急腹症的症状、体征未见缓解反而加重者，应及时采用手术疗法。

3. 手术治疗的适应证

（1）诊断明确，需立即处理者。如急性化脓性阑尾炎、异位妊娠破裂等。

（2）诊断不明，但腹痛和腹膜炎体征加剧，全身中毒症状加剧者。

（3）腹腔内脏器大出血。

（4）急性肠梗阻疑有绞窄坏死者。

二、护理评估及观察要点

（一）护理评估

1. 病史

（1）年龄与性别：儿童腹痛，常见的病因是蛔虫症、肠系膜淋巴结炎与肠套叠等。青壮年则多见溃疡病、肠胃炎、胰腺炎。中老年则多见胆囊炎、胆结石，此外还需注意胃肠道疾病、肝癌与心肌梗死的可能性。肾绞痛较多见于男性，而卵巢囊肿蒂扭转、黄体囊肿破裂则是妇女急腹症的常见病因，如系育龄期妇女，则宫外孕应予以考虑。

（2）既往史：有些急腹症与既往疾病密切相关。如胃、十二指肠溃疡穿孔史，腹部手术、外伤史，胆道疾病，泌尿道结石，阑尾炎，女性患者月经史、生育史等。

（3）腹痛：询问过往有无腹痛的经历，此次腹痛有无前驱或伴随症状，如发热、呕吐等，起病的缓急、症状出现的先后；腹痛最明显的部位有无转移和放射；腹痛的性质为持续性、阵发性或者持续疼痛伴有阵发性加重；疼痛的程度；诱发和缓解因素。

（4）起病急剧而一般情况迅速恶化者，多见于实质性脏器破裂、空腔脏器穿孔或急性梗阻、急性出血坏死性胰腺炎、卵巢囊肿蒂扭转、宫外孕破裂等；开始腹痛较轻而后逐渐加剧者多为炎症病变，如阑尾炎、胆囊炎等。

2. 身体评估

（1）全身状况：有无痛苦表情，生命体征是否平稳。

（2）腹部检查：触诊时从不痛部位逐渐检查至疼痛部位，手法要轻柔（冬季手要温暖），以免引起腹肌紧张，从而影响判断。同时了解腹部有无压痛、反跳痛、肌紧张及有无移动性浊音、肠鸣音等，观察患者面色、精神和意识的变化。

（二）观察要点

（1）生命体征的变化：定时测量体温、脉搏、呼吸、血压，观察神志变化。注意有无脱水、电解质失衡及休克表现。

（2）消化道功能状态：如饮食、呕吐、腹泻、排气、排便，以及腹痛的部位、性质和范围的变化。

（3）腹部体征的变化：如腹胀、肠蠕动、压痛、反跳痛、肌紧张、肝浊音界以及移动性浊音等。

（4）重要脏器：如心、肝、肺、肾、脑等功能的变化。

（5）加强病情的动态观察，注意新的症状和体征。

（6）保持输液管道及各导管的通畅，准确记录出入量。

三、急诊救治流程

急腹症急诊救治流程见图2－1。

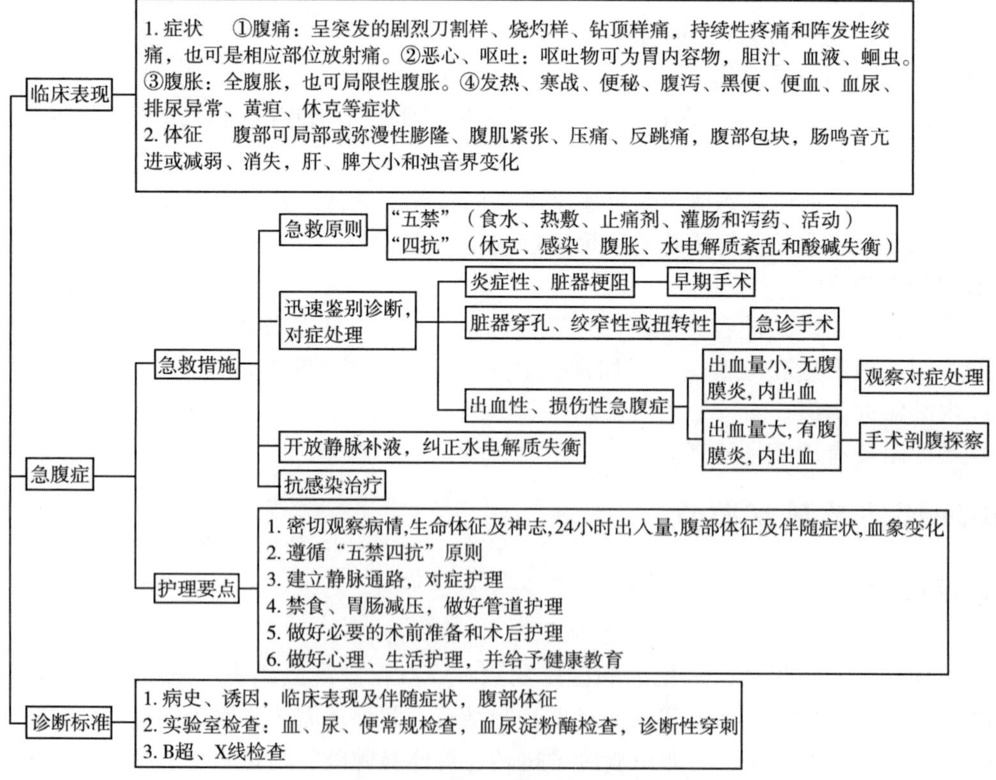

图2－1 急腹症急诊救治流程图

第三节 休克

休克即由于各种严重创伤、失血、感染等导致神经体液因子失调，心排血量及有效循环血容量不足，微循环灌注量明显下降，因而无法维持重要生命脏器的灌流，以致缺血、缺氧、代谢紊乱等引起一系列病理、生理变化的综合征。休克的原因很多，有效循环血容量锐减是其共同特点。

一、分类

休克可因病因不同分为以下 6 种。

1. 低血容量休克

包括失血、失液、烧伤、过敏、毒素、炎性渗出等。

2. 创伤性休克

创伤后除血液丢失外，组织损伤致大量液体渗出，毒素分解释放、吸收，以及神经疼痛因素等，都可导致休克。

3. 感染性休克

多见于严重感染，体内毒素产物吸收所致等。

4. 心源性休克

见于急性心肌梗死、严重心肌炎、心律失常等。

5. 过敏性休克

为药物或免疫血清等过敏而引起。

6. 神经源性休克

见于外伤、骨折和脊髓麻醉过深等。

二、病理机制

各种原因引起的休克虽各有特点，但最终导致的生理功能障碍大致相同，有效循环血容量不足是重要因素，心排血量下降是直接过程，血管床的容积扩大，微循环瘀血，器官功能障碍是最终结果。

1. 休克早期又称缺血性缺氧期

此期实际上是机体的代偿期，微循环受休克动因的刺激，使儿茶酚胺、血管紧张素、加压素、血栓素 A（TXA）等体液因子大量释放，导致末梢小动脉、微循环、毛细血管前括约肌、微静脉持续痉挛，使毛细血管前阻力增加，大量真毛细血管关闭，故循环中灌流量急剧减少。上述变化使血液重新分布，以保证心脏等重要脏器的血供，故具有代偿意义。随着病情的发展，某些血管中的微循环动静脉吻合支开放，使部分微循环血液直接进入微静脉（直接通路）以增加回心血量。此期患者表现为精神紧张，烦躁不安，皮肤苍白、多汗，呼吸急促，心率增速，血压正常或偏高，如立即采取有效措施容易恢复，若被忽视，则病情很快恶化。

2. 休克期又称瘀血期或失代偿期

此期系小血管持续收缩，组织明显缺氧，经无氧代谢后大量乳酸堆积，毛细血管前括约肌开放，大量血液进入毛细血管网，造成微循环瘀血，血管通透性增强，大量血浆外渗，此外，白细胞在微血管上黏附，微血栓形成，使回心血量明显减少，故血压下降，组织细胞缺氧及血管受损加重。除儿茶酚胺、血管升压素等体液因素外，白三烯（LTS）、纤维连接素（Fn）、肿瘤坏死因子（TNF）、白介素（TL）、氧自由基等体液因子均造成细胞损害，也为各种原因休克的共同规律，被称为“最后共同通路”。临床表现为表情淡漠，皮肤、黏膜发绀，中心静脉压降低，少尿或无尿，及一些脏器功能障碍的症状。

3. 休克晚期又称 DIC 期

此期指在毛细血管瘀血的基础上细胞缺氧更重，血管内皮损伤后胶原暴露，血小板聚集，促发内凝及外凝系统，在微血管形成广泛的微血栓，细胞经持久缺氧后胞膜损伤，溶酶体释放，细胞坏死自溶，并因凝血因子的消耗而播散出血，同时，因胰腺、肝、肠缺血后分别产生心肌抑制因子（MDF）、血管抑制物质（VDM）及肠因子等物质，最终导致重要脏器发生严重损伤，功能衰竭，此为休克的不可逆阶段。

三、临床表现

1. 意识和表情

休克早期，脑组织血供尚好，缺氧不严重，神经细胞反应呈兴奋状态，患者常表现为烦躁不安。随着病情的发展，脑细胞缺氧加重，患者的表情开始淡漠，意识模糊，晚期则昏迷。

2. 皮肤和肢端温度

早期因血管收缩口唇苍白，四肢较冷、潮湿。后期因缺氧或瘀血口唇发绀，颈静脉萎缩，甲床充盈变慢。

3. 血压

是反映心输出压力和外周血管的阻力，不能代表组织的灌流情况。在休克早期，由于外周血管阻力增加，可能有短暂的血压升高现象，此时舒张压升高更为明显，心排血量低，收缩压相对减低，因而脉压减小，这是休克早期较为恒定的血压变化，只有代偿不全时，才出现血压下降。

4. 脉搏

由于血压低，血容量不足，心搏代偿增快，以维持组织灌流，但由于每次心搏出量都较少，这样更加重心肌缺氧，心肌收缩乏力，所以在临床常常是脉搏细弱。

5. 呼吸

多由缺氧和代谢性酸中毒引起呼吸浅而快，晚期由于呼吸中枢受抑制，呼吸深而慢甚至不规则。

6. 尿量

早期是肾前性，尿量减少反映血容量不足，肾血灌注不足，后期有肾实质性损害，不但少尿，重者可发生无尿。

以上为各类休克共同的症状和体征，临床上战创伤休克突出的表现有“5P”：即皮肤苍白，冷汗，虚脱，脉搏细弱，呼吸困难。

四、病情评估

评估的目的是根据临床各项资料，及早发现休克的前期表现及病情的变化情况，为休克的早期诊治争取有利时机。

（一）病情判断

1. 病史收集

重点了解休克发生的时间、程度，患者受伤史、伴随症状；是否进行抗休克治疗；目前的治疗情况等。

2. 实验室检查

（1）测量红细胞计数、血红蛋白和血细胞比容，可了解血液稀释或浓缩的程度。

（2）测量动脉血气分析和静脉血二氧化碳结合力，帮助了解休克时酸碱代谢变化的过程和严重程度。

（3）测定动脉血乳酸含量，反映细胞内缺氧的程度，也是判断休克预后的一个重要指标，正常值为1.3 mmol/L。

（4）测定血浆电解质，有助于判断休克时机体内环境与酸碱平衡是否稳定。

（5）测定肝、肾功能，有助于了解休克状态下肝肾等重要脏器的功能。

（6）测定血小板计数、凝血因子时间与纤维蛋白原以及其他凝血因子等，有助于了解是否有发生DIC的倾向。

3. 失血量估计方法

（1）休克指数：脉率／收缩压，正常值0.5左右。休克指数为1，失血量约1 000 mL；指数为2，失血量约2 000 mL。

（2）收缩压10.7 kPa（80 mmHg）以下，失血量为1 500 mL以上。

（3）凡有以下一种情况，失血量约1 500 mL以上：①苍白口渴；②颈外静脉塌陷；③快速输入平衡液1 000 mL，血压不回升；④一侧股骨开放性骨折或骨盆骨折。

4. 休克程度估计

临床上可将休克分为轻、中、重三度（表2－2）。

表2－2 休克的程度估计

休克程度	估计出血量（mL）（占全身血容量%）	皮肤温度	肤色	口渴	神志	血压（mmHg）	脉搏（次/分）	血细胞比容	中心静脉压	尿量（mL）
休克前期	760（＜15%）	正常	正常	轻	清楚	正常或增高	正常或略快	0.42	正常	正常或略少
轻度休克	1 250（15%～25%）	发凉	苍白	轻	神志清楚，精神紧张	90～100/60～70	100～120	0.38	降低	少尿
中度休克	1 750（25%～35%）	发凉	苍白	口渴	神志尚清楚，表情淡漠	60～90/40～60	＞120	0.34	明显降低	5～15
重度休克	2 250（35%～45%）	冷湿	发绀	严重口渴	意志模糊，甚至昏迷	40～60/15～40	＞120	＜0.3	0	0

5. 休克早期诊断

休克早期表现为：①神志恍惚或清醒而兴奋；②脉搏＞100次／分，或异常缓慢；③脉压2.6～4.0 kPa（＜20～30 mmHg）；④换气过度；⑤毛细血管再充盈时间延长；⑥尿量＜30 mL/h（成人）；⑦直肠与皮温差3 ℃以上；若有以上一项须警惕，两项以上即可诊断。

有明确的受伤史和出血征象的伤员出现休克，诊断为休克并不困难。对伤情不重或无明显出血征象者，可采用一看（神志、面色），二摸（脉搏、肢温），三测（血压），四量（尿量）等综合分析。

（二）临床观察

1. 神志状态

反映中枢神经系统血流灌注情况，患者神志清楚、反应良好表示循环血量已能满足机体需要。休克早期可表现为兴奋状态，随着休克程度的加重，可转为抑制状态，甚至昏迷。

2. 肢体温度、色泽

肢体温度和色泽能反映体表灌流的情况，四肢温暖，皮肤干燥，轻压指甲或口唇时局部暂时苍白而松压后迅速转为红润，表示外周循环已有改善，黏膜由苍白转为发绀，提示进入严重休克；出现皮下瘀斑及伤口出血，提示DIC的可能。

3. 体温不升或偏低

但发生感染性休克时，体温可高达39 ℃。

4. 脉搏

休克时脉搏细速出现在血压下降之前，是判断早期休克血压下降的可靠依据。

5. 呼吸

浅而快，伴有酸中毒时呼吸深而慢。晚期可出现进行性呼吸困难。

6. 尿量

观察尿量就是观察肾功能的变化，它是反映肾脏毛细血管灌注的有效指标，也是反映内脏血流灌注情况的一个重要指标。早期肾血管收缩，血容量不足，可出现尿量减少；晚期肾实质受损，肾功能不全，少尿加重，甚至出现无尿。

7. 血压与脉压差

观察血压的动态变化对判断休克有重要作用。休克早期由于外周血管代偿性收缩，血压可暂时升高或不变，但脉压差减小；失代偿时，血压进行性下降。脉压差是反映血管痉挛程度的重要指标。脉压差减小，说明血管痉挛程度加重，反之，说明血管痉挛开始解除，微循环趋于好转。

五、治疗

由于休克可危及生命，应紧急采取有效的综合抢救措施以改善血管的组织灌流，防止生命攸关的器官发生不可逆的损害，其治疗原则必须采取综合疗法，尽早去除病因，及时、合理、正确地选用抗休克药物，以尽快恢复有效循环血量，改善组织灌流，恢复细胞功能。

（一）紧急处理和急救

对心搏、呼吸停止者立即行心肺复苏术。对严重的战创伤者采取边救治、边检查、边诊断或先救治后诊断的方式进行抗休克治疗，同时采取以下措施。

（1）尽快建立 2 条以上静脉通道补液和血管活性药。

（2）吸氧，必要时气管内插管和人工呼吸。

（3）监测脉搏、血压、呼吸、中心静脉压、心电图等生命体征及测量指标。

（4）对开放性外伤立即行包扎、止血和固定。

（5）镇痛：肌内注射或静注吗啡 5～10 mg，但严重颅脑外伤、呼吸困难、急腹症患者在诊断未明时禁用。

（6）尽快止血：一般表浅血管或四肢血管出血，可能采用压迫止血或止血带方法进行暂时止血，待休克纠正后再行根本性止血；如遇内脏破裂出血，可在快速扩容的同时积极进行手术止血。

（7）采血标本送检，查血型及配血。

（8）留置导尿管监测肾功能。

（9）全身检查，以查明伤情，必要时进行胸、腹腔穿刺和做床旁 B 超、X 线摄片等辅助检查明确诊断，在血压尚未稳定前严禁搬运患者。

（10）对多发伤原则上按胸、腹、头、四肢顺序进行处置。

（11）确定手术适应证，作必要术前准备，进行救命性急诊手术，如气管切开，开胸心脏按压，胸腔闭式引流，剖腹止血手术等。

（12）适当的体位，取休克位即头和腿部各抬高 30°，以增加回心血量及减轻呼吸时的负担，要注意保暖。

（13）向患者或陪伴者询问病史和受伤史，做好抢救记录。

（二）液体复苏

1. 复苏原则

休克液体复苏分为 3 个阶段，根据各阶段的病理、生理特点采取不同的复苏原则与方案。

（1）第一阶段为活动性出血期：从受伤到手术止血约 8 小时，此期的重要病理生理特点是急性失血（失液）。治疗原则主张用平衡盐液和浓缩红细胞复苏，比例为 2.5 ：1，不主张用高渗盐液、全血及过多的胶体溶液复苏，不主张用高渗溶液是因为高渗溶液增加有效循环血容量、升高血压是以组织间液、细胞内液降低为代价的，这对组织细胞代谢是不利的；不主张早期用全血及过多的胶体是为了防止一些小分子蛋白质在第二期进入组织间，引起过多的血管外液体扣押，同时对后期恢复不利，如患者大量出血，血色素很低，可增加浓缩红细胞的输注量。

（2）第二阶段为强制性血管外液体扣押期：历时 1～3 天。此期的重要病理生理特点是全身毛细血管通透性增加，大量血管内液体进入组织间，出现全身水肿，体重增加。此期的治疗原则是在心肺功能耐受情况下积极复苏，维持机体足够的有效循环血量。同样，此期也不主张输注过多的胶体溶液，特别是清蛋白。此期关键是补充有效循环血量。

（3）第三阶段为血管再充盈期：此期集体功能逐渐恢复，大量组织间液回流入血管内。此期的治疗原则是减慢输液速度，减少输液量。同时在心肺功能监护下可使用利尿剂。

2. 复苏液体选择

一个理想的战创伤复苏液体应满足以下几个要素：①能快速恢复血浆容量，改善循环灌注和氧供；②有携氧功能；③无明显不良反应，如免疫反应等；④易储存、运输，且价格便宜。

（1）晶体液：最常用的是乳酸钠林格液，钠和碳酸氢根的浓度与细胞外液几乎相同，平衡盐溶液和生理盐水等也均为常用。

扩容需考虑3个量，即失血量，扩张血管内的容积，丢失的功能细胞外液，后者必须靠晶体液纠正，休克时宜先输入适量的晶体液以降低血液黏稠度，改善微循环。但由于晶体液的缺陷在于它不能较长时间停留在血管内以维持稳定的血容量，输入过多反可导致组织水肿，故应在补充适量晶体液后补充适量的胶体液如清蛋白、血浆等。

（2）胶体液：常用的有706代血浆、中分子右旋糖酐、全血、血浆、清蛋白等，以全血为最好。全血有携氧能力，对失血性休克改善贫血和组织缺氧特别重要。补充血量以维持人体血细胞比容在0.30左右为理想，但胶体液在血管内只维持数小时，同时用量过大可使组织间液过量丢失，且可发生出血倾向，常因血管通透性增加而引起组织水肿。故胶体输入量一般为1 500～2 000 mL。中度和重度休克应输一部分全血。右旋糖酐40也有扩容，维持血浆渗透压，减少红细胞凝聚及防治DIC的作用。但它可干扰血型配合和凝血机制，对肾脏有损害，且可引起变态反应，故不宜大量应用，每天500～1 000 mL即可。晶体液和胶体液有各自的优势，也有各自的不足。

3. 液体补充量

常为失血量的2～4倍，不能失多少补多少。晶体与胶体比例3∶1。中度休克者输全血600～800 mL，当血球比积低于0.25或血红蛋白低于60 g/L时应补充全血。

4. 补液速度

原则是先快后慢，第一个30分钟输入平衡液1 500 mL，右旋糖酐500 mL，如休克缓解可减慢输液速度，如血压不回升，可再快速输注平衡液1 000 mL，如仍无反应，可输全血600～800 mL，或用7.5%盐水250 mL，其余液体在6～8小时内输入。在抢救休克患者时，不仅需要选择合适的液体，还需以适当的速度输入，才能取得满意的效果，然而，快速输液的危险性易引起急性左心衰竭和肺水肿，故必须在输液的同时监测心脏功能，常用的方法是监测中心静脉压（CVP）与血压或肺动脉楔压（PAWP）。

5. 监测方法

临床判断补液量主要靠监测血压、脉搏、尿量、中心静脉压、血细胞比容等。有条件应用Swan-Ganz导管行血流动力学监测。循环恢复灌注良好指标为尿量300 mL/h；收缩压>13.3 kPa（100 mmHg）；脉压>4 kPa（30 mmHg）；中心静脉压为0.5～1 kPa（5.1～10.2 mmHg）。

（三）抗休克药物的应用

1. 缩血管药物与扩血管药物的应用

缩血管药物可以提高休克患者的血压，以受体兴奋为主的去甲肾上腺素3 mg左右或间羟胺（阿拉明）10～20 mg，加在500 mL液体内静脉滴注，维持收缩压在12～13.3 kPa（90～100 mmHg）左右为宜，如组织灌注明显减少，仅为权宜之计，用于血压急剧下降，危及生命时，应尽快输血输液恢复有效血容量。

扩血管药物可在扩容的基础上扩张血管以增加微循环血容量，常用的有异丙肾上腺素、多巴胺、妥拉唑啉、山莨菪碱、硝普钠等，尤其适用于晚期休克导致心力衰竭的伤员。

血管活性药物必须在补足血容量的基础上使用，应正确处理血压与组织灌注流量的关系。血管收缩剂虽可提高血压，保证心脑血流供应，但血管收缩本身又会限制组织灌流，应慎用。血管扩张剂虽使血管扩张血流进入组织较多，但又会引起血压下降，影响心脑血流供应。在使用时应针对休克过程的特点灵活应用。例如，使用适量的阿拉明等既有α受体，又有β受体作用的血管收缩剂，维持灌流压，同时使用小剂量多巴胺维持心、脑、肾血流量是较为合理而明智的。

2. 肾上腺皮质激素

肾上腺皮质激素可改善微循环，保护亚细胞结构，增强溶酶体膜的稳定性，并有抗心肌抑制因子的作用。严重休克时主张大剂量、早期、静脉、短期使用肾上腺皮质激素。常用甲基强的松龙，每次200～300 mg；地塞米松，每次10～20 mg；氢化可的松，每次100～200 mg，隔4～6小时静脉注射1次。应注意的是大剂量糖皮质激素会使机体抗感染能力下降，延迟伤口愈合，促进应激性溃疡的发生，故应限制用药时间，一般为48～72小时，有糖尿病或消化道溃疡出血危险者应慎用。

3. 盐酸纳洛酮

盐酸纳洛酮具有阻断β内啡肽的作用，可使休克时血压回升，起到良好的抗休克作用。此外，它还能稳定溶酶体膜，抑制心肌抑制因子，增加心排血量。其主要的不良反应为疼痛，一定程度上限制了休克的治疗。

（四）纠正酸中毒和电解质紊乱

酸中毒贯穿于休克的始终，因此，应根据病理生理类型结合持续监测的血气分析，准确掌握酸中毒及电解质的异常情况，采取措施。

1. 代谢性酸中毒缺碱

HCO_3^- >5 mmol/L时，常非单纯补液能纠正，应补充碱性药物，常用的药物为碳酸氢钠、乳酸钠和氨丁三醇。

2. 呼吸性酸中毒并发代谢性酸中毒

一般暂不需要处理，若同时伴有血中标准碳酸盐（SB）和pH增高时则需要处理。对气管切开或插管的患者，可延长其外管以增加呼吸道的无效腔，使PCO_2增至4 kPa（30 mmHg）以上以降低呼吸频率。

3. 呼吸性酸中毒

常为通气不足并发症进行性充血性肺不张所致，应早清理气道以解除呼吸道梗阻，及早行气管切开术，启用人工呼吸器来维持潮气量12～15 mL/kg，严重时应采用呼气末正压呼吸（PEEP）。

休克时酸中毒主要是乳酸聚积引起的乳酸性酸中毒，故二氧化碳结合力作为判定酸中毒和纠正酸中毒的指标可能更为合理，也可采用碱剩余计算补碱量，计算公式如下。

所需补碱量＝（要求纠正的二氧化碳结合力－实测的二氧化碳结合力）×0.25×千克体重

所需补碱量＝（2.3－实测碱剩余值）×0.25×千克体重

由于缺氧和代谢性酸中毒，容易引起细胞内失钾，尽管血钾无明显降低，但机体总体仍缺钾，因此应在纠酸的同时补钾。

（五）对症治疗

1. 改善心功能

由于各类休克均有不同程度的心肌损害，除因急性心肌梗死并发休克者外，当中心静脉压和肺动脉楔压升高时可考虑使用洋地黄强心药，并应注意合理补液，常用药为毛花苷C（西地兰）0.2～0.4 mg加入25%葡萄糖注射液20 mL内，静脉缓慢推注。

2. DIC的防治

DIC的治疗原则以积极治疗原发病为前提，改善微循环应尽早使用抗凝剂以阻止DIC的发展。常用的药物为肝素。此药物可阻止凝血因子转变为凝血酶，从而清除血小板的凝集作用，DIC诊断一经确定，即应尽早使用，用量为0.5～1 mg/kg，加入5%葡萄糖注射液250 mL中，静脉滴注每4～6小时1次。以便凝血时间延长至正常值的1倍（即20～30分钟）为准。

3. 氧自由基清除剂

休克时组织缺氧可产生大量氧自由基（OFR），它作用于细胞膜的类脂，使其过氧化而改变细胞膜的功能，并能使中性白细胞凝聚造成微循环的损害。在休克使用的OFR清除剂有：超氧化物歧化酶

(SOD)、过氧化氢酶(CAT)、维生素 C 和 E、谷胱甘肽与硒等。

4. 抗休克裤

它能起到“自身输血”作用，自身回输 750~1 000 mL 的储血，以满足中枢循环重要脏器的血供。同时还有固定骨折、防震，止痛及止血的作用，一般充气维持在 2.7~5.3 kPa(20~40 mmHg)即可，是战时现场休克复苏不可缺少的急救设备。

5. 预防感染

休克期间人体对感染的抵抗力降低，同时还可以发生肠道细菌易位，肠道内的细菌通过肠道细菌屏障进入人体循环引起全身感染等。对严重挤压伤或多处伤，并发胸腹部创伤者应在抢救开始即早期大剂量应用抗生素，预防损伤部位感染。

六、监护

(一)一般情况监护

观察患者有无烦躁不安，呼吸浅快，皮肤苍白，出冷汗，口渴，头晕，畏寒，休克的早期表现，加强体温、脉搏、呼吸、血压的监护，尤其要重视脉压的变化。

(二)血流动力学监测

1. 心电监测

心电改变显示心脏的即时状态。在心功能正常的情况下，血容量不足及缺氧均会导致心动过速。

2. 中心静脉压(CVP)监测

严重休克患者应及时进行中心静脉压的监测以了解血流动力学状态。中心静脉压正常值为 0.49~1.18 kPa(5~12 cmH_2O)，低于 0.49 kPa(5 cmH_2O)时常提示血容量不足；>1.47 kPa(15 cmH_2O)则表示心功能不全，静脉血管床收缩或肺静脉循环阻力增加；>1.96 kPa(20 cmH_2O)时，提示充血性心力衰竭。在战伤休克情况下，应注意中心静脉压和动脉压以及尿量三者的关系，决定血容量补足与否，扩容速度快慢，右心排血功能，是否应该利尿。中心静脉压是休克情况下补液或脱水的重要指标。

3. 肺动脉楔压(PAWP)及心排量(CO)监测

肺动脉楔压有助于了解肺静脉、左心房和左心室舒张末期的压力，以此反映肺循环阻力的情况；有效评价左右心功能。为使用心肌收缩药、血管收缩剂或扩张剂等心血管药物治疗提供依据及判断疗效。肺动脉楔压正常值为 0.8~2 kPa(6~15 mmHg)，增高表示肺循环阻力增高。肺水肿时，肺动脉楔压大于 3.99 kPa(30 mmHg)。当肺动脉楔压升高，即使中心静脉压无增高，也应避免输液过多，以防引起肺水肿。

心排量一般用漂浮导管，测出心血排量。休克时心排量通常降低，但在感染性休克有时较正常值增高。

4. 心脏指数监测

心脏指数指每单位体表面积的心排血量可反映休克时周围血管阻力的改变及心脏功能的情况。正常值为 3~3.5 L/(min·m^2)。休克时，心脏指数代偿性下降，提示周围血管阻力增高。

(三)血气分析监测

严重休克由于大量失血，使患者处于缺氧及酸中毒状态，如伴有胸部伤，可以导致呼吸功能紊乱。因此，血气分析监测已成为抢救患者不可缺少的监测项目。随着休克加重，会出现低氧血症、低碳酸血症、代谢性酸中毒，可以多种情况复合并发出现，故需多次反复监测血气分析才能达到治疗的目的。

(四)出凝血机制监测

严重休克时，由于大量出血、大量输液、大量输注库存血，常导致出血不止，凝血困难，出现 DIC。故应随时监测凝血因子时间、纤维蛋白原及纤维蛋白降解产物等，帮助诊断。

(五)肾功能监测

尿量是反映肾灌注情况的指标，同时也反映其他血管灌注情况，也是反映补液及应用利尿、脱水药物是否有效的重要指标。休克时，应动态监测尿量、尿比重、血肌酐、血尿素氮、血电解质等，应留置导尿管，动态观察每小时尿量，抗休克时尿量应 >20 mL/h。

（六）呼吸功能监测

呼吸功能监测指标包括呼吸的频率、幅度、节律、动脉血气指标等，应动态监测。使用呼吸机者根据动脉血气指标调整呼吸机使用。

（七）微循环灌注的监测

微循环监测指标如下：①体表温度与肛温，正常时两者之间相差 0.5 ℃，休克时增至 1 ~ 3 ℃，两者差值越大，预后越差；②血细胞比容，末梢血比中心静脉血的血细胞比容大 3% 以上，提示有周围血管收缩，应动态观察其变化幅度；③甲皱微循环，休克时甲皱微循环的变化为小动脉痉挛，毛细血管缺血，甲皱苍白或色暗红。

七、预防

（1）对有可能发生休克的患者，应针对病因，采取相应的预防措施。活动性大出血者要确切止血；骨折部位要稳妥固定；软组织损伤应予包扎，防止污染；呼吸道梗阻者需行气管切开；需后送者，应争取发生休克前后送，并选用快速而舒适的运输工具，运送途中注意保暖。

（2）充分做好手术患者的术前准备，包括纠正水与电解质紊乱和低蛋白血症；补足血容量；全面了解内脏功能；选择合适的麻醉方法。

（3）严重感染患者，采用敏感抗生素，静脉滴注，积极清除原发病灶，如引流排脓等。

第四节　急性重症哮喘

一、概述

（一）定义

急性重症哮喘是指哮喘持续发作，出现急性呼吸困难，用一般支气管舒张剂无效，引起严重缺氧，导致血压下降、意识障碍甚至昏迷、死亡。严重的哮喘发作持续 24 小时以上者称为哮喘持续状态。急性重症哮喘病死率高达 1% ~3% ，近年来有逐年增高趋势。

（二）急性重症哮喘的病因

1. 遗传因素

遗传因素在哮喘的发病中起重要作用，具体机制不明确，可能是通过调控免疫球蛋白 E 的水平及免疫反应基因发挥作用，二者互相作用、互相影响，导致气道受体处于不稳定状态或呈高反应性，而使相应的人群具有可能潜在性发展为哮喘的过敏性或特应性体质。

2. 外源性变应原

（1）吸入性变应原：一般为微细颗粒，如衣物纤维、动物皮屑、花粉、油烟，空气中的真菌、细菌和尘螨等，另外还有职业性吸入物如刺激性气体。

（2）摄入性变应原：通常为食物和药物，如海鲜、牛奶、鸡蛋、药品和食品添加剂等。

（3）接触性变应原：外用化妆品、药物等。

（三）发病机制

（1）进行性加重气道炎症。

（2）气道炎症持续存在且疗效不佳，同时伴有支气管痉挛加重。

（3）在相对轻度炎症症状的基础上骤发急性支气管痉挛。

（4）重症哮喘导致气道内广泛黏液形成。

（四）临床表现

1. 主要表现

（1）呼吸困难：严重喘憋、呼吸急促、呼气费力、端坐呼吸，出现“三凹”征，甚至胸腹矛盾运动。

（2）精神及意识状态：焦虑恐惧、紧张、烦躁，重者意识模糊。

（3）肺部体征：胸廓饱满呈吸气状态，呼吸幅度减小，两肺满布响亮哮鸣音，有感染时可闻及湿啰音；也可因体力耗竭或小气道广泛痰栓形成而出现哮鸣音明显减弱或消失，呈“寂静肺”，提示病情危重。

（4）脉搏：脉率常 >120 次/分，有奇脉；危重者脉率可变慢，或不规则，奇脉消失。

（5）皮肤潮湿多汗，脱水时皮肤弹性减低。危重者可有发绀。

2. 患者主诉

患者出现严重的呼气性呼吸困难，吸气浅，呼气时相延长且费力，强迫端坐呼吸，不能讲话，大汗淋漓，焦虑恐惧，表情痛苦，严重者出现意识障碍，甚至昏迷。

（五）治疗要点

1. 吸氧

低氧血症是导致重症哮喘死亡的主要原因。如果患者年龄在 50 岁以下，给予高浓度面罩吸氧（35% ~ 40%）。给氧的目的是要将动脉血氧分压至少提高到 8 kPa，如果可能应维持在 10 ~ 14 kPa。入院后首次血气分析至关重要，并应严密随访，以了解低氧血症是否得到纠正，高碳酸血症是否发生，从而相应调整吸氧浓度和治疗方案。

2. 药物治疗

首先要建立静脉通道，遵医嘱用药。

（1）肾上腺皮质激素：皮质激素为最有效的抗感染药。急性重症哮喘诊断一旦成立，应尽早大剂量使用激素，一般选用甲泼尼龙 40 ~ 125 mg（常用 60 mg），每 6 小时静脉注射 1 次或泼尼松 150 ~ 200 mg/d，分次口服。

（2）β 受体激动剂：沙丁胺醇（舒喘灵）和特布他林（博利康尼）是目前国内外较为广泛使用的 β 受体激动剂，能迅速解除由哮喘早期反应所致支气管平滑肌痉挛，但对支气管黏膜非特异性炎症无效。在治疗急性重症哮喘时，多主张雾化吸入或者静脉注射。雾化装置以射流雾化器为佳，用氧气作为气源。超声雾化器对于严重缺氧患者可以进一步加重低氧血症，推荐剂量沙丁胺醇或特布他林溶液 1 mL(5 mg) + 生理盐水 4 mL 雾化吸入，氧流量 8 ~ 10 L/min，嘱咐患者经口潮气量呼吸，每 4 ~ 6 小时重复 1 次。静脉注射沙丁胺醇 1 mg 溶于 100 mL 液体内，在 30 ~ 60 分钟滴完，每 6 ~ 8 小时重复 1 次。

（3）茶碱：具有舒张支气管平滑肌作用，并具有强心、利尿、扩张冠状动脉作用，此外还可兴奋呼吸中枢和呼吸肌，为常用平喘药物。一般用法为氨茶碱 + 葡萄糖注射液稀释后缓慢静脉注射或静脉滴注，首剂量 4 ~ 6 mg/kg，继而以每小时 0.6 ~ 0.8 mg/kg 的速度做静脉滴注以维持持续的平喘作用。应注意药液浓度不能过高，注射速度不能过快（静脉注射时间不得少于 10 分钟），以免引起严重毒性反应。

（4）抗生素：在哮喘的急性发作期应用抗生素并非必要，但患者如有发热、脓痰，提示有呼吸道细菌继发感染时需应用抗生素，如静脉滴注哌拉西林每次 3 ~ 4 g，1 次/2 小时。或头孢呋辛，静脉滴注每次 1.5 g，1 次/8 小时。或根据痰涂片和细菌培养，药敏试验结果选用。

3. 机械通气

重症哮喘常因严重的支气管痉挛、黏膜充血水肿及黏液大量分泌，使气道阻力和内压骤增，引起严重的通气不足，导致严重的呼吸性酸中毒和低氧血症，最终可造成机体多器官功能衰竭而死亡。如不能短时间内控制病情进展，病死率极高。患者经过临床药物治疗，症状和肺功能无改善，甚至继续恶化，应及时给予机械通气。其指征主要包括：意识改变、呼吸肌疲劳、$PaCO_2 \geqslant 6$ kPa（45 mmHg）等。可先采用经鼻（面）罩无创机械通气，若无效应，及早行气管插管机械通气。

机械通气注意事项：①注意观察、调节、记录呼吸器通气压力的变化，以防止气胸等并发症；②根据 $PaCO_2$ 数值调节呼吸器通气量；③意识清醒者需要全身麻醉，以配合气管插管和呼吸协调。使用呼吸器时可给予适量镇静剂或麻醉药；④注意气道湿化；⑤每隔 3 ~ 4 小时充分吸痰 1 次，吸引时间勿超过 15 秒，以防缺氧，吸痰前后要密切观察病情，严防因积痰大量上涌或脱管等引起窒息；⑥吸痰时注意无菌操作，以减少呼吸道感染。

4. 做好急诊监护

（1）对危重患者应持续心电监护，定时进行动脉血气检查，需要时胸部摄 X 线片。注意观察血压，有无吸停脉及意识状态的改变。酌情测定中心静脉压、肺动脉压及嵌顿压。为了判断气道阻塞程度及治疗效果，酌情进行简便肺功能测定。

（2）感染的预防及处理：感染是哮喘患者发作加重的重要因素。在实际工作中对治疗装置进行严格消毒、灭菌处理，及时更换呼吸管路，倾倒集液瓶内雾化液，吸痰、鼻饲的无菌操作，气囊的空气密闭气道都可以极大避免交叉感染和医院感染。病情允许时应及时翻身，以利痰液流出。

二、护理评估与观察要点

（一）护理评估

（1）既往史及有无哮喘家族史。

（2）发病的诱因及是否接触致敏原。

（3）咳嗽，痰液的颜色、性质、量和黏稠度。

（4）生命体征、意识状态。

（5）各项检查结果，如肺功能测定、痰液检查、动脉血气分析等。

（6）药物治疗的效果及不良反应，如各种吸入剂及糖皮质激素的应用。

（7）心理状况。

（二）观察要点

1. 现存问题观察

重症哮喘患者多表现为极度呼吸困难，焦虑不安，大汗淋漓，明显发绀，心动过速（心率可达 140 次/分），甚至出现呼吸障碍而危及患者的生命，因此必须严密观察病情变化，准确监测体温、血压、脉搏、呼吸、意识等生命体征。观察氧疗效果：指（趾）甲、口唇、耳垂颜色变化情况。观察心率、心律变化，注意有无奇脉。在临床工作中，特别要注意以下 3 点：①患者呼吸频率 >35 次/分，是呼吸衰竭的先兆，其呼吸衰竭特征是呼吸频率突然由快变慢，吸呼比延长；②对于病情危重则哮鸣音消失，并不是病情好转的征象，而是一种危象；③如呼吸音很弱或听不到，则说明呼吸道阻塞严重，提示病情十分危重，有可能危及生命。

2. 并发症的观察

（1）肺炎、肺不张或支气管扩张症：哮喘常因感染而诱发，又因气道痉挛、痰液引流不畅使感染迁延不愈，造成恶性循环。除并发支气管炎外，因痰栓也可致肺段不张与肺炎。反复发生肺炎的部位可有支气管扩张。

（2）自发性气胸：一旦发生气胸，往往可导致死亡。当哮喘患者突然发生严重的呼吸困难时，应立即做胸部 X 线检查，以确定是否并发气胸，如患者主诉胸闷不适，有憋气感，同时发现有呼吸急促、烦躁不安、血氧饱和度下降、冷汗、脉速，伴随胸痛出现，经医生确诊后，立即于患侧第二肋间行胸腔闭式引流，及时处理。观察呼吸的频率、节律、血氧饱和度。

（3）肺气肿、肺源性心脏病：经常发作哮喘持续状态，易出现肺气肿，进而发展成肺源性心脏病。这可能是因为低氧血症累及小血管，使小血管痉挛而造成肺动脉高压，逐渐成为肺源性心脏病。严密观察患者神志、精神、呼吸频率、节律，定期监测血气分析，观察生命体征的变化。

（4）呼吸衰竭：严重哮喘时，由于气道阻塞，发生严重通气障碍，使 PaO_2 明显降低，$PaCO_2$ 升高，发生呼吸衰竭。密切观察病情，监测呼吸与心血管系统，包括观察全身情况、呼吸频率、节律、类型、心率、心律、血压以及血气分析结果，观察皮肤颜色、末梢循环、肢体温度等变化。

（5）电解质紊乱与酸碱失衡：哮喘持续状态时，由于通气功能发生明显障碍，可引起高碳酸血症和低氧血症。临床表现为呼吸性酸中毒和缺氧状态，特别是由于黏液栓堵塞气道，严重时可以发生呼吸暂停。经积极抢救又可能由于吸氧过多，换气过度，产生呼吸性碱中毒，血气分析可出现低 $PaCO_2$ 和高 PaO_2 的情况。一般建议 pH <7.25 以下时可应用5%碳酸氢钠溶液 100～150 mL 静脉滴注。由于进食欠佳及缺氧所造成的胃肠道反应，患者常有呕吐，从而出现低钾、低氯性碱中毒，应予以及时补充，及时抽血查血电解质。

三、急诊救治流程

急性重症哮喘急诊救治流程见图 2－2。

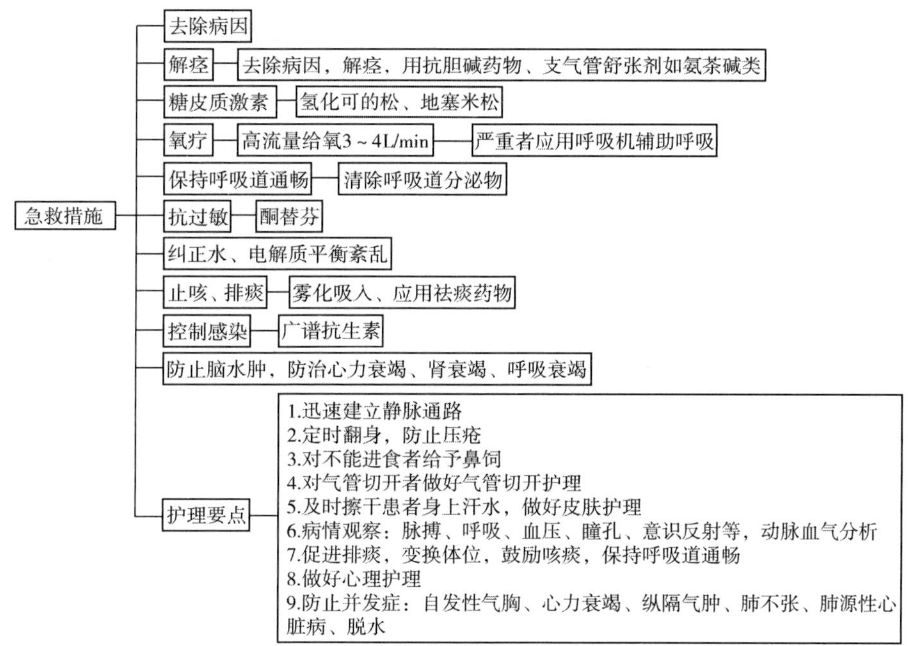

图 2－2　急性重症哮喘急诊救治流程图

第五节　多器官功能障碍综合征

一、概述

多器官功能障碍综合征（MODS）是指机体遭受严重创伤、休克、感染及外科大手术等机械损伤 24 小时后，2 个或 2 个以上的器官或系统同时或序贯发生功能障碍或衰竭，不能维持自身的生理功能，从而影响全身内环境稳定的临床综合征群。本综合征在概念上强调原发致病因素是急性的，器官功能不全是多发的、进行的、动态的，器官功能障碍是可逆的，可在其发展的任何阶段进行干预治疗，功能可望恢复。

二、病因及发病机制

1. 病因

任何可引起全身炎症反应的疾病均可发生 MODS，如严重创伤、心搏骤停复苏后、严重急腹症、脓毒血症、妇科急症等。患者如患有冠心病、肝硬化、慢性肾衰竭、糖尿病、系统性红斑狼疮、营养不良等时，更易发生 MODS；输血、输液、用药或呼吸机使用不当也是 MODS 的诱因。

（1）严重创伤：严重的创伤（烧伤、战伤）是诱发 MODS 的基本因素之一。严重创伤、大面积烧伤和侵袭性大手术、冻伤、挤压综合征导致的组织损伤常引起急性肺、心、肾、肝、消化道等脏器、系统功能衰竭。

（2）休克：各脏器常因血流不足而呈低灌流状态，组织缺血、缺氧、毒性物质蓄积等影响、损害各器官的功能，尤其是创伤大出血和严重感染引起的休克更易发生 MODS。

（3）严重感染：败血症时菌群紊乱、细菌移位及局部感染病灶也是发生 MODS 的主要因素之一。

（4）大量输血、输液及药物使用不当：大量输血后微小凝集块可导致肺功能障碍，凝血因子的缺乏能造成出血倾向；输液过多可使左心负荷增加，严重时能引起急性左心功能衰竭、肺水肿；长期、大量使用抗生素能引起肝、肾功能损害，菌群紊乱；大量去甲肾上腺素等血管收缩药可引起血管的强烈收缩，造成组织灌注不良。

（5）心搏、呼吸骤停：造成各脏器缺血、缺氧，而复苏后又可引起“再灌注”损害，这样可发生 MODS。随着 CPR 技术的不断发展，心肺复苏的成功率日渐提高，自主循环恢复后常发生心血管功能和血流动力学的紊乱，表现为低血容量休克、心源性休克和全身炎症反应综合征（SIRS）。复苏后出现的 MODS 及复苏后多器官功能障碍综合征在临床上也越发常见。

2. 发病机制

（1）炎症失控假说：炎症反应学说是 MODS 最基本的发病机制。MODS 是由于机体受到创伤和感染刺激而发生的炎症反应过于强烈以致促炎-抗感染失衡，从而损伤自身细胞的结果。MODS 发病过程中除感染或创伤引起的毒素释放和组织损伤外，主要通过内源性介质的释放引起全身炎症反应，目前把这些统称为全身炎症反应综合征（SIRS）。

（2）缺血—再灌注损伤与自由基学说：缺血再灌注和自由基损伤是 MODS 的重要机制之一。近年来，人们在缺血—再灌注损伤学说中，又引入了内皮细胞与白细胞相互作用引起器官实质细胞损伤的观点，即血管内皮细胞（EC）能通过多种凝血因子和炎症介质，与多形核白细胞（PMN）相互作用，产生黏附连锁反应，导致器官微循环障碍和实质器官损伤。

（3）肠屏障功能损伤及肠道细菌移位：胃肠道是创伤、急腹症及大手术患者等危重患者并发脓毒血症的重要细菌和（或）内毒素来源，是 MODS 中始动器官之一。由于禁食、制酸剂、抗生素等的不合理应用，肠道菌群失调，肠道屏障功能破坏，通透性升高，动力丧失，细菌移位，均成为 MODS 患者菌血症来源。

（4）应激基因理论：应激基因反应是指一类由基因程序控制，能对环境应激刺激作出反应的过程，如热休克反应、氧化应激反应、紫外线反应、急性期反应等。应激基因反应能促进创伤、休克、感染、炎症等应激打击后细胞代谢所需的蛋白合成。应激基因引起细胞功能改变的最终后果是导致机体不再能对最初或以后的打击作出反应，而发生 MODS。

（5）两次打击和双击预激假说：最早的严重损伤可被视为第一次打击，在该次打击时，可使全身免疫系统处于预激状态，此后，如果病情平稳，则炎症反应逐渐消退，损伤的组织得以修复。当受到再次打击时，全身炎症反应将成倍扩增，可超大量地产生各种继发性炎症介质。

三、临床表现与诊断

1. 临床表现

主要临床表现为各系统及器官的功能变化。肺脏是衰竭发生率最高、发生最早的器官。肠黏膜屏障功能在 MODS 发病过程中较早受损或衰竭，特别是在严重创伤并发休克和再灌流损伤时表现突出。由于胃肠道是人体内最大的细菌和内毒素库，肠屏障受损能引起肠道细菌移位和门静脉内毒素血症，从而激活肝脏单核—巨噬细胞系统，启动全身炎症反应。随着 MODS 的进展，常可出现肝肾衰竭及胃肠道出血，而心血管或血液系统通常是 MODS。

2. 诊断

MODS的主要诊断依据包括：①存在诱发MODS的病史或病症；②存在全身炎症反应综合征和（或）代偿性抗感染反应综合征的临床表现，脓毒血症或免疫功能障碍的表现及相应的临床症状；③存在2个或2个以上系统或器官功能障碍。

四、治疗

对于MODS目前尚缺乏有效治疗方法。一旦发生MODS，病死率极高，处理MODS的关键是预防。因此，应尽早识别MODS的高危因素，如原发疾病的严重性、严重创伤、脓毒症或严重感染等，进行动态观察和监测。对高危患者早期给予免疫治疗、抗感染药和其他支持疗法。MODS发生后，应以维持内环境稳定、纠正低氧血症和低蛋白血症，提供充分营养代谢支持，予以救治。对MODS应积极寻找感染灶，选用高效广谱抗生素控制感染。

五、救护措施

（一）预防

目前对MODS的治疗主要是进行综合治疗和器官功能的支持。因对其病理过程缺乏有效的遏制手段，一旦发生MODS，病死率极高，处理MODS的关键在于预防。预防MODS的基本要点主要包括以下5点。

（1）提高复苏质量，重视患者的循环和呼吸，尽可能及早纠正低血容量，组织低灌流和缺氧。现场急救和住院治疗过程中，应及时处理失血、失液、休克、气道阻塞、换气功能低下等。各项措施都要强调时间性，因为组织低灌流和缺氧的时间越久，组织损害就越重，缺血的再灌注损伤也更严重。

（2）防治感染。是预防MODS极为重要的措施。明确的感染灶必须及时引流，彻底清除坏死组织。尽可能使感染病变局限化，减轻毒血症。应根据致病菌和药物敏感试验选用有效抗生素。

（3）尽可能改善全身情况，如体液、电解质和酸碱度的平衡、营养状态等，酸中毒可影响心血管和肺；碱中毒可影响脑；营养不良可降低免疫功能，消耗肌组织等。

（4）及早治疗任何一个首先继发的器官功能障碍，阻断病理的连锁反应，以免形成MODS。临床经验证明，治疗单一器官功能障碍，胜过治疗MODS。早期识别器官功能障碍，就可做到在出现明显的器官衰竭以前进行早期治疗干预。

（5）处理各种急症时应有整体观点，尽可能达到全面的诊断和治疗。诊断不但要明确主要的病变，还要了解主病以外其他重要器官的功能有无改变。治疗要根据具体病情的轻重缓急采取措施，首先是抢救患者生命。要全面考虑不能顾此失彼而诱发MODS。

（二）治疗

1. 病因治疗，控制感染

积极治疗原发疾病，避免和消除诱发因素，清除病灶，彻底排脓，早期细致清创。如感染诱发者，根据感染部位、致病菌流行病学与培养、药敏试验结果选用广谱有效抗生素控制感染；腹腔脓肿者，积极引流和进行腹腔冲洗。

2. 对抗感染症介质

目前应用较广泛的有抗氧化药，如维生素A、维生素C、维生素E、辅酶Q_{10}和半胱氨酸等。还有肿瘤坏死因子α单克隆抗体、黄嘌呤氧化酶抑制药也已应用于临床，尚能改善MODS患者的预后。

3. 营养和代谢支持

MODS患者的代谢特点是处于持续的高分解代谢状态、耗氧量增加，胰岛素阻抗，葡萄糖的利用受到限制，蛋白质的急性丢失使器官功能受损，严重的营养不良导致免疫功能低下。营养支持的目的是：①补充蛋白质及能量的过度消耗；②维持或增强机体抗感染能力；③维持器官功能和创伤后期组织修复的需要。代谢支持治疗目标包括：①纠正代谢功能紊乱；②提供合理营养底物；③通过特殊营养物调节机体免疫反应。代谢支持的着眼点在于保持正氮平衡，而非普通热能平衡。合理的代谢支持，可提供足够的热量，减少氨基酸作为能量的消耗，减少肌肉蛋白质分解，促进蛋白质的合成。

4. 中和毒素

内毒素血症是 MODS 的主要始动因素，应积极清除，从而阻断疾病进展。常用的方法有控制感染、防止肠道细菌和内毒素易位等。

5. 器官功能支持

对于 MODS 由于缺乏特殊治疗，因此器官功能支持可以说是最基本的治疗，使受累的器官能度过危险期而趋向恢复，保护尚未受累的器官免受损害。

（1）心脏和循环的支持：维持有效循环血容量，保证重要器官灌注。必要时应用血流导向气囊导管（Swan－Ganz 导管）监测心排血量和肺毛细血管楔压，据此调整输液速度、种类和指导血管活性药（多巴胺、多巴酚丁胺和酚妥拉明）的应用。根据心律失常类型应用相应抗心律失常药物，有心功能不全者可使用正性肌力药物去乙酰毛花苷（西地兰）。

（2）肺的支持：肺是最敏感的器官。MODS 时肺是最早受累器官，表现为急性呼吸窘迫综合征（ARDS）。积极控制和治疗 ARDS 是治疗 MODS 的关键。维持呼吸道通畅，吸痰、雾化吸入，必要时气管切开吸痰。据情况给予面罩或鼻导管给氧；难治性低氧血症者行高频通气，必要时机械通气。但在吸氧治疗中必须注意防止氧中毒。

（3）肾的支持：保证和改善肾脏灌注，维持尿量在 30 mL/h 以上。应用多巴胺和酚妥拉明保护肾脏，防止肾功能恶化，避免应用肾脏毒性药物。少尿者应用呋塞米。经适当补液和应用利尿药后仍持续少尿或无尿时，及时采取血液净化技术。伴有急性肾衰竭、严重高钾血症和代谢性酸中毒的 MODS 患者，首选血液透析。

（4）肝的支持：补充足够的热量及能量合剂（辅酶 A/ATP），维持正常血容量，纠正低蛋白血症。应用适量葡萄糖液，防止低血糖。并发肝性脑病者，应用支链氨基酸，纠正氨基酸代谢紊乱。适量补充新鲜血浆，加强单核—吞噬细胞功能。

（5）胃肠道的支持：应激性溃疡出血是 MODS 常见的胃肠功能衰竭症状。临床常规应用抗酸药（H_2 受体阻断药、胃黏膜质子泵抑制药）、胃黏膜保护药（硫糖铝、生长抑素）和止血药（凝血酶）。MODS 患者胃黏膜 pH 升高，应用抗酸药可促使肠道细菌繁殖、黏膜屏障破坏、毒素吸收、细菌易位，加速 MODS 的发展。可选用中药大黄。

（6）血液系统支持：主要治疗 DIC。早期及时应用抗凝、溶栓治疗。抗凝药常选用肝素、双嘧达莫（潘生丁）、阿司匹林等；溶栓药有尿激酶、链激酶及重组组织型纤溶酶原激活剂（rt-PA）。纤溶期时，在肝素治疗基础上配合应用抗纤溶药，如 6-氨基乙酸和氨甲环酸等。根据病情输注血小板悬液、凝血因子复合物和各种凝血因子。

（7）中枢神经系统支持：纠正低血压，改善脑血流。头部局部采用低温疗法，降低脑代谢率。选用甘露醇、呋塞米、地塞米松等防治脑水肿，可交替使用或联用。应用胞磷胆碱、脑活素等促进脑代谢。

（三）监测

1. 血流动力学监测

监测血压、中心静脉压、肺毛细血管楔压和心排血量。

2. 呼吸功能监测

MODS 时肺常是最先受累的器官。监测呼吸功能有助于及时发现肺功能障碍。

（1）严密观察呼吸频率、节律和幅度：呼吸频率超过 35 次/分，伴有呼吸困难者，应考虑机械呼吸。

（2）呼吸机械力学监测：包括监测潮气量（V_A）、功能残气量、每分钟通气量（V_E）、肺泡通气量、气道压力、肺顺应性、呼吸功、肺泡通气血流之比（V_A/Q）等。肺顺应性低于 50 mL/kPa 时必须使用呼吸机。

（3）动脉血气分析：包括动脉血氧分压（PaO_2）、动脉二氧化碳分压（$PaCO_2$）、pH、BE 等。吸入氧浓度为 50% 时，如 PaO_2 低于 8.0 kPa（60 mmHg），应行机械通气支持。

（4）肺毛细血管嵌压（PCMP）监测：呼气末正压通气（PEEP）时监测 PCMP。

（5）胸部 X 线检查：显示肺野点状阴影，提示散在肺泡内渗出。

3. 肾功能监测

（1）尿液监测：包括尿量、尿比重、尿钠、尿渗透压、尿蛋白等。其中尿量是监测肾功能最简单和敏感的指标，应精确记录每天尿量。

（2）生化检查：尿素氮、肌酐、渗透清除量等。当血尿素氮 > 17.8 mmol/L，血肌酐 177 ~ 381.2 μmol/L，并有逐渐增高趋势时，或原有肾脏病史，血肌酐增加 2 倍以上者，考虑急性肾功能障碍，必要时进行血液透析治疗。

4. 肝功能监测

前清蛋白、视黄醇结合蛋白、胆红素的亚成分、吲哚花氰绿清除试验、苯丙氨酸以及酮体比例是肝功能的临床监测指标。

5. 凝血功能监测

主要包括血小板计数、凝血时间、纤维蛋白原、凝血因子Ⅶ、凝血因子Ⅴ等，动态测定这些指标有利于早期发现和处理凝血功能障碍。

6. 中枢神经系统功能监测

包括神志、神经系统定位体征。重症患者可以有嗜睡甚至昏迷。

（四）护理重点

1. 了解 MODS 发生的病因

尤其是了解严重多发伤、复合伤、休克、感染等是常见发病因素，做到掌握病程发展规律性并有预见性地护理。

2. 了解系统脏器衰竭的典型表现和非典型变化

如非少尿性肾衰竭、非心源性肺水肿、非颅脑疾病的意识障碍、非糖尿病性高血糖等。

3. 加强病情观察

（1）体温：MODS 多伴各种感染，一般情况下血温、肛温、皮温间各差 0.5 ~ 1.0 ℃。当严重感染并发浓毒血症休克时，体温可高达 40 ℃以上，而当体温低于 35 ℃以下，提示病情十分严重，常是危急或临终表现。

（2）脉搏：观察脉搏快慢、强弱、规则情况和血管充盈度及弹性，其常反映血容量和心脏、血管功能状态；注意交替脉、短绌脉、奇脉等表现，尤其要重视细速和缓慢脉象，其提示心血管衰竭。

（3）呼吸：观察呼吸的快慢、深浅、规则情况等，观察是否伴有发绀、哮鸣音、“三凹”征（胸骨上窝、锁骨上窝、肋间隙）、强迫体位及胸腹式呼吸等，观察有否深大 Kussmaul 呼吸、深浅快慢变化的 Cheyne - Stokes 呼吸、周期性呼吸暂停的 Biot 呼吸、胸或腹壁出现矛盾活动的反常呼吸以及点头呼吸、鱼嘴呼吸等，这些均属垂危征象。

（4）血压：血压能反映器官的灌注情况，尤其血压低时注意重要器官的保护。MODS 时不但要了解收缩压，也要注意舒张压和脉压，因其反映血液的微血管冲击力。重视测血压时听声音的强弱，此亦反映心脏与血管功能状况。

（5）意识：注意观察意识状况及昏迷程度。MODS 时，脑受损可出现嗜睡、蒙胧、谵妄、昏迷等，观察瞳孔大小、对光和睫毛反射。注意识别中枢性与其他原因所造成的征象。

（6）心电监测：密切观察心率、心律和心电图（ECG）变化并及时处理。尤其心律失常的心电图表现。

（7）尿：注意尿量、色、比重、酸碱度和血尿素氮、肌酐的变化，警惕非少尿性肾衰竭。

（8）皮肤：注意皮肤颜色、湿度、弹性、皮疹、出血点、瘀斑等，观察有无缺氧、脱水、过敏、DIC 等现象。加强皮肤护理，防治压疮发生。

（9）药物反应：注意观察洋地黄中毒、利尿剂所致电解质紊乱，降压药所致晕厥，抗生素过敏等药物反应。

4. 特殊监测的护理

MODS 的患者多为危重患者，较一般普通患者有特殊监测手段，如动脉血压的监测、中心静脉压监测，在护理此类管道时严格无菌操作原则；保证压力传感器在零点；经常肝素化冲洗管路，保证其通畅；随时观察参数变化，及时与医生取得联系。

5. 保证营养与热量的摄入

MODS 时机体处于高代谢状态，体内能量消耗很大，患者消瘦，免疫功能受损，代谢障碍，内环境紊乱，故想方设法保证营养至关重要。临床上常通过静脉营养和管饲或口服改善糖、脂肪、蛋白质、维生素、电解质等供应。长链脂肪乳剂热量高但不易分解代谢，对肺、肝有影响，晚期应用中长链脂肪乳剂可避免以上弊端。微量元素（镁、铁、锌、硒等）和各种维生素的补充也应予以一定重视。

6. 预防感染

MODS 时机体免疫功能低下，抵抗力差，极易发生感染，尤其是肺部感染，应予高度警惕。压疮是发生感染的另一途径。为此，MODS 患者最好住单人房，严格执行床边隔离和无菌操作，防止交叉感染。注意呼吸道护理，定时翻身拍背，有利于呼吸道分泌物排出和 ARDS 的治疗，室内空气要经常流通，定时消毒，医护人员注意洗手，杜绝各种可能的污染机会。

7. 安全护理

MODS 患者病情危重，时有烦躁，再加上身上常带有许多管道，所以要注意保护好管道，防止管道脱落和患者意外受伤显得非常重要，尤其在 ICU，没有家属的陪伴，应根据病情给予患者适当的约束，注意各种管道的刻度和接头情况。

8. 人工气道和机械通气的护理

保持呼吸道通畅，及时吸取气道分泌物，掌握吸痰时机和技巧；注意呼吸道湿化，常用的方法有呼吸机雾化、气道内直接滴住、湿化器湿化等；机械通气时注意血气分析结果，调整呼吸机参数。

9. 心理护理

心理护理强调多与患者交流，了解其心理状况和需求后给予相应的护理措施，建立良好的护患关系；护士要具备过硬的业务技术水平和高度的责任心，能获得患者的信任，使患者树立战胜疾病的信心，积极配合治疗和护理。

第三章

循环系统疾病护理

第一节　心肌炎

一、概述

心肌炎是指心肌实质或间质局限性或弥漫性病变，由多种病因所致。小儿时期心肌炎主要由病毒及细菌感染或急性风湿热引起。病情轻重不一，轻者可无症状，重者出现疲乏无力、恶心、呕吐、胸闷、呼吸困难等症状。可因心源性休克或严重心律失常而猝死。按发病原因可分为3种类型。

（1）感染性心肌炎：由细菌、病毒、真菌、螺旋体和原虫等感染所致。

（2）反应性心肌炎：为变态反应及某些全身性疾病在心肌的反应。

（3）中毒性心肌炎：由药物、毒物反应或中毒而引起的心肌炎性病变。

其中病毒性心肌炎最常见。病毒性心肌炎是指人体感染嗜心性病毒（肠道病毒、黏病毒、腺病毒、巨细胞病毒及麻疹病毒、腮腺炎病毒、乙型脑炎病毒、肝炎病毒等），引起心肌非特异间质性炎症。该炎症可呈局限性或弥漫性，病程可以是急性、亚急性或慢性。急性病毒性心肌炎患者多数可完全恢复正常，很少发生猝死，一些慢性发展的病毒性心肌炎可以演变为心肌病。

目前，全球对病毒性心肌炎发病机制尚未完全明了，但是随着病毒性心肌炎实验动物模型和培养搏动心肌细胞感染柯萨奇B组病毒致心肌病变模型的建立，对病毒性心肌炎发生机制的阐明已有了很大的发展。以往认为该病过程有两个阶段：①病毒复制期；②免疫变态反应期。但是近来研究结果表明，第一阶段除有病毒复制直接损伤心肌外，也存在有细胞免疫损伤过程。

第一阶段：病毒复制期，该阶段是病毒经血液直接侵犯心肌，病毒直接作用，产生心肌细胞溶解作用。第二阶段：免疫变态反应期，对于大多数病毒性心肌炎（尤其是慢性期者），病毒在该时期内可能已不存在，但心肌仍持续受损。目前认为该期发病机制是通过免疫变态反应，主要是T细胞免疫损伤致病。

二、临床表现

病毒性心肌炎的临床症状具有轻重程度差异大，症状表现常缺少特异典型性的特点。约有半数患者在发病前（1～3周）有上呼吸道感染和消化道感染史。但他们的原发病症状常轻重不同，有时症状轻，易被患者忽视，须仔细询问才能被注意到。

（一）症状

1. 心脏受累的症状

可表现为胸闷、心前区隐痛、心悸、气促等。

2. 其他症状

有一些病毒性心肌炎是以一种与心脏有关或无关的症状为主要或首发症状就诊的。

（1）以心律失常为主诉和首发症状就诊。

（2）少数以突然剧烈的胸痛为主诉者，而全身症状很轻。此类情况多见于病毒性心肌炎累及心包或胸膜。

（3）少数以急性或严重心功能不全症状为主就诊。

（4）少数以身痛、发热、少尿、昏厥等严重全身症状为主，心脏症状不明显而就诊。

（二）体征

1. 心率改变

或心率增快，但与体温升高不相称；或为心率减缓。

2. 心律失常

节律常呈不整齐，期前收缩最为常见，表现为房性或室性期前收缩。其他缓慢性心律失常如房室传导阻滞、病态窦房结综合征也可出现。

3. 心界扩大

病情轻者心脏无扩大，一般可有暂时性扩大，可以恢复。

4. 心音及心脏杂音

心尖区第一心音可有减低或分裂或呈胎心音样。发生心包炎时有心包摩擦音出现。心尖区可闻及收缩期吹风样杂音，系发热、心腔扩大所致；也可闻及心尖部舒张期杂音，也为心室腔扩大、相对二尖瓣狭窄所产生。

5. 心力衰竭体征

较重病例可出现左侧心力衰竭或右侧心力衰竭的体征，甚至极少数出现心源性休克的一系列体征。

（三）分期

病毒性心肌炎根据病情变化和病程长短可分为四期。

1. 急性期

新发病者临床症状和体征明显而多变，病程多在6个月以内。

2. 恢复期

临床症状和客观检查好转，但尚未痊愈，病程一般在6个月以上。

3. 慢性期

部分患者临床症状、客观检查呈反复变化或迁延不愈，病程多在1年以上。

4. 后遗症期

患心肌炎时间已久，临床已无明显症状，但遗留较稳定的心电图异常，如室性期前收缩、房室或束支传导阻滞、交界区性心律等。

三、诊断标准

（1）在上呼吸道感染、腹泻等病毒感染后1～3周或急性期中出现心脏表现（如舒张期奔马律、心包摩擦音、心脏扩大等）和（或）充血性心力衰竭或阿—斯综合征者。

（2）上述感染后1～3周或发病同时新出现的各种心律失常而在未服抗心律失常药物前出现下列心电图改变者。

1）房室传导阻滞或窦房传导阻滞、束支传导阻滞。

2）2个以上导联ST段呈不平型或下斜型下移≥0.05 mV，或多个导联ST段异常抬高或有异常Q波者。

3）频发多形、多源成对或并行性期前收缩；短阵室速、阵发性室上速或室速，扑动或颤动等。

4）2个以上以R波为主波的导联T波倒置、平坦或降低<R波的1/10。

5）频发房性期前收缩或室性期前收缩。

注：具有1）至3）任何一项即可诊断。具有4）或5）或无明显病毒感染史者要补充下列指标以助诊断：①左心室收缩功能（减弱，经无创或有创检查证实）；②病程早期有CPK、CPK-MB、GOT、

LDH 增高。

（3）如有条件应进行以下病原学检查。

1）粪便、咽拭子分离出柯萨奇病毒或其他病毒和（或）恢复期血清中同型病毒抗体滴度较第一份血清升高 4 倍（双份血清应相隔 2 周以上），或首次滴度 >1 ：640 者为阳性，1 ：320 者为可疑。

2）心包穿刺液分离出柯萨奇病毒或其他病毒等。

3）心内膜、心肌或心包分离出病毒或特异性荧光素标记抗体检查阳性。

4）对尚难明确诊断者可长期随访。在有条件时可做心肌活检以帮助诊断。

5）在考虑病毒性心肌炎诊断时，应除外甲状腺功能亢进症、β 受体功能亢进症及影响心肌的其他疾患，如风湿性心肌炎、中毒性心肌炎、冠心病、结缔组织病及代谢性疾病等。

四、治疗

目前病毒性心肌炎尚无特效治疗方法。

（一）休息

休息对本病的治疗意义是减轻心脏负担，防止心脏扩大、发生心力衰竭和心律失常。即使是已有心脏扩大者，经严格休息一个相当长的时间后，大多数也可使心脏恢复正常。具体做法是：卧床休息，一般卧床休息需 3 个月左右，直至症状消失、心电图正常。如果心脏已扩大或有心功能不全者，卧床时间还应延长到半年，直至心脏不能继续缩小、心力衰竭症状消失。其后在严密观察下，逐渐增加活动量。在病毒性心肌炎的恢复期中，应适当限制活动 3 ~6 个月。

（二）治疗

1. 改善心肌营养和代谢

具有改善心肌营养和代谢作用的药物有维生素 C、维生素 B_6、维生素 B_{12}、辅酶 A、肌苷、细胞色素 C、三磷腺苷（ATP）、三磷胞苷（CTP）、辅酶 Q_{10}等。

2. 调节细胞免疫功能

目前常用的有人白细胞干扰素、胸腺素、免疫核糖核酸等。目前由于各地在这类药物生产中质量、含量的不一致，在使用时需对一些不良反应、变态反应注意。中药黄芪已在调节细胞免疫功能方面显示出良好作用。

3. 治疗心律失常和心力衰竭

需注意心肌炎患者对洋地黄类药物耐受性低，敏感性高，用药量需减至常规用药量的 1/2 ~2/3，以防止发生洋地黄类药物中毒。

4. 治疗重症病毒性心肌炎

重症病毒性心肌炎表现为短期内心脏急剧增大、高热不退、急性心力衰竭、休克，高度房室传导阻滞等。

（1）肾上腺皮质激素：肾上腺皮质激素可以抑制抗原抗体，减少变态反应，有利于保护心肌细胞、消除局部的炎症和水肿；有利于挽救生命，安度危险期。但是地塞米松等肾上腺皮质激素对于一般急性病毒感染性疾病属于禁用药。病毒性心肌炎是否可以应用此类激素治疗，现意见也不统一。因为肾上腺皮质激素有抑制干扰素合成、促进病毒繁殖和炎症扩散的作用，有加重病毒性心肌炎心肌损害的可能，所以现在一般认为病毒性心肌炎在急性期，尤其是前 2 周内，除重症病毒性心肌炎患者外，一般禁用肾上腺皮质激素。

（2）治疗重症病毒性心肌炎高度房室传导阻滞或窦房结损害应首先及时应用人工心脏起搏器度过急性期。

（3）对于重症病毒性心肌炎，特别是并发心力衰竭或心源性休克患者，近期有学者提出应用 1，6-二磷酸果糖（FDP）5 g 静脉滴注。1，6-二磷酸果糖是糖代谢过程的底物，具有增加能量的作用，有利于心肌细胞能量的代谢。

五、护理诊断

（一）活动无耐力

1. 相关因素

①头痛、不适。②虚弱、疲劳。③缺乏动机、沮丧。

2. 预期目标

①患者活动耐力增加。②患者进行活动时，虚弱、疲劳感减轻或消失。③患者能说出影响其活动耐力的因素。④患者能参与所要求的身体活动。

3. 措施

（1）心肌炎急性期，有并发症者，需卧床休息，待体温、心电图及X线检查恢复正常后逐渐增加活动量。

（2）进行必要的解释和鼓励，解除心理紧张和顾虑，使能积极配合治疗和得到充分休息。不要过度限制活动及延长患者卧床休息时间，鼓励患者白天坐在椅子上休息。下床活动前患者要做充分的活动准备，并为患者自理活动提供方便，如抬高床头，使患者便于起身下床。

（3）鼓励采取缓慢的重复性的活动，保持肌肉的张力，如上下肢的循环运动等。为患者提供安全的活动场所，把障碍物移开。

（4）合理安排每日的活动计划，在2次活动之间给予休息时间，不要急于求成。若患者在活动后出现心悸、气促、呼吸困难、胸闷、胸痛、心律失常、血压升高、脉搏加快等反应，则应停止活动，并以此作为限制最大活动量的指征。

（二）舒适的改变：心悸、气促

1. 相关因素

①心肌损伤。②心律失常。③心功能不全。

2. 预期目标

①患者主诉不适感减轻。②患者能够运用有效的方法缓解不适。

3. 措施

（1）心肌炎并发心律失常或心功能不全时应增加卧床时间，协助生活护理，避免劳累。保持室内空气新鲜，呼吸困难者给予吸氧，半卧位。

（2）遵医嘱给药控制原发疾病，补充心肌营养。

（3）给予高蛋白、高维生素、易消化的低盐饮食；少量多餐；避免刺激性食物；高热者给予营养丰富的流质或半流质饮食。

（4）安慰患者，消除其紧张情绪，鼓励患者保持最佳的心理状态。指导患者使用放松技术，如缓慢地深呼吸，全身肌肉放松等。

（5）戒烟忌酒。

（三）心排血量减少

1. 相关因素

心肌收缩力减弱。

2. 预期目标

患者保持充足的心排血量，表现为生命体征正常。

3. 措施

（1）尽可能减少或排除增加心脏负荷的原因及诱发因素，如有计划地护理患者，减少不必要的干扰，以保证充足的休息及睡眠时间；嘱患者卧床休息，协助患者满足生活需要；减少用餐时的疲劳，给予易消化、易咀嚼的食物，嘱患者晚餐要少吃一点。

（2）为患者提供一个安静、舒适的环境，限制探视，保证患者充分休息。根据病情给予适当的体位。保持室内空气新鲜，定时翻身拍背，预防呼吸道感染。

（3）持续吸氧，流量根据病情调节。输液速度不超过20～30滴/分。准备好抢救用物品和药物。

（四）潜在并发症：心律失常

1. 评估

（1）加强床旁巡视，观察并询问患者有无不适。

（2）严密心电监护，记录心律失常的性质、每分钟次数等。

2. 措施

（1）心肌炎并发轻度心律失常者应适当增加休息，避免劳累及感染，心律失常如影响心肌排血功能或有可能导致心功能不全者，应卧床休息。

（2）给予易消化饮食，少量多餐，戒烟忌酒，禁饮浓茶、咖啡。

（3）准备好抢救药品及物品。

（五）潜在并发症：充血性心力衰竭

1. 评估

（1）观察神志及末梢循环情况：意识状态、面色、唇色、甲床颜色等。

（2）测量生命体征变化。

（3）了解心力衰竭的体征变化，如水肿轻重、颈静脉怒张程度等。

（4）准确记录液体出入量，注意日夜尿量情况，夜尿量增多考虑有无早期心力衰竭和隐性水肿的可能。病情允许可每周测量体重，如体重增加，一般情况较差，要警惕早期心力衰竭所致水钠潴留。

（5）应用洋地黄类药物时，严密观察洋地黄的中毒表现。

2. 措施

（1）心肌炎并发心力衰竭者需绝对卧床休息，抬高床头使患者处于半卧位。待心力衰竭症状消除后可逐步增加活动量。

（2）合理使用利尿药，严格控制输液量及每分钟滴速。间断或持续给氧，氧流量2～3 L/min，严重缺氧时4～6 L/min为宜。

（3）给患者高蛋白、高维生素、易消化的低盐饮食，少量多餐。避免刺激性食物。补充钾盐及含钾丰富的食物，如香蕉、橘子。

（4）做好基础护理：注意保暖，多汗者及时更衣，防止受凉，预防呼吸道感染；长期卧床，尤其是水肿患者，要定时协助翻身，预防压疮；做好口腔及皮肤护理。保持大便通畅，便秘时使用开塞露。习惯性便秘患者，每日给通便药物。

（5）预防细菌、病毒感染；防止再次发生药物中毒及物理性作用对心肌的损害。

（六）潜在并发症：猝死

1. 评估

（1）密切观察病情变化，了解猝死征兆：心前区痛、胸闷、气急、心悸、乏力、室性期前收缩及心肌梗死症状。

（2）对心电图出现缺血性改变及双束支传导阻滞的患者应加强巡视，准备好抢救药品及物品。

2. 措施

（1）病情平稳时做好健康指导，使患者自觉避免危险因素，包括情绪激动、劳累、饱餐、寒冷、吸烟等。

（2）掌握猝死的临床表现，如神志不清、抽搐、呼吸减慢或变浅甚至停滞、发绀、脉搏触不到、血压测不到、瞳孔散大、对光反射消失。

（3）一旦发生猝死立即进行心肺复苏，建立静脉通道，遵医嘱给药，必要时予以电除颤或心脏起搏。

（4）心跳恢复后，严密观察病情变化，包括神志、呼吸、心电图、血压、瞳孔等，并做详细记录。

六、健康教育

（一）预防感染

病毒性心肌炎是感染病毒引起的，防止病毒的侵入是十分重要的，尤其应预防呼吸道感染和肠道感染。对易感冒者平时应注意营养，避免过劳，选择适当的体育活动以增强体质。避免不必要的外出，必须外出时应注意防寒保暖，饮食卫生。感冒流行期间应戴口罩，避免去人口拥挤的公共场所活动。

1. 预防呼吸道和消化道感染

多数病毒性心肌炎患者在发病前 1 ~3 周或发病同时有呼吸道或消化道感染的前驱表现，因此积极采取措施加以预防，可以减少病毒性心肌炎的发生。

2. 预防病毒性传染病

麻疹、脊髓灰质炎、肠道病毒感染、风疹、水痘、流行性腮腺炎等病毒性传染病均可累及心肌而形成病毒性心肌炎，因此积极有效地预防这些传染病，可以降低心肌炎的发病率。

3. 及时治疗各种病毒性疾病

及时治疗呼吸道感染、消化道感染及其他病毒性疾病。在病毒血症阶段即采用抗病毒药物治疗，便可直接杀灭病毒，减少病毒侵入心肌的机会或数量，降低心肌炎的发病率或减轻病情。

4. 避免条件致病因素的影响

在感染病毒之后机体是否发生心肌炎，除了与受感染者的性别、年龄、易感性以及所感染的病毒是否具有嗜心性、感染的数量等有关之外，还与受到细菌感染、发热、精神创伤、剧烈运动、过劳、缺氧、接受放射线或辐射、受冷、过热、使用激素、营养不良、接受外科手术、外伤、妊娠、心肌梗死等条件因子影响有关。这些条件因子不仅容易引起心肌炎发病，而且在病后易使病情反复、迁延或加重，因此必须积极防治。

（二）适当休息

急性发作期，一般应卧床休息 2 ~4 周，急性期后仍应休息 2 ~3 个月。严重心肌炎伴心界扩大者，应休息 6 ~12 个月，直到症状消失，心界恢复正常。如出现胸闷、胸痛、烦躁不安时，应在医生指导下用镇静、止痛药。有心肌炎后遗症者，可尽量和正常人一样地生活工作，但不宜长时间看书、工作甚至熬夜。应避免情绪激动及过度体力活动而引起身体疲劳，使机体免疫抗病能力降低。

（三）饮食调摄

饮食宜高蛋白、高热量、高维生素，尤其是含维生素 C 多的食物，如山楂、苹果、橘子、西红柿等。多食蔬菜、水果。忌暴饮暴食，忌食辛辣、熏烤、煎炸之品。吸烟时烟草中的尼古丁可促进冠状动脉痉挛收缩，影响心肌供血，饮酒会造成血管功能失调，故应戒烟忌酒。食疗上可服用菊花粥、人参粥等，可遵医嘱服用生晒参、西洋参等，有利于心肌炎的恢复。

（四）体育锻炼

在恢复期时，根据自己的体力参加适当的锻炼，如散步、保健操、气功等，可早日康复及避免后遗症。心肌炎后遗症只要没有严重心律失常，可参加一般性的体育锻炼，如慢跑、跳舞、气功、太极拳等，持之以恒，以利于疾病的康复。

（五）监测生命体征

每日注意测量体温、脉搏、呼吸等生命体征。高热的患者给予降温、口腔护理及皮肤护理。由于心肌收缩无力、心排血量急剧下降易导致心源性休克，应及时测血压、脉搏。如患者出现脉搏微弱、血压下降、烦躁不安、面色灰白等症状，应立即送往医院进行救治。

（六）不良反应

心肌炎反复发作的患者，长期服用激素，要注意观察不良反应和毒性反应，如高血压，胃肠道消化性溃疡及穿孔、出血等。心肌炎的患者对洋地黄制剂极为敏感，易出现中毒现象，应严格掌握用药剂量。急性患者应用大剂量维生素 C 及能量合剂，静脉滴注或静脉推注时要注意保护血管，控制速度，以防肺水肿。

（七）居室应保持空气新鲜、流通

定期通风换气，但要避免患者直接吹风，防止感冒加重病情。冬季注意保暖。平素应加强身体锻炼，运动量不宜过大，可由小量到大量，以患者能承受不感劳累为度，可做些气功、太极拳、散步等活动。

第二节　心绞痛

心绞痛是冠状动脉供血不足，心肌急剧、暂时的缺血与缺氧引起的综合征。其特点为阵发性的前胸压榨性疼痛，主要位于胸骨后部，可放射至左上肢，常发生于劳累或情绪激动时，持续数分钟，休息或服用硝酸酯类制剂后消失。本病多见于男性，多数患者在 40 岁以上，劳累、情绪激动、饱食、受寒、阴雨天气、急性循环衰竭等为常见的诱因。

一、病因

1. 基本病因

对心脏予以机械性刺激并不引起疼痛，但心肌缺血、缺氧则引起疼痛。当冠状动脉的“供血”与心肌的“需氧”出现矛盾，冠状动脉血流量不能满足心肌代谢需要时，引起心肌急剧、暂时的缺血、缺氧时，即产生心绞痛。

2. 其他病因

除冠状动脉粥样硬化外，主动脉瓣狭窄或关闭不全、梅毒性主动脉炎、肥厚性心肌病、先天性冠状动脉畸形、风湿性冠状动脉炎，都可引起冠状动脉在心室舒张期充盈障碍，引发心绞痛。

二、临床表现与诊断

（一）临床表现

1. 症状和体征

（1）部位：典型心绞痛主要在胸骨体上段或中段之后，可波及心前区，有手掌大小范围，可放射至左肩、左上肢前内侧，达无名指和小指；不典型心绞痛疼痛可位于胸骨下段、左心前区或上腹部，放射至颈、下颌、左肩胛部或右前胸。

（2）性质：胸痛为压迫、发闷，或紧缩性，也可有烧灼感。发作时，患者往往不自觉地停止原来的活动，直至症状缓解。

（3）诱因：典型的心绞痛常在相似的条件下发生。以体力劳累为主，其次为情绪激动。登楼、平地快步走、饱餐后步行、逆风行走，甚至用力大便或将臂举过头部的轻微动作，暴露于寒冷环境、进冷饮，身体其他部位的疼痛，以及恐怖、紧张、发怒、烦恼等情绪变化，都可诱发。晨间痛阈低，轻微劳力如刷牙、剃须、步行即可引起发作；上午及下午痛阈提高，则较重的劳力也可不诱发。

（4）时间：疼痛出现后常逐步加重，然后在 3～5 分钟内逐渐消失，一般在停止原活动后缓解。一般为 1～15 分钟，多数 3～5 分钟，偶可达 30 分钟的，可数天或数星期发作 1 次，也可一日内发作多次。

（5）硝酸甘油的效应：舌下含服硝酸甘油如有效，心绞痛应于 1～2 分钟内缓解，对卧位型心绞痛，硝酸甘油可能无效。在评定硝酸甘油的效应时，还要注意患者所用的药物是否已经失效或接近失效。

2. 体征

平时无异常体征。心绞痛发作时常见心律增快、血压升高、表情焦虑、皮肤冷或出汗，有时出现第四或第三奔马律。可有暂时性心尖部收缩期杂音，是乳头肌缺血以致功能失调引起二尖瓣关闭不全所致。

（二）诊断

1. 冠心病诊断

（1）据典型的发作特点和体征，含用硝酸甘油后缓解，结合年龄和存在冠心病易患因素，除外其他原因所致的心绞痛，一般即可确立诊断。

（2）心绞痛发作时心电图：绝大多数患者 ST 段压低 0.1 mV（1 mm）以上，T 波平坦或倒置（变异型心绞痛患者则有关导联 ST 段抬高），发作过后数分钟内逐渐恢复。

（3）心电图无改变的患者可考虑做负荷试验。发作不典型者，诊断要依靠观察硝酸甘油的疗效和发作时心电图的改变；如仍不能确诊，可多次复查心电图、进行心电图负荷试验或 24 小时动态心电图连续监测，如心电图出现阳性变化或负荷试验诱发心绞痛发作也可确诊。

（4）诊断有困难者可考虑行选择性冠状动脉造影或做冠状动脉 CT。考虑施行外科手术治疗者则必须行选择性冠状动脉造影。冠状动脉内超声检查可显示管壁的病变，对诊断可能更有帮助。

2. 分型诊断

根据世界卫生组织“缺血性心脏病的命名及诊断标准”，现将心绞痛作如下归类。

（1）劳累性心绞痛：是由运动或其他增加心肌需氧量的情况所诱发的心绞痛。包括 3 种类型。①稳定型劳累性心绞痛，简称稳定型心绞痛，也称普通型心绞痛。是最常见的心绞痛。指由心肌缺血缺氧引起的典型心绞痛发作，其性质在 1～3 个月并无改变。即每日和每周疼痛发作次数大致相同，诱发疼痛的劳累和情绪激动程度相同，每次发作疼痛的性质和疼痛部位无改变，用硝酸甘油后也在相同时间内发生疗效。②初发型劳累性心绞痛，简称初发型心绞痛。指患者过去未发生过心绞痛或心肌梗死，而现在发生由心肌缺血缺氧引起的心绞痛，时间尚在 1～2 个月。有过稳定型心绞痛但已数月不发生心绞痛，再发生心绞痛未到 1 个月者也归入本型。③进行型劳累性心绞痛，进行型心绞痛指原有稳定型心绞痛的患者，在 3 个月内疼痛的频率、程度、诱发因素经常变动，进行性恶化。可发展为心肌梗死与猝死。

（2）自发性心绞痛：心绞痛发作与心肌需氧量无明显关系，与劳累性心绞痛相比，疼痛持续时间一般较长，程度较重，且不易为硝酸甘油所缓解。包括 4 种类型。①卧位型心绞痛：在休息时或熟睡时发生的心绞痛，其发作时间较长，症状也较重，发作与体力活动或情绪激动无明显关系，常发生在半夜，偶尔在午睡或休息时发作。疼痛常剧烈难忍，患者烦躁不安、起床走动。硝酸甘油的疗效不明显或仅能暂时缓解。可能与夜梦、夜间血压降低或发生未被察觉的左心室衰竭，以致狭窄的冠状动脉远端心肌灌注不足；或平卧时静脉回流增加、心脏工作量增加、需氧增加等有关。②变异型心绞痛：本型患者心绞痛的性质与卧位型心绞痛相似，也常在夜间发作，但发作时心电图表现不同，显示有关导联的 ST 段抬高而与之相对应的导联中则 ST 段压低。本型心绞痛是由于在冠状动脉狭窄的基础上，该支血管发生痉挛，引起供血区域心肌缺血所致。③中间综合征：也称冠状动脉功能不全。指心肌缺血引起的心绞痛发作历时较长，达 30 分钟或 1 小时以上，发作常在休息时或睡眠中发生，但心电图、放射性核素和血清学检查无心肌坏死的表现。本型疼痛其性质是介于心绞痛与心肌梗死之间，常是心肌梗死的前奏。④梗死后心绞痛：在急性心肌梗死后不久或数周后发生的心绞痛。由于供血的冠状动脉阻塞，发生心肌梗死，但心肌尚未完全坏死，一部分未坏死的心肌处于严重缺血状态下又发生疼痛，随时有再发生梗死的可能。

（3）混合性心绞痛：劳累性和自发性心绞痛混合出现，因冠状动脉的病变使冠状动脉血流储备固定减少，同时又发生短暂的再减损所致，兼有劳累性和自发性心绞痛的临床表现。

（4）不稳定型心绞痛：在临床上被广泛应用并被认为是稳定型劳累性心绞痛和心肌梗死和猝死之间的中间状态。它包括了除稳定型劳累性心绞痛外的上述所有类型。其病理基础是在原有病变基础上发生冠状动脉内膜下出血、粥样硬化斑块破裂、血小板或纤维蛋白凝集、冠状动脉痉挛等，除了没有诊断心肌梗死的明确的心电图和心肌酶谱变化外，目前应用的不稳定心绞痛的定义根据以下 3 个病史特征做出。①在相对稳定的劳累相关性心绞痛基础上出现逐渐增强的疼痛。②新出现的心绞痛（通常 1 个月内），很轻度的劳力活动即可引起心绞痛。③在静息和很轻劳力时出现心绞痛。

三、治疗

治疗原则：改善冠状动脉的血供；减低心肌的耗氧；同时治疗动脉粥样硬化。

（一）发作时的治疗

（1）休息：发作时立刻休息，经休息后症状可缓解。

（2）药物治疗：应用作用较快的硝酸酯类制剂。

（3）在应用上述药物的同时，可考虑用镇静药。

（二）缓解期的治疗

系统治疗，清除诱因、注意休息、使用作用持久的抗动脉粥样硬化药物，以防心绞痛发作，可单独、交替或联合应用。调节饮食，特别是一次进食不应过饱；禁绝烟酒。调整日常生活与工作量；减轻精神负担；保持适当的体力活动，但以不致发生疼痛症状为度；一般不需卧床休息。

（三）其他治疗

低分子右旋糖酐或羟乙基淀粉注射液，作用为改善微循环的灌流，可用于心绞痛的频繁发作。抗凝药，如肝素；溶血栓药和抗血小板药可用于治疗不稳定型心绞痛。高压氧治疗增加全身的氧供应，可使顽固的心绞痛得到改善，但疗效不易巩固。体外反搏治疗可能增加冠状动脉的血供，也可考虑应用。兼有早期心力衰竭者，治疗心绞痛的同时宜用快速作用的洋地黄类制剂。

（四）外科手术治疗

主动脉—冠状动脉旁路移植手术（CABG）方法：取患者自身的大隐静脉或内乳动脉作为旁路移植材料，一端吻合在主动脉，另一端吻合在有病变的冠状动脉段的远端，引主动脉的血液以改善该冠状动脉所供血的心肌的血流量。

（五）经皮腔内冠状动脉成形术

经皮腔内冠状动脉成形术（PTCA）方法：冠状动脉造影后，针对相应病变，应用带球囊的心导管经周围动脉送到冠状动脉，在导引钢丝的指引下进入狭窄部位；向球囊内加压注入稀释的造影剂使之扩张，解除狭窄。

（六）其他冠状动脉介入性治疗

由于 PTCA 有较高的术后再狭窄发生率，近来采用一些其他成形方法如激光冠状动脉成形术（PTCLA）、冠状动脉斑块旋切术、冠状动脉斑块旋磨术、冠状动脉内支架安置等，期望降低再狭窄发生率。

（七）运动锻炼疗法

谨慎安排进度适宜的运动锻炼有助于促进侧支循环的发展，提高体力活动的耐受量，改善症状。

四、护理诊断

（一）心绞痛

1. 相关因素

与心肌急剧、短暂的缺血、缺氧，冠状动脉痉挛有关。

2. 临床表现

阵发性胸骨后疼痛。

3. 护理措施

（1）心绞痛发作时立即停止步行或工作，休息片刻即可缓解。根据疼痛发生的特点，评估心绞痛严重程度（表 3 – 1），制订相应活动计划。频发者或严重心绞痛者，严格限制体力活动，并绝对卧床休息。

表 3－1 劳累性心绞痛分级

心绞痛分级	表现
Ⅰ级：日常活动时无症状	较日常活动重的体力活动，如平地小跑步、快速或持重物上三楼、上陡坡等时引起心绞痛
Ⅱ级：日常活动稍受限制	一般体力活动，如常速步行 1.5～2 km、上三楼、上坡等即引起心绞痛
Ⅲ级：日常活动明显受损	较日常活动轻的体力活动，如常速步行 0.5～1 km、上二楼、上小坡等即引起心绞痛
Ⅳ级：任何体力活动均引起心绞痛	轻微体力活动（如在室内缓行）即引起心绞痛，严重者休息时也发生心绞痛

（2）遵医嘱给予患者舌下含服硝酸甘油、吸氧，记录心电图，并通知医生。心绞痛频发或严重者遵医嘱使用硝酸甘油静脉微泵推注。由于此类药物能扩张头面部血管，有些患者使用后会出现颜面潮红、头痛等症状，应向患者说明。

（3）用药后动态观察患者胸痛变化情况，同时监测 ECG，必要时进行心电监测。

（4）告知患者在心绞痛发作时的应对技巧：一是立即停止活动；二是立即含服硝酸甘油。向患者讲解含服硝酸甘油是因为舌下有丰富的静脉丛，吸收见效比口服硝酸甘油快。若疼痛持续 15 分钟以上不缓解，则有可能发生心肌梗死，需立即急诊就医。

（二）焦虑

1. 相关因素

与心绞痛反复频繁发作、疗效不理想有关。

2. 临床表现

睡眠不佳，缺乏自信心、思维混乱。

3. 护理措施

（1）向患者讲解心绞痛的治疗是一个长期过程，需要有毅力，鼓励其说出内心想法，针对其具体心理情况给予指导与帮助。

（2）心绞痛发作时，尽量陪伴患者，多与患者沟通，指导患者掌握心绞痛发作的有效应对措施。

（3）及时向患者分析讲解疾病好转信息，增强患者治疗信心。

（4）告知患者不良心理状况对疾病的负面影响，鼓励患者进行舒展身心的活动（如听音乐、看报纸）等活动，转移患者注意力。

（三）知识缺乏

1. 相关因素

与缺乏知识来源、认识能力有限有关。

2. 临床表现

患者不能说出心绞痛相关知识，不知如何避免相关因素。

3. 护理措施

（1）避免诱发心绞痛的相关因素，如情绪激动、饱食，焦虑不安等不良心理状态。

（2）告知患者心绞痛的症状为胸骨后疼痛，可放射至左臂、颈、胸，常为压迫或紧缩感。

（3）指导患者硝酸甘油使用注意事项。

（4）提供简单易懂的书面或影像资料，使患者了解自身疾病的相关知识。

五、健康教育

（一）心理指导

告知患者需保持良好心态，因精神紧张、情绪激动、饱食、焦虑不安等不良心理状态，可诱发和加重病情。患者常因不适而烦躁不安，且伴恐惧，此时鼓励患者表达感觉，告知尽量做深呼吸，放松情绪才能使疾病尽快消除。

（二）饮食指导

1. 减少饮食热能，控制体重

少量多餐（每天4～5餐），晚餐尤应控制进食量，提倡饭后散步，切忌暴饮暴食，避免过饱；减少脂肪总量，限制饱和脂肪酸和胆固醇的摄入量，增加不饱和脂肪酸；限制单糖和双糖摄入量，供给适量的矿物质及维生素，戒烟忌酒。

2. 食物选择

应适当控制主食和含糖零食。多吃粗粮、杂粮，如玉米、小米、荞麦等，禽肉、鱼类，以及核桃仁、花生、葵花子等坚果类含不饱和脂肪酸较多，可多食用；多食蔬菜和水果，不限量，尤其是超体重者，更应多选用带色蔬菜，如菠菜、油菜、番茄、茄子和带酸味的新鲜水果，如苹果、橘子、山楂，提倡吃新鲜泡菜；多用豆油、花生油、菜油及香油等植物油；蛋白质按劳动强度供给，冠心病患者蛋白质按2 g/kg供给。尽量多食用黄豆及其制品，如豆腐、豆干、百叶等，其他如绿豆、赤豆也很好。

3. 禁忌食物

忌烟酒、咖啡以及辛辣的刺激性食品；少用猪油、黄油等动物油烹调；禁用动物脂肪高的食物，如猪肉、牛肉、羊肉及含胆固醇高的动物内脏、动物脂肪、脑髓、贝类、乌贼鱼、蛋黄等；食盐不宜多用，每天2～4 g；含钠味精也应适量限用。

（三）作息指导

制订固定的日常活动计划，避免劳累。避免突发性的劳力动作，尤其在较长时间休息以后。如凌晨起来后活动动作宜慢。心绞痛发作时，应停止所有活动，卧床休息。频发或严重心绞痛患者，严格限制体力活动，应绝对卧床休息。

（四）用药指导

1. 硝酸酯类

硝酸甘油是缓解心绞痛的首选药。

（1）心绞痛发作时可用短效制剂1片舌下含化，1～2分钟即开始起作用，持续半小时；勿吞服。如药物不易溶解，可轻轻嚼碎继续含化。

（2）应用硝酸酯类药物时可能出现头晕、头胀痛、头部跳动感、面红、心悸，继续用药数日后可自行消失。

（3）硝酸甘油应储存在棕褐色的密闭小玻璃瓶中，防止受热、受潮，使用时应注意有效期，每用6个月须更换药物。如果含服药物时无舌尖麻辣、烧灼感，说明药物已失效，不宜再使用。

（4）为避免直立性低血压所引起的晕厥，用药后患者应平卧片刻，必要时吸氧。长期反复应用会产生耐药性而效力降低，但停用10天以上，复用可恢复效力。

2. 长期服用β受体阻滞药

如使用阿替洛尔（氨酰心安）、美托洛尔（倍他乐克）时，应指导患者用药。

（1）不能随意突然停药或漏服，否则会引起心绞痛加重或心肌梗死。

（2）应在饭前服用，因食物能延缓此类药物吸收。

（3）用药过程中注意监测心率、血压、心电图等。

3. 钙通道阻滞药

目前不主张使用短效制剂（如硝苯地平），以减少心肌耗氧量。

（五）特殊及行为指导

（1）寒冷刺激可诱发心绞痛发作，不宜用冷水洗脸，洗澡时注意水温及时间。外出应戴口罩或围巾。

（2）患者应随身携带心绞痛急救盒（内装硝酸甘油片）。心绞痛发作时，立即停止活动并休息，保持安静。及时使用硝酸甘油制剂，如片剂舌下含服，喷雾剂喷舌底1～2下，贴剂粘贴在心前区。如果自行用药后，心绞痛未缓解，应请求协助救护。

（3）有条件者可以氧气吸入，使用氧气时，避免明火。

（4）患者洗澡时应告诉家属，不宜在饱餐或饥饿时进行，水温勿过冷过热，时间不宜过长，门不要上锁，以防发生意外。

（5）与患者讨论引起心绞痛的发作诱因，确定需要的帮助，总结预防发作的方法。

（六）病情观察指导

注意观察胸痛的发作时间、部位、性质以及有无放射性及伴随症状，定时监测心率、心律。若心绞痛发作次数增加，持续时间延长，疼痛程度加重，含服硝酸甘油无效者，有可能是心肌梗死先兆，应立即就诊。

（七）出院指导

（1）减轻体重，肥胖者需限制饮食热量及适当增加体力活动，避免采用剧烈运动，防治各种可加重病情的疾病，如高血压、糖尿病、贫血、甲状腺亢进等。特别要控制血压，使血压维持在正常水平。

（2）慢性稳定型心绞痛患者大多数可继续正常性生活，为预防心绞痛发作，可在1小时前含服硝酸甘油1片。

（3）患者应随身携带硝酸甘油片以备急用，患者及其家属应熟知药物的放置地点，以备急需。

第三节　心律失常

一、概述

心脏的传导系统由产生和传导冲动的特殊分化的传导组织构成，包括窦房结、结间束、房室结、希氏束、左右束支及浦肯野纤维网。

冲动由窦房结产生，沿结间束和心房肌传递，到达房室结及左心房，冲动此时传递速度极慢，当冲动传递到希氏束后传递速度再度加速，左右束支及普肯野纤维网传递速度极快捷，使整个心室几乎同时被激动，最终冲动到达心外膜，完成一次完整的心动周期。

心脏传导系统也接受迷走神经和交感神经的支配，迷走神经兴奋性增加会使窦房结的自律性和传导性抑制，延长窦房结和周围组织的不应期，减慢房室结的传导，延长房室结的不应期。交感神经作用与迷走神经相反。

各种原因引起心脏冲动频率、节律、起源部位、冲动传导速度和次序的异常均可引起心脏活动的规律发生紊乱，称为心律失常。

（一）分类

临床上根据心律失常发作时心率的快慢可分为快速性心律失常和缓慢性心律失常。心律失常按其发生原理可分为冲动形成异常和冲动传导异常两大类。

1. 冲动形成异常

（1）窦性心律失常：由窦房结发出的冲动频率过快、过慢或有明显不规则形成的心律失常，如窦性心动过速、窦性心动过缓、窦性心律不齐、窦性停搏。

（2）异位心律：起源于窦房结以外（异位）的冲动，则形成期前收缩、阵发性心动过速、扑动、颤动以及逸搏心律等心律失常。

2. 冲动传导异常

（1）生理性：干扰及房室分离。

（2）病理性：传导阻滞常见的有窦房传导阻滞、房室传导阻滞、房内传导阻滞、室内传导阻滞（左、右束支及左束支分支传导阻滞）。

（3）房室间传导途径异常：预激综合征。

（二）发病机制

心律失常有多种不同机制，如折返、异常自律性、后除极触发激动等，主要心律失常的电生理机制主要包括冲动形成异常、冲动传导异常以及二者并存。

1. 冲动形成异常

（1）正常自律性状态：窦房结、结间束、冠状窦口周围、房室结的远端和希氏束—浦肯野系统的心肌细胞均有自律性。自主神经系统兴奋性改变或心脏传导系统的内在病变，均可导致原有正常自律性的心肌细胞发放不适当的冲动，如窦性心律失常、逸搏心律。

（2）异常自律性状态：正常情况下心房、心室肌细胞是无自律性的快反应细胞，由于病变使膜电位降为-60 ~ -50 mV 时，使其出现异常自律性，而原本有自律性的快反应细胞（浦肯野纤维）的自律性也增高，异常自律性从而引起心律失常，如房性或室性快速心律失常。

（3）后除极触发激动：当局部儿茶酚胺浓度增高、低血钾、高血钙、洋地黄中毒及心肌缺血再灌注时，心房、心室与希氏束—浦肯野组织在动作电位后可产生除极活动，被称为后除极。若后除极的振幅增高并抵达阈值，便可引起反复激动，可导致持续性快速性心律失常。

2. 冲动传导异常

折返是所有快速性心律失常最常见的发病机制，传导异常是产生折返的基本条件。传导异常包括：①心脏两个或多个部位的传导性与应激性各不相同，相互连接形成一个有效的折返环路；②折返环的两支应激性不同，形成单向传导阻滞；③另一通道传导缓慢，使原先发生阻滞的通道有足够时间恢复兴奋性；④原先阻滞的通道再次激动，从而完成一次折返激动。冲动在环内反复循环，从而产生持续而快速的心律失常。

（三）辅助检查

1. 心电图检查

心电图检查是诊断心律失常最重要、最常用的无创性的检查技术。需记录十二导联，并记录显示 P 波清楚导联的心电图长条，以备分析，往往选择Ⅱ或 V_1 导联。

心电图分析主要包括：①心房、心室节律是否规则，频率如何；②P-R 间期是否恒定；③P 波、QRS 波群形态是否正常，P 波与 QRS 波的相互关系等。

2. 长时间心电图记录

（1）动态心电图：动态心电图检查是在患者日常工作和活动情况下，连续记录患者 24 小时的心电图。其作用是：①了解患者症状发生如心悸、晕厥等，是否与心律失常有关；②明确心律失常或心肌缺血的发作与活动关系、昼夜分布特征；③帮助评价抗心律失常药物的疗效、起搏器、埋藏式心脏复律除颤器的效果和功能状态。

（2）事件记录器。

1）事件记录器：应用于间歇、不频繁发作的心律失常患者，通过直接回放、电话、互联网将实时记录的发生心律失常及其发生心律失常前后的心电图传输至医院。

2）埋植皮下事件记录器：这种事件记录器可埋于患者皮下，记录器可自行启动、检测和记录心律失常，应用于发作不频繁，可能是心律失常所致的原因不明晕厥患者。

3. 运动试验

运动试验用于运动时出现心悸的患者以协助诊断。但运动试验的敏感性不如动态心电图，须注意正常人进行运动试验时也可出现室性期前收缩。

4. 食管心电图

将食管电极导管插入食管并置于心房水平位置，能记录心房电位，并能进行心房快速起搏和程序电刺激。其作用为：①可以提供对常见室上性心动过速发生机制的判断的帮助，帮助鉴别室上性心动过速；②可以诱发和终止房室结折返性心动过速；③有助于不典型预激综合征的诊断；④评价窦房结功能；⑤评价抗心律失常药物的疗效。

5. 临床心电生理检查

（1）心电生理检查临床作用：①诊断性应用，确立心律失常诊断及类型，了解心律失常起源部位及发生机制；②治疗性应用，以电刺激终止心动过速发作，评价某些治疗措施（如起搏器、置入式心脏复律除颤器、导管消融、手术治疗、药物治疗等）能否防止电刺激诱发心动过速；通过电极导管进行消融如射频、冷冻，达到治愈心动过速的目的；③判断预后，通过电刺激确定患者是否易于诱发室性心动过速，有无发生猝死的危险。

（2）心电生理检查适应证：①窦房结功能测定；②房室与室内传导阻滞；③心动过速；④不明原因晕厥。

二、窦性心律失常

心脏的正常起搏点位于窦房结，其冲动产生的频率是 60～100 次/分，产生的心律称为窦性心律。心电图特征 P 波在Ⅰ、Ⅱ、aVF 导联直立，aVR 导联倒置，P-R 间期 0.12～0.20 秒。窦性心律的频率因年龄、性别、体力活动等不同有显著的差异。

（一）窦性心动过速

成人窦性心率在 100～150 次/分，偶有高达 200 次/分，称窦性心动过速。窦性心动过速通常逐渐开始与终止。刺激迷走神经可以使其频率减慢，但刺激停止可恢复到原来的水平。

1. 病因

多数属生理现象，健康人常在吸烟，饮茶、咖啡、酒，剧烈运动或情绪激动等情况下发生。在某些病时也可发生，如发热、甲状腺功能亢进、贫血、心肌缺血、心力衰竭、休克等。应用肾上腺素、阿托品等药物也常引起窦性心动过速。

2. 心电图特征

窦性 P 波规律出现，频率 >100 次/分，P-P 间隔 <0.6 秒（图 3-1）。

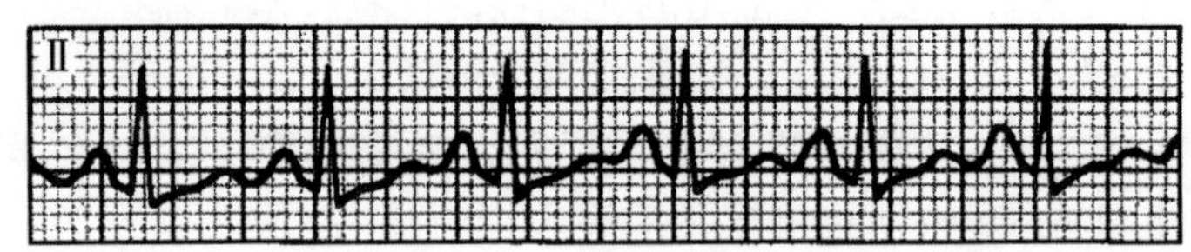

图 3-1 窦性心动过速

3. 治疗原则

一般无须特殊治疗。祛除诱发因素和针对原发病做相应处理。必要时可应用 β-受体阻滞药如美托洛尔，减慢心率。

（二）窦性心动过缓

成人窦性心律频率 < 60 次/分，称窦性心动过缓。常同时伴发窦性心律不齐（不同 P-P 间期的差异大于 0.12 秒）。

1. 病因

多见于健康的青年人、运动员、睡眠状态，为迷走神经张力增高所致。也可见于颅内压增高、器质性心脏病、严重缺氧、甲状腺功能低下、阻塞性黄疸等。服用抗心律失常药物，如 β 受体阻滞药、胺碘酮、钙通道阻滞药和洋地黄过量等也可发生。

2. 心电图特征

窦性 P 波规律出现，频率 <60 次/分，P-P 间隔 >1 秒（图 3-2）。

3. 临床表现

一般无自觉症状，当心率过分缓慢，出现心排血量不足，可出现胸闷、头晕，甚至晕厥等症状。

4. 治疗原则

窦性心动过缓一般无症状也不需治疗；病理性心动过缓应针对病因采取相应治疗措施。如因心率过慢而出现症状者则可用阿托品、异丙肾上腺素等药物，但不宜长期使用。症状不能缓解者可考虑心脏起搏治疗。

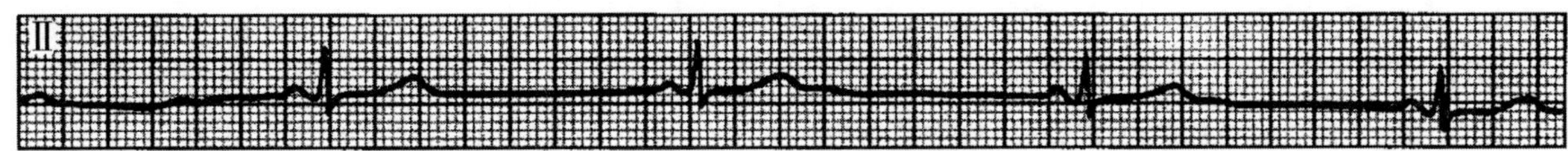

图 3-2 窦性心动过缓

（三）病态窦房结功能综合征

病态窦房结功能综合征，简称病窦综合征，是由于窦房结的病变导致功能减退，出现多种心律失常的表现。病窦综合征常并发心房自律性异常，部分患者可有房室传导功能障碍。

1. 病因

某些疾病如甲状腺功能亢进、伤寒、布氏杆菌病、淀粉样变、硬化与退行性变等，在病程中损害了窦房结，导致窦房结起搏和传导功能障碍；窦房结周围神经和心房肌的病变，减少窦房结的血液供应，影响其功能；迷走神经张力增高、某些抗心律失常药物抑制窦房结功能，也可导致窦房结功能障碍。

2. 心电图特征

（1）主要表现为：①非药物引起的持续的窦性心动过缓，心率＜50/分；②窦性停搏与窦房传导阻滞；③窦房传导阻滞与房室传导阻滞同时并存；④心动过缓与房性快速心律失常交替发作。

（2）其他表现：①心房颤动患者自行心室率减慢，或发作前后有心动过缓和（或）一度房室传导阻滞；②房室交界区性逸搏心律。

3. 临床表现

发作性头晕、黑朦、乏力，严重者可出现晕厥等，与心动过缓有关的心、脑血管供血不足的症状。有心动过速的症状者，还可有心悸、心绞痛等症状。

4. 治疗原则

对于无症状的患者，不必治疗，定期随访，对于有症状的患者，应用起搏器治疗。心动过缓—心动过速综合征患者应用起搏器后，仍有心动过速症状，可应用抗心律失常药物，但避免单独使用抗心律失常药物，以免加重心动过缓症状。

三、期前收缩

根据异位起搏点部位的不同，期前收缩可分为房性、房室交界区性和室性期前收缩。期前收缩起源于一个异位起搏点，称为单源性，起源于多个异位起搏点，称为多源性。

临床上将偶尔出现期前收缩称偶发性期前收缩，但期前收缩＞5 个/分称频发性期前收缩。如每一个窦性搏动后出现一个期前收缩，称为二联律；每两个窦性搏动后出现一个期前收缩，称为三联律；每一个窦性搏动后出现两个期前收缩，称为成对期前收缩。

（一）病因

各种器质性心脏病如冠心病、心肌炎、心肌病、风湿性心脏病、二尖瓣脱垂等可引起期前收缩。电解质紊乱、应用某些药物也可引起期前收缩。另外，健康人过度劳累、情绪激动、大量吸烟饮酒、饮浓茶、进食咖啡因等可引起期前收缩。

（二）心电图特征

1. 房性期前收缩

P 波提早出现，其形态与窦性 P 波不同，P-R 间期大于 0.12 秒，QRS 波群形态与正常窦性心律的 QRS 波群相同，期前收缩后有不完全代偿间歇（图 3-3）。

2. 房室交界性期前收缩

提前出现的QRS波群，其形态与窦性心律相同；P波为逆行型（在Ⅱ、Ⅲ、aVF导联中倒置）出现在QRS波群前，P-R间期<0.12秒；或出现在QRS波后，R-P间期<0.20秒。也可出现在QRS波之中。期前收缩后大多有完全代偿间歇。

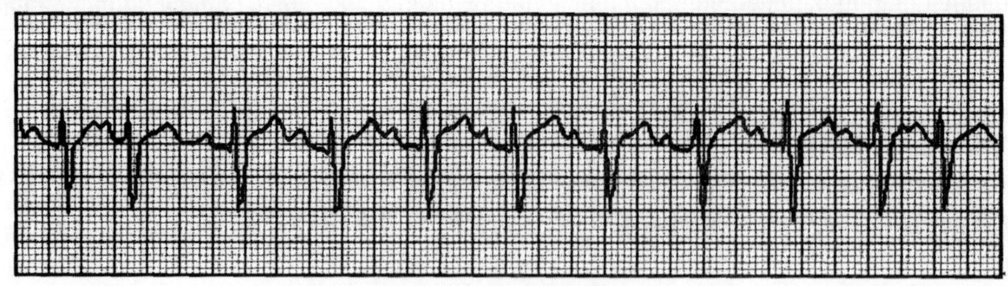

图3-3　房性期前收缩

3. 室性期前收缩

QRS波群提前出现，形态宽大畸形，QRS时限>0.12秒，与前一个P波无相关；T波常与QRS波群的主波方向相反；期前收缩后有完全代偿间歇（图3-4）。

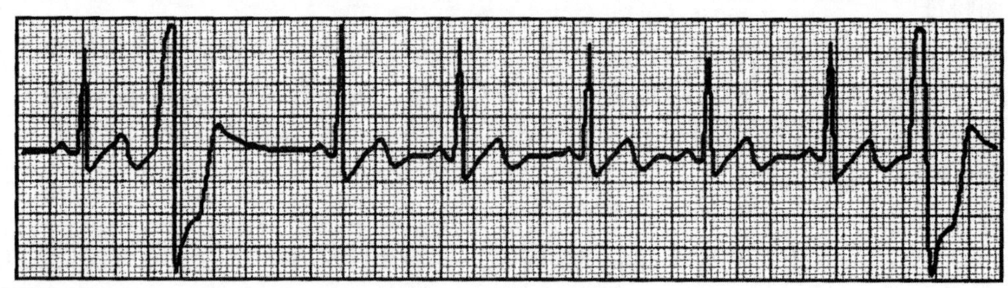

图3-4　室性期前收缩

（三）临床表现

偶发期前收缩大多无症状，可有心悸或感到1次心跳加重或有心跳暂停感。频发期前收缩使心排血量降低，引起乏力、头晕、胸闷等。

脉搏检查可有脉搏不齐，有时期前收缩本身的脉搏减弱。听诊呈心律不齐，期前收缩的第一心音常增强，第二心音相对减弱甚至消失。

（四）治疗

1. 病因治疗

积极治疗病因，消除诱因。如改善心肌供血，控制炎症，纠正电解质紊乱，防止情绪紧张和过度疲劳。

2. 对症治疗

偶发期前收缩无重要临床意义，无须特殊治疗，可用小量镇静药或β受体阻滞药；对症状明显、呈联律的期前收缩需应用抗心律失常药物治疗，如频发房性、交界区性期前收缩常选用维拉帕米、β受体阻滞药等；室性期前收缩常选用利多卡因、美西律、胺碘酮等；洋地黄中毒引起的室性期前收缩应立即停用洋地黄，并给予钾盐和苯妥英钠治疗。

四、阵发性心动过速

阵发性心动过速是指阵发性、快速而规则的异位心律，由3个以上包括3个连续发生的期前收缩形成。根据异位起搏点的部位不同，可分为房性、交界区性和室性3种，房性与交界区性心动过速有时难以区别，故统称为室上性心动过速。

（一）病因

1. 室上性心动过速病因

常见于无器质性心脏病的正常人，也可见于各种心脏病患者，如冠心病、高血压、风湿性心脏病、甲状腺功能亢进、洋地黄中毒等患者。

2. 室速病因

多见于器质性心脏病患者，最常见于冠心病急性心肌梗死，其他如心肌病、心肌炎、风湿性心脏病、电解质紊乱、洋地黄中毒、Q-T 延长综合征、药物中毒等。

（二）心电图特征

1. 室上性心动过速心电图特征

连续 3 次或以上快而规则的房性或交界区性期前收缩（QRS 波群形态正常），频率在 150～250 次/分，P 波为逆行性（Ⅱ、Ⅲ、aVF 导联倒置），常埋藏于 QRS 波群内或位于其终末部分，与 QRS 波群保持恒定关系，但不易分辨（图 3-5）。

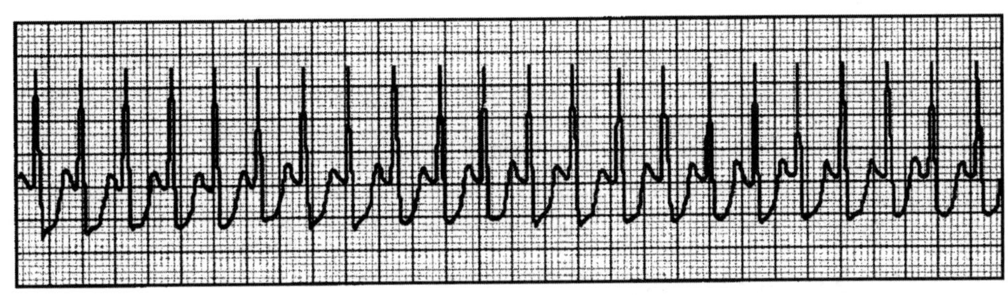

图 3-5 室上性心动过速

2. 室性心动过速心电图特征

连续 3 次或 3 次以上室性期前收缩；QRS 波形态畸形，时限大于 0.12 秒，有继发性 ST-T 改变，T 波常与 QRS 波群主波方向相反；心室率 140～220 次/分，心律可以稍不规则；一般情况下 P 波与 QRS 波群无关，形成房室分离；常可见到心室夺获或室性融合波，是诊断室速的最重要依据（图 3-6）。

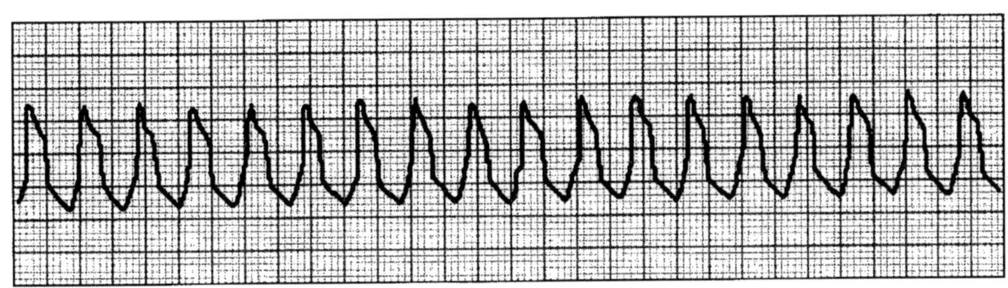

图 3-6 室性心动过速

（三）临床表现

1. 室上性心动过速临床表现特点

心率快而规则，常达 150～250 次/分。突发突止，持续数秒、数小时甚至数日不等。发作时患者可有心悸、胸闷、乏力、头晕、心绞痛，甚至发生心力衰竭、休克。症状轻重取决于发作时的心率及持续时间。

2. 室性心动过速临床表现特点

发作时临床症状轻重可因发作时心率、持续时间、原有心脏病变而各有不同。非持续性室性心动过速（发作持续时间少于 30 秒，能自行终止）患者，可无症状；持续性室性心动过速（发作持续时间长于 30 秒，不能自行终止）由于快速心率及心房、心室收缩不协调而致心排血量降低，血流动力学明显障碍，心肌缺血，可出现呼吸困难、心绞痛、血压下降、晕厥、少尿、休克甚至猝死。听诊心率增快至

140～220次/分，心律可有轻度不齐，第一心音强弱不一。

（四）治疗

1. 室上速治疗

发作时间短暂，可自行停止者，不需特殊治疗。

持续发作几分钟以上或原有心脏病患者应采取：①刺激迷走神经的方法，刺激咽部引起呕吐反射、Valsalva动作（深吸气后屏气，再用力做呼气动作）、按压颈动脉窦、将面部浸没于冰水中等；②抗心律失常药物，首选维拉帕米，其他可选用艾司洛尔、普罗帕酮等药物；③对于并发心力衰竭的患者，洋地黄可作首选药物，毛花苷C静脉注射，但其他患者洋地黄目前已少用；④应用升压药物，常用间羟胺、去甲肾上腺素等。

对于药物效果不好的患者可采用食管心房起搏，效果不佳可采用同步直流电复律术。对于症状重、频繁发作、用药效果不好的患者，可应用经导管射频消融术进行治疗。

2. 室速治疗

无器质性心脏病患者非持续性室性心动过速，又无症状者，无须治疗。

持续性发作时治疗首选利多卡因静脉注射，首次剂量为50～100 mg，必要时5～10分钟后重复。发作控制后应继续用利多卡因静脉滴注维持24～48小时，维持量1～4 mg/min防止复发。其他药物有普罗帕酮、索他洛尔、普鲁卡因胺、苯妥英钠、胺碘酮、溴苄铵等。

如应用药物无效，或患者已出现低血压、休克、心绞痛、充血性心力衰竭、脑血流灌注不足时，可用同步直流电复律。洋地黄中毒引起的室性心动过速，不宜应用电复律。

五、心房和心室扑动与颤动

当异位搏动的频率超过阵发性心动过速的范围时，形成的心律称为扑动或颤动。可分为心房扑动（简称房扑）、心房颤动（简称房颤）、心室扑动（简称室扑）、心室颤动（简称室颤）。房颤是仅次于期前收缩的常见心律失常，远比房扑多见，还是心力衰竭最常见的诱因之一。室扑、室颤是极危重的心律失常。

（一）房扑与房颤

心房内产生极快的冲动，心房内心肌纤维极不协调地乱颤，心房丧失有效的收缩，心排血量比窦性心律减少25%以上。

1. 病因

房扑、房颤病因基本相同，常发生于器质性心脏病患者，如风湿性心瓣膜病、冠心病、高血压性心脏病、甲状腺功能亢进、心力衰竭、心肌病等。也可发生于健康人情绪激动、手术后、急性酒精中毒、运动后。

2. 心电图特征

（1）房扑心电图特点：P波消失，呈规律的锯齿状扑动波（F波），心房率250～350次/分，F波与QRS波群成某种固定的比例，最常见的比例为2∶1房室传导，心室率规则或不规则，取决于房室传导比例，QRS波群形态一般正常，伴有室内差异性传导或原有束支传导阻滞者QRS波群可宽大变形（图3-7）。

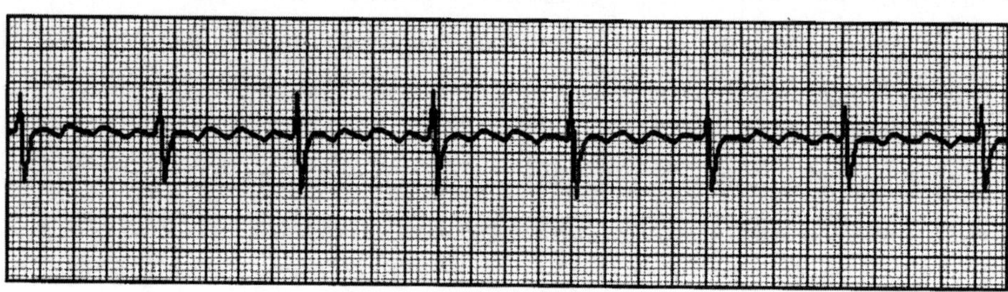

图3-7　房扑

（2）房颤心电图特点：为窦性 P 波消失，代之以大小形态及规律不一的 f 波，频率 350～600 次/分，R-R 间隔完全不规则，心室率极不规则，通常在 100～160 次/分。QRS 波群形态一般正常，伴有室内差异性传导或原有束支传导阻滞者 QRS 波群可宽大变形（图 3-8）。

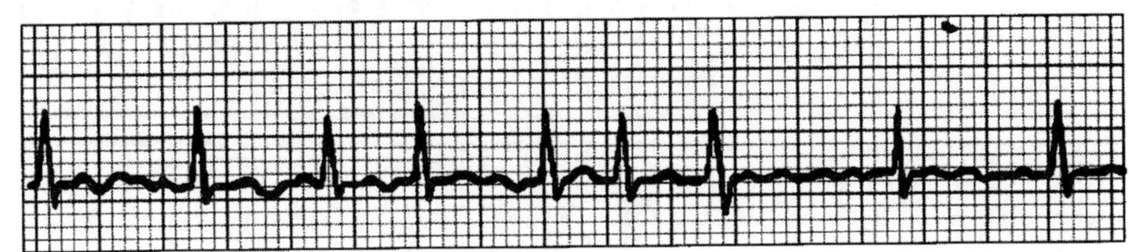

图 3-8　房颤

3. 临床表现

房扑与房颤的临床症状取决于心室率的快慢，如心室率不快者可无任何症状。房颤心室率 < 150 次/分，患者可有心悸、气促、心前区不适等症状，心室率极快者 > 150 次/分，可因心排血量降低而发生晕厥、急性肺水肿、心绞痛或休克。持久性房颤，易形成左心房附壁血栓，若脱落可引起动脉栓塞。

房颤心脏听诊第一心音强弱不一致，心律绝对不规则。脉搏表现为快慢不均、强弱不等，发生脉搏短绌现象。

房扑心室率如极快，可诱发心绞痛和心力衰竭。

4. 治疗原则

（1）房扑治疗：针对原发病进行治疗。应用同步直流电复律术转复房扑是最有效的方法。普罗帕酮、胺碘酮对转复、预防房扑复发有一定疗效。洋地黄类制剂是控制心室率首选药物，钙通道阻滞药对控制心室率也有效。部分患者可行导管消融术治疗。

（2）房颤治疗：积极查出房颤的原发病及诱发原因，并给予相应的处理。急性期应首选电复律治疗。心室率不快，发作时间短暂者无须特殊治疗；如心率快，且发作时间长，可用洋地黄减慢心室率，维拉帕米、地尔硫䓬等药物终止房颤。对持续性房颤患者，如有恢复正常窦性心律指征时，可用同步直流电复律或药物复律。也可应用经导管射频消融进行治疗。

（二）室扑与室颤

心室内心肌纤维发生快而微弱、不协调的乱颤，心室完全丧失射血能力，是最严重的心律失常，相当于心室停搏。

1. 病因

急性心肌梗死是最常见病因，洋地黄中毒、严重低血钾、心脏手术、电击伤以及胺碘酮、奎尼丁中毒等也可引起，是器质性心脏病和其他疾病危重患者临终前发生的心律失常。

2. 临床表现

室颤一旦发生，表现为迅速意识丧失、抽搐、发绀，继而呼吸停止，瞳孔散大甚至死亡。查体心音消失、脉搏触不到，血压测不到。

3. 心电图特征

（1）室扑心电图特征：QRS-T 波群消失，代之以相对规律均齐的快速大幅波动，频率为 150～300 次/分（图 3-9）。

（2）室颤心电图特征：QRS 波群与 T 波消失，呈完全无规则的波浪状曲线，形状、频率、振幅高低各异（图 3-10）。

4. 治疗原则

室颤可致心脏停搏，一旦发生立即做非同步直流电除颤，同时胸外心脏按压及人工呼吸，保持呼吸道通畅，迅速建立静脉通路，给予复苏和抗心律失常药物等抢救措施。

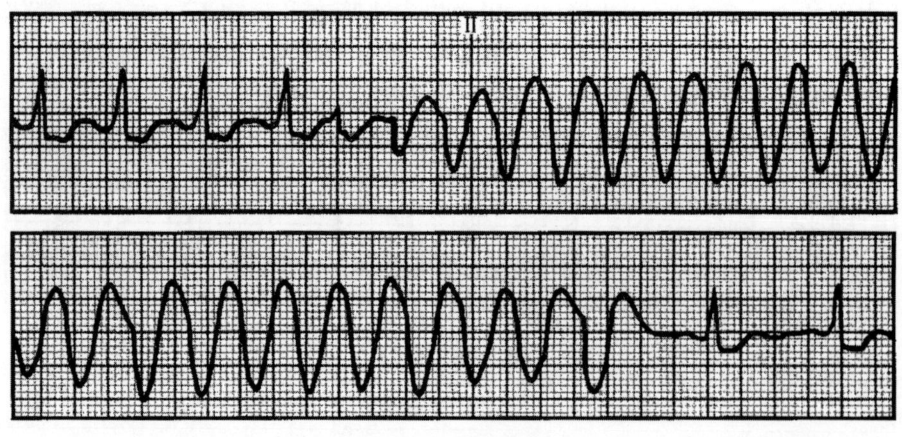

图 3-9 室扑

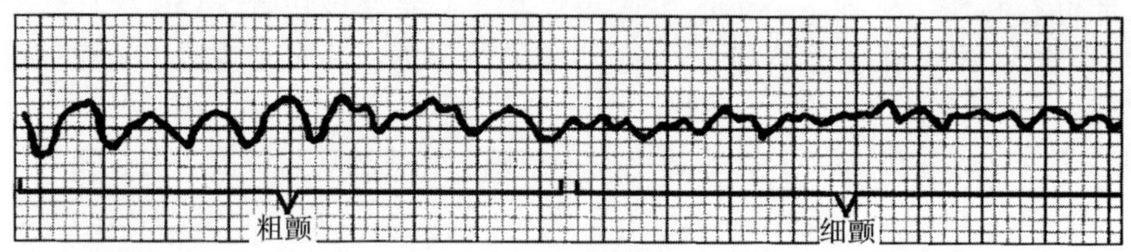

图 3-10 室颤

六、房室传导阻滞

冲动从心房传至心室的过程中发生障碍，冲动传导延迟或不能传导，称为房室传导阻滞，按其阻滞的程度，分为三度：一度房室传导阻滞，二度房室传导阻滞，三度房室传导阻滞。一度、二度又称为不完全性房室传导阻滞，三度则为完全性房室传导阻滞，此时全部冲动均不能被传导。

（一）病因

多见于器质性心脏病，如冠心病、心肌炎、心肌病、高血压、心内膜炎、甲状腺功能低下等。另外，电解质紊乱、药物中毒、心脏手术等也是引发房室传导阻滞的病因。偶见正常人在迷走神经张力增高时出现不完全性房室传导阻滞。

（二）临床表现

一度房室传导阻滞患者除有原发病的症状外，一般无其他症状。

二度房室传导阻滞又分为Ⅰ型和Ⅱ型，Ⅰ型又称文氏现象或莫氏Ⅰ型，二度Ⅰ型患者常有心悸和心搏脱落感，听诊第一心音强度逐渐减弱并有心搏；二度Ⅱ型又称莫氏Ⅱ型，患者心室率较慢时，可有心悸、头晕、气急、乏力等症状，脉律可不规则或慢而规则，但第一心音强度恒定。此型易发展为完全性房室传导阻滞。

三度房室传导阻滞的临床症状轻重取决于心室率的快慢，如患者心率 30～50 次/分，则出现心跳缓慢，脉率慢而规则，有心悸、头晕、乏力的感觉，出现晕厥、心绞痛、心力衰竭和脑供血不全等表现。当心率 <20 次/分，可引起阿—斯综合征，甚至心跳暂停。

（三）心电图特征

一度房室传导阻滞 P-R 间隔 >0. 20 秒，无 QRS 波群脱落（图 3-11）。

二度房室传导阻滞莫氏Ⅰ型（文氏现象）的特征为：PR 间期逐渐延长，直至 QRS 波群脱落；相邻的 R-R 间期逐渐缩短，直至 P 波后 QRS 波群脱落，之后 P-R 间期又恢复以前时限，如此周而复始；包含 QRS 波群脱落的 R-R 间期比两倍正常窦性 P-P 间期短；最常见的房室传导比例为 3 ∶ 2 或 5 ∶ 4（图 3-12）。

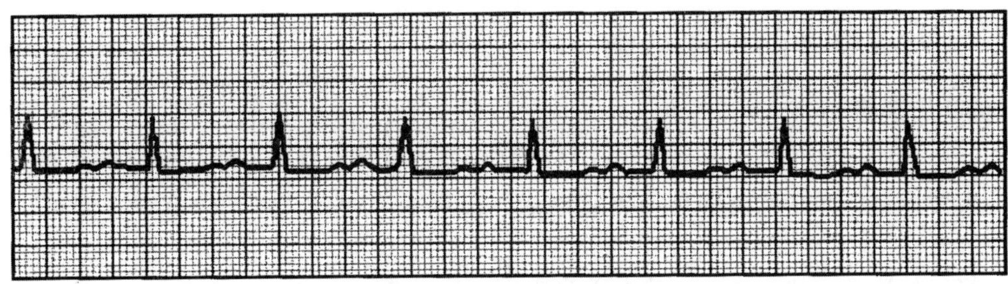

图 3-11　一度房室传导阻滞

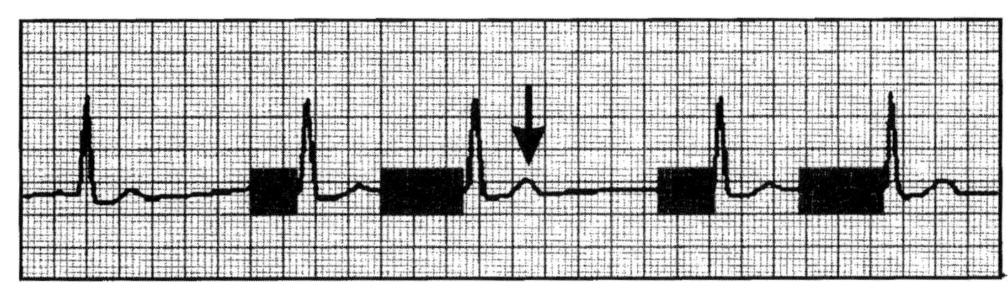

图 3-12　二度房室传导阻滞莫氏 I 型

莫氏Ⅱ型的特征为 P-R 间期固定（正常或延长），有间歇性 P 波与 QRS 波群脱落，常呈 2 ：1 或 3 ：1传导；QRS 波群形态多数正常（图 3-13）。

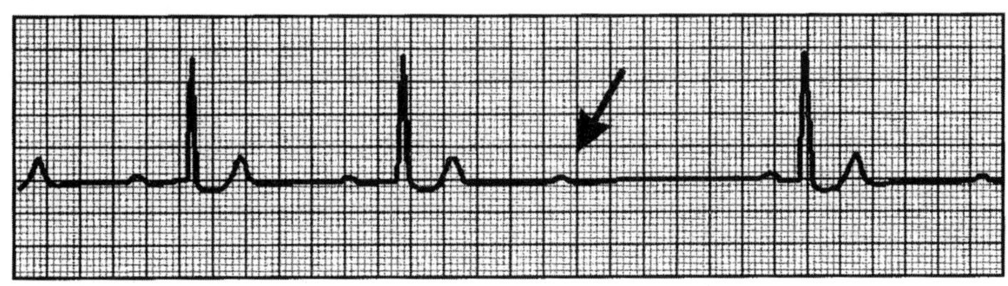

图 3-13　二度房室传导阻滞莫氏Ⅱ型

三度房室传导阻滞，心房和心室独立活动，P 波与 QRS 波群完全脱离关系；P-P 距离和 R-R 距离各自相等；心室率慢于心房率；QRS 波群形态取决于阻滞部位（图 3-14）。

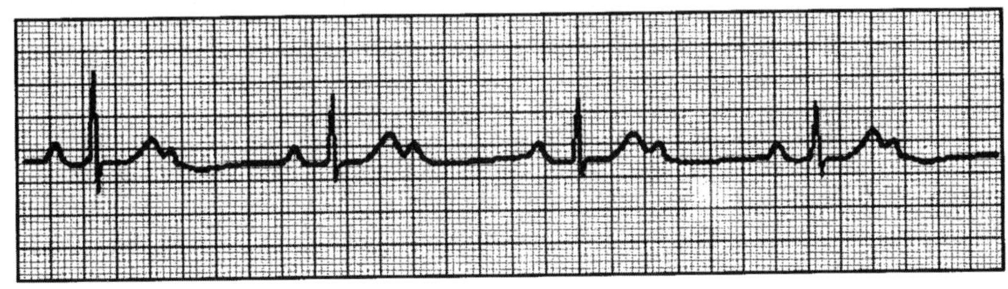

图 3-14　三度房室传导阻滞

（四）治疗

一度及二度Ⅰ型房室传导阻滞如心室率不慢且无症状者，一般无须治疗。心室率 <40 次/分或症状明显者，可选用阿托品、异丙肾上腺素，提高心室率。但急性心肌梗死患者应慎用，因可导致严重室性心律失常。二度Ⅱ型和三度房室传导阻滞，心室率缓慢，伴有血流动力学障碍，出现阿—斯综合征时，应立即按心脏停搏处理。对反复发作、曾有阿—斯综合征发作的患者，应及时安装临时或埋藏式心脏起搏器。

七、心律失常患者的护理措施

（一）休息与活动

影响心功能的心律失常患者应绝对卧床休息，以减少心肌耗氧量和对交感神经的刺激。协助做好生活护理，保持大便通畅，减少和避免任何不良刺激，以利身心休息。对于伴有呼吸困难、发绀等症状时，给予氧气吸入。

功能性和轻度器质性心律失常血流动力学改变不大的患者，应注意劳逸结合，避免感染，可维持正常工作和生活，积极参加体育运动，改善自主神经功能。

（二）心理护理

给予必要的解释和安慰，加强巡视，给予必要的生活护理，增加患者的安全感。

（三）饮食护理

给予低脂、易消化、营养饮食，不宜饱食，少量多餐，避免吸烟、酗酒，摄入刺激性饮料和食物。

（四）病情观察

1. 观察生命体征

密切观察脉搏、呼吸、血压、心率、心律，以及神志、面色等变化，同时应注意患者的电解质及酸碱平衡情况变化。

2. 心电监护

严重心律失常患者应实行心电监护，注意有无引起猝死的危险征兆，如心律失常频发性、多源性、成联律、RonT 室性早搏、阵发性室上性心动过速、房颤、二度Ⅱ型及三度房室传导阻滞等。如发现上述情况，立即报告医师进行处理，同时做好抢救，如吸氧、开放静脉通道、准备抗心律失常药物、除颤器、临时起搏器等。

（五）用药护理

1. 正确、准确使用抗心律失常药物

口服药应按时按量服用，静脉注射及静滴药物速度要严格按医嘱执行，用药过程及用药后要注意观察患者心律、心率、血压、脉搏、呼吸和意识，必要时行心电监测，判断疗效和有无不良反应。

2. 观察药物不良反应

利多卡因对心力衰竭、肝肾功能不全、酸中毒、老年患者，药物半衰期明显延长，应用时须注意减量。另外，静脉注射利多卡因不可过快、过量，以免导致中枢神经系统毒性反应，如嗜睡、感觉异常、眩晕、视物模糊，甚至谵妄、昏迷等。还可以引起心血管系统不良反应，如传导阻滞、低血压、抽搐，甚至呼吸抑制和心脏停搏。

奎尼丁药物有较强的心脏毒性作用，使用前测血压、心率，用药期间应观察血压、心电图，如有明显血压下降、心率减慢或不规则，心电图示 Q-T 间期延长时，须暂停给药，并给予处理。

胺碘酮的心外毒性最严重为肺纤维化，应严密观察患者的呼吸状态及早发现肺损伤的情况。

（六）健康指导

（1）向患者及其家属讲明心律失常的病因、诱因和防治知识。

（2）注意休息，劳逸结合，防止增加心脏负担。无器质性心脏病的患者应积极参加体育运动，改善自主神经功能；器质性心脏病患者可根据心功能适当活动和休息。

（3）积极治疗原发病，避免诱因如发热、寒冷、睡眠不足等。

（4）按医嘱服用抗心律失常药物，不可自行增减和撤换药物，注意药物不良反应，如有不良反应及时就医。

（5）饮食应选择低脂、易消化、富营养，少量多餐。应避免吸烟、酗酒、饱食、刺激性饮食、含咖啡因饮料，以免引起心律失常。

（6）教会患者及其家属测量脉搏和心律的方法，每天至少 1 次，每次至少 1 分钟。对于反复发生严重心律失常的患者家属，要教会其心肺复苏术以备急救。

（7）对于有晕厥史的患者要避免从事驾驶、高空作业等危险工作，当出现头晕、黑矇时，立即平卧，以免晕厥发作时摔倒。

（8）定期门诊随访，复查心电图。

第四节　心肌梗死

心肌梗死是心肌缺血性坏死，为在冠状动脉病变基础上，发生冠状动脉供血急剧减少或中断，使相应的心肌严重而持久地急性缺血所致。

一、病因及发病机制

1. 病因

基本病因是冠状动脉粥样硬化（偶为冠状动脉痉挛、栓塞、炎症、先天性畸形、外伤、冠状动脉阻塞所致），造成管腔狭窄和心肌供血不足，而侧支循环尚未建立时，上述原因加重心肌缺血即可发生心肌梗死。在此基础上，一旦冠状动脉血供进一步急剧减少或中断 20～30 分钟，使心肌严重而持久的急性缺血达 0.5 小时以上，即可发生心肌梗死。

另外，心肌梗死发生严重心律失常、休克、心力衰竭，均可使冠状动脉血流量进一步下降，心肌坏死范围扩大。

2. 发病机制

冠状动脉病变：血管闭塞处于相应的心肌部位坏死。

二、临床表现

临床表现与梗死面积大小、梗死部位、侧支循环情况密切相关。

（一）先兆

多数患者于发病前数日可有前驱症状，如原有心绞痛近日发作频繁，程度加重，持续时间较久，休息或含服硝酸甘油不能缓解，甚至在休息中或睡眠中发作。表现为突发上腹部剧痛、恶心、呕吐、急性心力衰竭，或严重心律失常。心电图检查可显示 ST 段一过性抬高或降低，T 波高大或明显倒置。

（二）症状

1. 疼痛

最早出现症状。少数患者可无疼痛，起病即表现休克或急性肺水肿。有些患者疼痛部位在上腹部，且伴有恶心、呕吐，易与胃穿孔、急性胰腺炎等急腹症相混淆。

2. 全身症状

发热、心动过速、白细胞增高、红细胞沉降率增快，由坏死物质吸收所引起。一般在疼痛 24～48 小时出现，程度与梗死范围呈正相关，体温 38 ℃左右，很少超过 39 ℃，持续约 1 周。

3. 胃肠道症状

疼痛可伴恶心、呕吐、上腹胀痛，与迷走神经受坏死物质刺激和胃肠道组织灌注不足等有关。

4. 心律失常

75%～95% 的患者伴有心律失常，以 24 小时内为最多见，以室性心律失常最多见。

5. 休克

20% 患者，数小时至 1 周内发生，主要原因如下。①心肌遭受严重损害，左心室排血量急剧降低（心源性休克）。②剧烈胸痛引起神经反射性周围血管扩张。③因呕吐、大汗、摄入不足导致血容量不足。

6. 心力衰竭

主要是急性左侧心力衰竭。可在最初几天内发生，或在疼痛、休克好转阶段，为梗死后心脏舒缩力减弱或不协调所致。

急性心肌梗死引起的心力衰竭称为泵衰竭。按 Killip 分级法可分为Ⅰ级：尚无明显心力衰竭；Ⅱ级:有左侧心力衰竭；Ⅲ级：有急性肺水肿；Ⅳ级：右心源性休克。

（三）体征

1. 心脏体征

心率多增快，第一心音减弱，出现第四心音。若心尖区出现收缩期杂音，多为乳头肌功能不全所致。反应性纤维心包炎者，有心包摩擦音。

2. 血压

均有不同程度的降低，起病前有高血压者，血压可降至正常。

3. 其他

可有心力衰竭、休克体征、心律失常有关的体征。

三、治疗

心肌梗死的救治原则为：①挽救濒死心肌，防止梗死扩大，缩小心肌缺血范围；②保护、维持心脏功能；③及时处理严重心律失常、泵衰竭及各种并发症。

（一）监护及一般治疗

1. 休息

卧床休息 1 周，保持安静，必要时给予镇静药。

2. 吸氧

持续吸氧 2～3 天，有并发症者需延长吸氧时间。

3. 监测

在冠心病监护病房（CCU）进行心电图（ECG）、血压、呼吸监测 5～7 天。

4. 限制活动

无并发症者，根据病情制订活动计划，详见护理部分。

5. 其他

进食易消化食物，不宜过饱，可少量多餐；保持大便通畅，必要时给予缓泻药。

（二）解除疼痛

尽快止痛，可应用强力止痛药。

（1）哌替啶（度冷丁）50～100 mg 紧急肌内注射。

（2）吗啡 5～10 mg 皮下注射，必要时 1～2 小时后再注射一次，以后每 4～6 小时可重复应用，注意呼吸抑制作用。

（3）轻者，可待因 0.03～0.06 g 口服或罂粟碱 0.03～0.06 g 肌内注射或口服。

（4）试用硝酸甘油 0.3 mg，异山梨酯 5～10 mg 舌下含用或静脉滴注，注意心率增快，血压下降等不良反应。

（5）病情顽固者，人工冬眠疗法。

（三）再灌注心肌

意义：再通疗法是目前治疗急性心肌梗死（AMI）的积极治疗措施，在起病 3～6 小时，使闭塞的冠状动脉再通，心肌得到再灌注，挽救濒死的心肌，以缩小梗死范围，改善预后。

适应证：再通疗法只适于透壁心肌梗死，所以心电图上必须要有 2 个或 2 个以上相邻导联 ST 段抬高 >0.1 mV，方可进行再通治疗。心肌梗死发病后 6 小时内再通疗法是最理想的；发病 6～12 小时 ST 段抬高的 AMI。

方法：溶栓疗法，紧急施行经皮冠状动脉介入治疗（PTCA），随后再安置支架。

1. 溶栓疗法

（1）溶栓的药物：尿激酶、链激酶、重组组织型纤维蛋白溶酶原激活药（rt-PA）等。

（2）注意事项如下。①溶栓期间进行严密心电监护，及时发现并处理再灌注心律失常。溶栓3小时内心律失常发生率最高，84%心律失常发生在溶栓4小时之内。前壁心肌梗死时，心律失常多为室性心律失常，如频发室性期前收缩、加速室性自主心律、室性心动过速、心室颤动等；下壁梗死时，心律失常多发生窦性心动过缓、房室传导阻滞。②血压监测，低血压是急性心肌梗死的常见症状，可由于心肌大面积梗死、心肌收缩力明显降低、心排血量减少所致，但也可能与血容量不足、再灌注性损伤、血管扩张药及并发出血等有关。一般低血压在急性心肌梗死后4小时最明显。对单纯的低血压状态，应加强对血压的监测。在溶栓进行的30分钟内，10分钟测量1次血压；溶栓结束后3小时内，30分钟测量1次；之后1小时测量1次；血压平稳后根据病情延长测量时间。③用药期间注意出血倾向，在溶栓期间应严密观察患者有无皮肤黏膜出血、尿血、便血及颅内出血（观察瞳孔意识），输液穿刺部位有无瘀斑等。溶栓后3天内每天检查1次尿常规、大便隐血和出凝血时间，溶栓次日复查血小板，应尽早发现出血性并发症，早期采取有效的治疗措施。

（3）不宜溶栓的情况：①年龄大于70岁；②ST段抬高，时间 >24小时；③就诊时严重高血压（>180/110 mmHg）；④仅有ST段压低（如非Q心肌梗死，心内膜下心肌梗死）及不稳定性心绞痛；⑤有出血倾向、外伤、活动性溃疡病、糖尿病视网膜病变，脑出血史及6个月内缺血性脑卒中史，夹层动脉瘤，半个月内手术等。

（4）判断再通指标。

1）第一。冠状动脉造影直接判断。

2）第二。临床间接判断血栓溶解（再通）指标：①ECG抬高的ST段于2小时内回降 >50%；②胸痛2小时内基本消失；③2小时内出现再灌注性心律失常；④血清CK-MB酶峰值提前出现（14小时内）。

2. 经皮冠状动脉腔内成形术

（1）补救性PTCA：经溶栓治疗，冠状动脉再通后又再堵塞，或再通后仍有重度狭窄者，如无出血禁忌，可紧急施行PTCA，随后再安置支架。预防再梗死和再发心绞痛。

（2）直接PTCA：不进行溶栓治疗，直接进行PTCA作为冠状动脉再通的手段，其目的在于挽救心肌。

适应证：①对有溶栓禁忌或不适宜溶栓治疗的患者，以及对升压药无反应的心源性休克患者应首选直接PTCA；②对有溶栓禁忌证的高危患者，如年龄 >70岁、既往有AMI史、广泛前壁心肌梗死以及收缩压 <100 mmHg、心率 >100次/分或Killip分级 >Ⅰ级的患者，若有条件最好选择直接PTCA。

（四）控制休克

最好根据血流动力学监测结果用药。

1. 补充血容量

估计血容量不足，中心静脉压下降者，用低分子右旋糖酐、10%葡萄糖注射液500 mL或0.9%生理盐水500 mL静脉滴入。输液后中心静脉压 >18 cmH_2O，则停止补充血容量。

2. 应用升压药

补充血容量后血压仍不升，而心排血量正常时，提示周围血管张力不足，此时可用升压药物。多巴胺或间羟胺微泵静脉使用，两者可合用，也可选用多巴酚丁胺。

3. 应用血管扩张药

经上述处理后血压仍不升，周围血管收缩致四肢厥冷时可使用硝酸甘油。

4. 其他措施

纠正酸中毒，保护肾功能，避免脑缺血，必要时应用糖皮质激素和洋地黄制剂。

5. 主动脉内球囊反搏术（IABP）

上述治疗无效时可考虑应用IABP，在IABP辅助循环下行冠脉造影，随即行PTCA、冠状动脉搭桥术（CABG）。

（五）治疗心力衰竭

主要治疗左侧心力衰竭。

（六）其他治疗

有助于挽救濒死心肌，防止梗死扩大，缩小缺血范围，根据患者具体情况选用。

1. β受体阻滞药、钙通道阻滞药，ACE抑制药的使用

改善心肌重构，防止梗死范围扩大，改善预后。

2. 抗凝疗法

口服阿司匹林等药物。

3. 极化液疗法

有利于心脏收缩，减少心律失常，有利ST段恢复。极化液具体配置10% KCl 15 mL + 胰岛素8U + 10%葡萄糖注射液500 mL。

4. 促进心肌代谢药物

维生素C、维生素B_6、1，6-二磷酸果糖、辅酶Q_{10}等。

5. 右旋糖酐40或羟乙基淀粉

降低血黏度，改善微循环。

（七）并发症的处理

1. 栓塞

溶栓或抗凝治疗。

2. 心脏破裂

乳头肌断裂、VSD者手术治疗。

3. 室壁瘤

影响心功能或引起严重心律失常者手术治疗。

4. 心肌梗死后综合征

可用糖皮质激素、阿司匹林、吲哚美辛等。

（八）右心室心肌梗死的处理

表现为右侧心力衰竭伴低血压者治疗以扩容为主，维持血压治疗，不宜用利尿药。

四、护理诊断

（一）疼痛

1. 相关因素

与心肌急剧缺血、缺氧有关。

2. 主要表现

胸骨后剧烈疼痛，伴烦躁不安、出汗、恐惧或有濒死感。

3. 护理措施

（1）绝对卧床休息（包括精神和体力）：休息即为最好的疗法之一，病情稳定无特殊不适，且在急性期均应绝对卧床休息，严禁探视，避免精神紧张，一切活动包括翻身、进食、洗脸、大小便等均应在医护人员协助下进行，避免生扯硬拽现象。如果患者焦虑、抑郁情绪严重并有睡眠障碍等表现时，应根据病情选择没有禁忌的镇静药物，如哌替啶等。

（2）做好氧疗管理：心肌梗死时由于持续的心肌缺血缺氧，代谢物积聚或产生多肽类致痛物等，刺激神经末梢，经神经传导至大脑产生痛觉，而疼痛使患者烦躁不安、情绪恶化，加重心肌缺氧，影响治疗效果。若胸闷、疼痛剧烈或症状不缓解、持续时间长，氧流量可控制在 5 ~6 L/min，待症状消失后改为 3 ~4 L/min，一般不少于 72 小时，5 天后可根据情况间断给氧。

（3）患者的心理管理：疾病给患者带来胸闷、疼痛等压抑的感觉，再加上环境的生疏，可使患者恐惧、紧张不安，而这又导致交感神经兴奋引起血压升高，心肌耗氧量增加，诱发心律失常，加重心肌缺血坏死，因此，应了解患者的职业、文化、经济、家庭情况及发病的诱因，关心体贴患者，消除紧张恐惧心理，让患者树立战胜疾病的信心，使患者处于一个最佳心理状态。

（二）恐惧

1. 相关因素

可与下列因素有关：①胸闷不适、胸痛、濒死感；②因病房病友病重或死亡；③病室环境陌生/监护、抢救设备。

2. 主要表现

心情紧张、烦躁不安。

3. 护理措施

（1）消除患者紧张与恐惧心理：救治过程中要始终关心体贴患者，态度和蔼，鼓励患者表达自己的感受，安慰患者，使之尽快适应环境，进入患者角色。

（2）了解患者的思想状况，向患者讲清情绪与疾病的关系，使患者明白紧张的情绪会加重病情，使病情恶化。劝慰患者消除紧张情绪，使患者处于接受治疗的最佳心理状态。

（3）向患者介绍救治心肌梗死的特效药及先进仪器设备，肯定效果与作用，使患者得到精神上的安慰和对医护人员的信任。在治疗护理过程中做到忙而不乱，紧张而有序，迅速而准确。

（4）给患者讲解抢救成功的例子，使其树立战胜疾病的信心。

（5）针对心理反应进行耐心解释，真诚坦率地为其排忧解难，做好生活护理，给他们创造一个安静、舒适、安全、整洁的休息环境。

（三）自理缺陷

1. 相关因素

与治疗性活动受限有关。

2. 主要表现

日常生活不能自理。

3. 护理措施

（1）心肌梗死急性期卧床期间协助患者洗漱、进食、大小便及个人卫生等生活护理。

（2）将患者经常使用的物品放在易拿取的地方，以减少患者拿东西时的体力消耗。

（3）将呼叫器放在患者手边，听到铃响立即给予答复。

（4）提供患者有关疾病治疗及预后的确切消息，强调正面效果，以增加患者自我照顾的能力和信心，并向患者说明健康程序，不要允许患者延长卧床休息时间。

（5）在患者活动耐力范围内，鼓励患者从事部分生活自理活动和运动，以增加患者的自我价值感。

（6）让患者有足够的时间，缓慢地进行自理活动或者在活动过程中提供多次短暂的休息时间；或者给予较多的协助，以避免患者过度劳累。

（四）便秘

1. 相关因素

与长期卧床、不习惯床上排便、进食量减少有关。

2. 主要表现

大便干结，超过 2 天未排大便。

3. 护理措施

（1）合理饮食：提醒患者饮食要节制，要选择清淡易消化、产气少、无刺激的食物。进食速度不宜过快、少食多餐。

（2）遵医嘱给予大便软化药或缓泻药。

（3）鼓励患者定时排便，安置患者于舒适体位排便。

（4）不习惯于床上排便的患者，应向其讲明病情及需要在床上排便的理由并用屏风遮挡。

（5）告知患者排便时不要太用力，可用手掌在腹部按乙状结肠走行方向做环形按摩。

（五）潜在并发症：心力衰竭

1. 相关因素

与梗死面积过大、心肌收缩力减弱有关。

2. 主要表现

咳嗽、气短、心悸、发绀，严重者出现肺水肿表现。

3. 护理措施

（1）避免诱发心力衰竭的因素：上呼吸道感染、劳累、情绪激动、感染，不适当的活动。

（2）若突然出现急性左侧心力衰竭，应立即采取急救措施。

（六）潜在并发症：心源性休克

1. 相关因素

心肌梗死、心排血量减少。

2. 主要表现

血压下降，面色苍白、皮肤湿冷、脉细速、尿少。

3. 护理措施

（1）严密观察神志、意识、血压、脉搏、呼吸、尿量等情况并做好记录。

（2）观察患者末梢循环情况，如皮肤温度、湿度、色泽。

（3）注意保暖。

（4）保持输液通畅，并根据心率、血压、呼吸及用药情况随时调整滴速。

（七）潜在并发症：心律失常

1. 相关因素

与心肌缺血、缺氧、电解质失衡有关。

2. 主要表现

室性期前收缩、快速型心律失常、缓慢型心律失常。

3. 护理措施

（1）给予心电监护，监测患者心律、心率、血压、脉搏、呼吸及心电图改变，并做好记录。

（2）嘱患者尽量避免诱发心律失常的因素，如情绪激动、烟酒、浓茶、咖啡等。

（3）向患者说明心律失常的临床表现及感受，若出现心悸、胸闷、胸痛、心前区不适等症状，应及时告诉医护人员。

（4）遵医嘱应用抗心律失常药物，并观察药物疗效及不良反应。

（5）备好各种抢救药物和仪器：如除颤器、起搏器，抗心律失常药及复苏药。

五、健康教育

（一）心理指导

本病起病急，症状明显，患者因剧烈疼痛而有濒死感，又因担心病情及疾病预后而产生焦虑、紧张等情绪，护士应陪伴在患者身旁，允许患者表达出对死亡的恐惧如呻吟、易怒等，用亲切的态度回答患者提出的问题。解释先进的治疗方法及监护设备的作用。

（二）饮食指导

急性心肌梗死 2～3 天时以流食为主，每天总热能 500～800 kcal；控制液体量，减轻心脏负担，口服液体量应控制在 1 000 mL/d；用低脂、低胆固醇、低盐、适量蛋白质、高食物纤维饮食，脂肪限制在 40 g/d以内，胆固醇应 <300 mg/d；选择容易消化吸收的食物，不宜过热过冷，保持大便通畅，排便时不可用力过猛；病情稳定 3 天后可逐渐改半流质、低脂饮食，总热能 1 000 kcal/d 左右。避免食用辛辣或发酵食物，减少便秘和腹胀。康复期低糖、低胆固醇饮食，多吃富含维生素和钾的食物，伴有高血压或心力衰竭者应限制钠盐摄入量。

在食物选择方面，心肌梗死急性期主食可用藕粉、米汤、菜水、去油过筛肉汤、淡茶水、红枣泥汤；选低胆固醇及有降脂作用的食物，可食用的有鱼类、鸡蛋清、瘦肉末、嫩碎蔬菜及水果，降脂食物有山楂、香菇、大蒜、洋葱、海鱼、绿豆等。病情好转后改为半流食，可食用浓米汤、厚藕粉、枣泥汤、去油肉绒、鸡绒汤、薄面糊等。病情稳定后，可逐渐增加或进软食，如面条、面片、馄饨、面包、米粉、粥等。恢复期饮食治疗按冠心病饮食治疗。

禁忌食物：凡胀气、刺激性流质不宜吃，如豆浆、牛奶、浓茶、咖啡等；忌烟酒及刺激性食物和调味品，限制食盐和味精用量。

（三）作息指导

保证睡眠时间，2 次活动间要有充分的休息。急性期后 1～3 天应绝对卧床，第 4～第 6 天可在床上做上下肢被动运动。1 周后，无并发症的患者可床上坐起活动。每天 3～5 次，每次 20 分钟，动作宜慢。有并发症者，卧床时间延长。第 2 周起开始床边站立→床旁活动→室内活动→完成个人卫生。根据患者对运动的反应，逐渐增加活动量。第 2 周后室外走廊行走，第 3～第 4 周试着上下 1 层楼梯。

（四）用药指导

常见治疗及用药观察如下。

1. 止痛

使用吗啡或哌替啶止痛，配合观察镇静止痛的效果及有无呼吸抑制，脉搏加快。

2. 溶栓治疗

溶栓过程中应配合监测心率、心律、呼吸、血压，注意胸痛情况和皮肤、牙龈、呕吐物及尿液有无出血现象，发现异常应及时报告医护人员，及时处理。

3. 硝酸酯类药

配合用药时间及用药剂量，使用过程中要注意观察疼痛有无缓解，有无头晕、头痛、血压下降等不良反应。

4. 抑制血小板聚集药物

药物宜餐后服。用药期间注意有无胃部不适，有无皮下、牙龈出血，定期检查血小板数量。

（五）行为指导

（1）大便干结时忌用力排便，应用开塞露塞肛或服用缓泻药如口服酚酞等方法保持大便通畅。

（2）接受氧气吸入时，要保证氧气吸入的有效浓度以达到改善缺氧状态的效果，同时注意用氧安全，避免明火。

（3）病情未稳定时忌随意增加活动量，以免加重心脏负担，诱发或加重心肌梗死。

（4）在输液过程中，应遵循医护人员控制的静脉滴注速度，切忌随意加快输液速度。

（5）当患者严重气急，大汗，端坐呼吸，应取坐位或半坐卧位，两腿下垂，有条件者立即吸氧。并应注意用氧的安全。

（6）当患者出现心搏骤停时，应积极处理。

（7）指导患者 3 个月后性生活技巧。

1）选择一天中休息最充分的时刻行房事（早晨最好）。避免温度过高或过低时，避免饭后或酒后进行房事。

2）如需要，可在性生活时吸氧。

3）如果出现胸部不舒适或呼吸困难，应立即终止。

（六）病情观察指导

注意观察胸痛的性质、部位、程度、持续时间，有无向他处放射；配合监测体温、心率、心律、呼吸及血压及电解质情况，以便及时处理。

（七）出院指导

（1）养成良好的生活方式，生活规律，作息定时，保证充足的睡眠。病情稳定无并发症的急性心肌梗死，6 周后可每天步行、打太极拳。8 ~ 12 周可骑车、洗衣等。3 ~ 6 个月后可部分或完全恢复工作。但不应继续从事重体力劳动、驾驶员、高空作业或工作量过大。

（2）注意保暖，适当添加衣服。

（3）饮食宜清淡，避免饱餐，忌烟酒及减肥，防止便秘。

（4）坚持按医嘱服药，随身备硝酸甘油，有多种剂型的药物，如片剂、喷雾剂，定期复诊。

（5）心肌梗死最初 3 个月内不适宜坐飞机及单独外出，原则上不过性生活。

第四章

呼吸系统疾病护理

第一节 呼吸系统常见症状的护理

一、咳嗽与咳痰

（一）定义

咳嗽是呼吸系统最常见的症状之一。咳嗽是一种反射性防御动作，通过咳嗽可以有效清除呼吸道内分泌物和进入气道内的异物。咳嗽是由于延髓咳嗽中枢受刺激引起的。但咳嗽也有不利的一面，它可使呼吸道内感染扩散，剧烈的咳嗽可导致呼吸道出血，甚至诱发自发性气胸等。因此，若长期、频繁、剧烈咳嗽影响工作、休息，则为病理状态。

咳痰是气管、支气管的分泌物或肺泡内的渗出液，借助咳嗽将其排出。

（二）护理评估

1. 病因评估

（1）呼吸道疾病：从鼻咽部至小支气管整个呼吸道黏膜受到刺激时，可引起咳嗽。咽喉炎、喉结核、喉癌等可引起干咳，气管—支气管炎，支气管扩张，支气管哮喘，支气管内膜结核及各种物理（包括异物）、化学、过敏因素对气管、支气管的刺激以及肺部细菌、结核菌、真菌、病毒、支原体或寄生虫感染以及肺部肿瘤均可引起咳嗽和（或）咳痰。呼吸道感染是引起咳嗽、咳痰最常见的原因。

（2）胸膜疾病：如各种原因所致的胸膜炎、胸膜间皮瘤、自发性气胸或胸腔穿刺等均可引起咳嗽。

（3）心血管疾病：当二尖瓣狭窄或其他原因所致左心衰竭引起肺瘀血、肺水肿，或因右心及体循环静脉栓子脱落引起肺栓塞时，肺泡及支气管内漏出物或血性渗出物，刺激肺泡壁及支气管黏膜，引起咳嗽。

（4）中枢神经因素：从大脑皮质发出冲动传至延髓咳嗽中枢，可随意引起咳嗽或抑制咳嗽反射，脑炎、脑膜炎时也可出现咳嗽。

2. 症状评估

（1）咳嗽的性质：咳嗽无痰或痰量甚少，称干性咳嗽，见于急性或慢性咽喉炎、急性支气管炎初期、喉癌、气管受压、支气管异物、支气管肿瘤、原发性肺动脉高压、二尖瓣狭窄以及胸膜炎等；咳嗽伴有痰液称湿性咳嗽，见于慢性支气管炎、肺炎、支气管扩张、肺脓肿和空洞型肺结核等。

（2）咳嗽的时间和节律：突然出现的发作性咳嗽，常见于吸入刺激性气体所致急性咽喉炎、气管与支气管异物、百日咳、气管或支气管分叉部受压迫等，少数支气管哮喘也可表现为发作性咳嗽。长期慢性咳嗽，多见于慢性呼吸道疾病，如慢性支气管炎、支气管扩张、慢性肺脓肿、肺结核等。此外，慢性支气管炎、支气管扩张和肺脓肿等病，咳嗽往往于清晨或夜间变动体位时加剧，并伴咳痰。左心衰竭、肺结核夜间咳嗽明显。

（3）咳嗽的音色：指咳嗽声音的特点。咳嗽声音嘶哑，多见于声带炎、喉炎、喉结核、喉癌和喉返神经麻痹等；金属音调咳嗽，见于纵隔肿瘤、主动脉瘤或支气管癌压迫气管；鸡鸣样咳嗽，表现为连续阵发性剧咳伴有高调吸气回声，多见于百日咳、会厌、喉部疾患或气管受压；咳嗽声音低微或无声，见于严重肺气肿、极度衰弱或声带麻痹患者。

（4）痰的性质和量：痰的性质可分为黏液性、浆液性、脓性和血性等。黏液性痰多见于急性支气管炎、支气管哮喘及大叶性肺炎的初期，也可见于慢性支气管炎、肺结核等。浆液性痰见于肺水肿。脓性痰见于化脓性细菌性下呼吸道感染。血性痰是由于呼吸道黏膜受侵害、损害毛细血管或血液渗入肺泡所致。急性呼吸道炎症时痰量较少，痰量增多常见于支气管扩张、肺脓肿和支气管胸膜瘘，且排痰与体位有关，痰量多时静置后出现分层现象：上层为泡沫，中层为浆液或浆液脓性，下层为坏死组织。恶臭痰提示有厌氧菌感染。铁锈色痰为典型肺炎球菌肺炎的特征；黄绿色或翠绿色痰，提示铜绿假单胞菌感染；痰白黏稠且牵拉成丝难以咳出，提示有真菌感染；大量稀薄浆液性痰中含粉皮样物，提示棘球蚴病（包虫病）；粉红色泡沫痰是肺水肿的特征。日咳数百或上千毫升浆液泡沫样痰，应考虑弥漫性肺泡癌的可能。

3. 心理—社会状况

评估患者的精神状况、情绪状态，有无疲乏、失眠、焦虑、抑郁、情绪不稳、注意力不集中等，以及患病以来对生活、学习、工作的影响及程度。

（三）护理措施

1. 环境

提供整洁、舒适的病房环境，减少不良刺激，尤其避免尘埃和烟雾的刺激。保持室内空气新鲜、洁净，经常开窗通风，保持室内适宜的温度（18～22 ℃）和湿度（50%～70%）。

2. 饮食

给予高蛋白、高维生素饮食，避免油腻辛辣等刺激性食物。适当补充水分，一般饮水1 500 mL/d以上，使呼吸道黏膜湿润和修复，利于痰液稀释和排出。

3. 促进有效排痰

（1）指导患者有效咳嗽：适用于神志清醒能咳嗽的患者，有效咳嗽的方法为患者取舒适的坐位或卧位，先行5～6次深而慢的呼吸，于深吸气末屏气，身体前倾，做2～3次短促咳嗽，将痰液咳至咽部，再迅速用力将痰咳出；或用自己的手按压上腹部，帮助咳嗽；或患者取仰卧屈膝位，可借助膈肌、腹肌收缩增加腹压，有效咳出痰液。

（2）湿化和雾化疗法：适用于痰液黏稠不易咳出者，目的是湿化气道、稀释痰液。常用的湿化剂有蒸馏水、生理盐水、低渗盐水。临床上常在湿化剂中加入药物（如痰溶解剂、支气管舒张剂、激素等）以雾化的方式吸入，以达到祛痰、消炎、止咳、平喘的作用。但在气道湿化时应注意：

1）防止窒息：干结的分泌物湿化后膨胀易阻塞支气管，应帮助患者翻身、拍背，及时排痰，尤其是体弱、无力咳嗽者。

2）避免湿化过度：过度湿化有利于细菌生长，加重呼吸道感染，还可引起气道黏膜水肿、狭窄、阻力增加，甚至诱发支气管痉挛，严重时可导致体内水潴留，加重心脏负荷。要注意观察患者的情况，湿化时间不宜过长，一般以10～20分钟为宜。

3）控制湿化温度：温度过高引起呼吸道灼伤，温度过低可致气道痉挛、寒战反应，一般应控制湿化温度在35～37 ℃。

4）防止感染：定期进行装置、病房环境消毒，严格无菌操作。

5）观察各种吸入药物的不良反应，激素类药物吸入后应指导患者漱口，避免霉菌性口腔炎发生。

（3）胸部叩击与胸壁震荡：适用于久病体弱、长期卧床、排痰无力的患者，禁用于未经引流的气胸、肋骨骨折及有病理性骨折史、咯血、低血压及肺水肿等患者。

1）胸壁叩击法：患者取侧卧位或在他人协助下取坐位，叩击者右手的手指指腹并拢，使掌侧呈杯状，以手腕力量，由肺底自下向上、由外向内、迅速而有节律地叩击胸壁，震动气道，每一肺叶叩击1～3分钟，120～180次/分，叩击时发出一种空而深的拍击音则表明手法正确。

2）胸壁震荡法：操作者双手掌重叠，并将手掌置于欲引流的胸廓部位，吸气时，手掌随胸廓扩张慢慢抬起，不施加任何压力，从吸气末开始，在整个呼气期手掌紧贴胸壁，施加一定压力并做轻柔的上下抖动即快速收缩和松弛手臂和肩膀（肘部伸直），以震荡患者胸壁 5 ~ 7 次，每一部位重复 6 ~ 7 个呼吸周期。震荡法只在呼气末进行，且紧跟叩击后进行。

操作力度、时间和病情观察：力量适中，以患者不感到疼痛为宜，每次叩击和（或）震荡时间以 5 ~ 15 分钟为宜，应安排在餐后 2 小时至餐前 30 分钟完成，操作时要注意观察患者的反应。

操作后护理：在患者休息时，协助患者排痰；做好口腔护理，祛除痰液气味；询问患者的感受，观察痰液情况，复查生命体征、肺部呼吸音及湿啰音变化。

（4）体位引流：是利用重力作用使肺、支气管内分泌物排出体外，又称重力引流。适用于支气管扩张、肺脓肿、慢性支气管炎等痰液较多者。禁用于呼吸衰竭、有明显呼吸困难和发绀者、近 1 ~ 2 周曾有大咯血史、严重心血管疾病或年老体弱不能耐受者。

（5）机械吸痰：适用于无力咳出黏稠痰液、意识不清或排痰困难者。经患者的口、鼻腔、气管插管或气管切开处进行负压吸痰。注意事项：每次吸引时间少于 15 秒，两次抽吸间隔时间大于 3 分钟；吸痰动作要迅速、轻柔，将不适感降至最低；在吸痰前、中、后适当提高吸入氧的浓度，避免吸痰引起低氧血症；严格无菌操作，避免呼吸道交叉感染。

4. 正确留取痰标本

（1）一般检查应以清晨第一口痰为宜，采集时应先漱口，然后用力咳出气管深处痰液，盛于清洁容器内送检。

（2）细菌培养，需用无菌容器留取并及时送检。

（3）做 24 小时痰量和分层检查时，应嘱患者将痰吐在无色广口瓶内，需要时可加少许石炭酸以防腐。

（4）做浓集结核杆菌检查时，需留 12 ~ 24 小时痰液送检。

5. 健康教育

（1）病情缓解、咳嗽症状消失后，应向患者讲解预防原发病复发的具体措施。

（2）指导患者加强身体锻炼，增加机体所需营养，提高自身的抗病能力，预防疾病。

（3）如原发病复发应及时就诊治疗。

二、咯血

（一）定义

咯血是指喉及喉以下呼吸道任何部位的出血，经口腔排出。咯血须与口腔、鼻、咽部出血及上消化道出血引起的呕血相鉴别（表 4-1）。

表 4-1 咯血与呕血的鉴别

鉴别点	咯血	呕血
病因	肺结核、支气管扩张症、肺炎、肺脓肿、肺癌、心脏病等	消化性溃疡、肝硬化、急性胃黏膜病变、胆道出血、胃癌等
出血前症状	喉部痒感、胸闷、咳嗽等	上腹不适、恶心、呕吐等
出血方式	咯出	呕出，可为喷射状
血色	鲜红	棕红、黯红，有时为鲜红色
血中混有物	痰、泡沫	食物残渣、胃液
反应	碱性	酸性
黑便	无，若咽下血液量较多时可有	有，可为柏油样便，呕血停止后仍持续数日
出血后痰液性状	常有血痰数日	无痰

（二）护理评估

1. 病因评估

（1）支气管疾病：常见的有支气管扩张症、支气管肺癌、支气管结核和慢性支气管炎等；较少见的有支气管结石、支气管腺瘤、支气管非特异性溃疡等。

（2）肺部疾病：常见的有肺结核、肺炎、肺脓肿，较少见的有肺淤血、肺梗死、肺真菌病、肺吸虫病、肺泡炎等。

（3）心血管疾病：较常见的是二尖瓣狭窄。某些先天性心脏病如房间隔缺损、动脉导管未闭等引起的肺动脉高压，也可发生咯血。

（4）其他：血液病（如血小板减少性紫癜、白血病、血友病、再生障碍性贫血等），急性传染病（如流行性出血热、肺出血型钩端螺旋体病等），风湿病（如结节性动脉周围炎、系统性红斑狼疮、Wegener 肉芽肿、白塞病）或气管、支气管子宫内膜异位症等均可引起咯血。

2. 症状评估

（1）年龄：青壮年咯血多见于肺结核、支气管扩张症、风湿性心瓣膜病（二尖瓣狭窄）等。40 岁以上，有长期吸烟史者，要高度警惕支气管肺癌。

（2）咯血量：每天咯血量在 100 mL 以内为小量，100～500 mL 为中等量，500 mL 以上（或一次咯血 100～500 mL）为大量。大量咯血主要见于空洞性肺结核、支气管扩张症和慢性肺脓肿。支气管肺癌咯血主要表现为持续或间断痰中带血，少有大咯血。慢性支气管炎和支原体肺炎咳嗽剧烈时，可偶见痰中带血或血性痰。

（3）颜色和性状：肺结核、支气管扩张症、肺脓肿、支气管结核、出血性疾病，咯血颜色鲜红；铁锈色血痰主要见于肺炎球菌（大叶）性肺炎、肺吸虫病和肺泡出血；砖红色胶冻样血痰主要见于克雷伯杆菌肺炎。二尖瓣狭窄肺瘀血咯血一般为黯红色，左心衰竭肺水肿时咯浆液性粉红色泡沫样血痰，并发肺梗死时常咯黏稠黯红色血痰。

（4）伴随症状：常伴有发热、胸痛、咳嗽、脓痰、皮肤黏膜出血、黄疸等。

（5）大咯血窒息先兆：患者出现情绪紧张、面色灰黯、喉头痰鸣、咯血不畅。

（6）大咯血窒息的表现：患者表情恐怖、张口瞠目、大汗淋漓、唇指发绀、意识丧失等。

3. 心理—社会状况

患者一旦咯血，无论咯血量多少，都会情绪紧张、呼吸心跳加快，反复咯血者常有烦躁不安、焦虑、恐惧等心理反应。

（三）护理措施

1. 环境

保持病室安静，减少不良刺激。

2. 休息

避免不必要的谈话，减少肺部活动。小量咯血者静卧休息，大量咯血者绝对卧床休息，不宜随意搬动。协助患者取患侧卧位或平卧位头偏向一侧，嘱其尽量将血轻轻咯出，绝对不要屏气，以免诱发喉头痉挛，造成呼吸道阻塞而发生窒息。

3. 饮食

大量咯血者暂禁食，小量咯血者宜进少量凉或温的饮食。多饮水及多食含纤维素食物，保持大便通畅。

4. 用药护理

遵医嘱应用止血药物，如垂体后叶素，并注意观察疗效及不良反应。垂体后叶素有收缩小动脉的作用，故高血压、冠心病及孕妇忌用。注射过快可引起恶心、便意、心悸、面色苍白等不良反应。

5. 防止窒息的护理

发现窒息先兆时，立即通知医生，置患者于侧卧头低足高位，轻拍背部以利血块排出，并尽快用吸引器吸出或用手指套上纱布清除口、咽、鼻部血块，必要时用舌钳将舌牵出，清除积血。及时为患者漱口，擦净血迹，保持口腔清洁、舒适，以免因口腔异味刺激引起再度咯血。床边备好吸痰器、鼻导管、气管插管和气管切开包等急救用品，以便协助医生及时抢救。

6. 心理护理

大咯血患者易产生恐惧、焦虑的心情，应守护在患者身边，安慰患者，轻声、简要解释病情，减轻患者的紧张情绪，消除恐惧感，告知患者心情放松，有利止血，并配合治疗。

三、胸痛

（一）定义

胸痛是由于胸内脏器或胸壁组织病变引起的胸部疼痛。因痛阈个体差异性大，故胸痛的程度与原发疾病的病情轻重并不完全一致。

（二）护理评估

1. 病因评估

（1）胸壁疾病：急性皮炎、皮下蜂窝织炎、带状疱疹等。

（2）心血管疾病：心绞痛、急性心肌梗死、肺梗死等。

（3）呼吸疾病：胸膜炎、胸膜肿瘤、自发性气胸、肺炎、急性气管-支气管炎、肺癌等。

（4）纵隔疾病：纵隔炎、纵隔肿瘤等。

（5）其他：膈下脓肿、肝脓肿、脾梗死等。

2. 症状评估

（1）发病年龄：青壮年胸痛，多为胸膜炎、自发性气胸、心肌病、风湿性心脏病。老年人则应注意心绞痛与心肌梗死。

（2）胸痛部位：胸壁的炎症性病变，局部可有红、肿、热、痛表现；带状疱疹是成簇的水疱沿一侧肋间神经分布伴神经痛，疱疹不超过体表中线。非化脓性肋骨软骨炎多侵犯第一、第二肋软骨，呈单个或多个隆起，有疼痛但局部皮肤无红肿表现。食管及纵隔病变，胸痛多在胸骨后。心绞痛及心肌梗死的疼痛多在心前区及胸骨后或剑突下。自发性气胸、胸膜炎及肺梗死的胸痛多位于患侧的腋前线及腋中线附近。

（3）胸痛性质：带状疱疹呈刀割样痛或灼痛。食管炎则多为烧灼痛。心绞痛呈绞窄性并有窒息感。心肌梗死则疼痛更剧烈而持久并向左肩和左臂内侧放射。干性胸膜炎常呈尖锐刺痛或撕裂痛。肺癌常有胸部闷痛。肺梗死则表现为突然的剧烈刺痛、绞痛，并伴有呼吸困难与发绀。

（4）持续时间：平滑肌痉挛或血管狭窄缺血所导致疼痛为阵发性；炎症、肿瘤、栓塞或梗死所导致疼痛呈持续性。如心绞痛发作时间短暂，而心肌梗死疼痛持续时间很长且不易缓解。

（5）影响疼痛的因素：包括发生诱因、加重与缓解因素。劳累、体力活动、精神紧张可诱发心绞痛。休息、含服硝酸甘油可使心绞痛缓解，而对心肌梗死则无效。胸膜炎和心包炎的胸痛则可因深呼吸与咳嗽而加剧。

（6）伴随症状：胸痛伴吞咽困难者提示食管疾病（如反流性食管炎）。伴有咳嗽或咯血者提示为肺部疾病，可能为肺炎、肺结核或肺癌。伴随呼吸困难者提示肺部较大面积病变，如大叶性肺炎或自发性气胸、渗出性胸膜炎，以及过度换气综合征。

3. 心理—社会评估

胸痛发作时，患者常烦躁不安、坐卧不宁，因对疾病的担心而情绪抑郁、焦虑，甚至恐惧，而影响休息和睡眠。

（三）护理措施

1. 一般护理

保持病房环境安静、舒适，协助患者采取舒适的体位，部分患者采取患侧卧位，以减少胸壁与肺的活动，缓解疼痛。

2. 对症护理

指导患者在咳嗽、深呼吸或活动时，用手按压疼痛的部位制动，用以减轻疼痛。对疼痛剧烈者，遵医嘱使用镇痛药物，观察并记录疗效及不良反应。教会患者采用减轻疼痛的方法，如放松技术、局部按摩、穴位按压及欣赏音乐等，以转移对疼痛的注意力，延长镇痛药用药的间隔时间，减少对药物的依赖和成瘾。

3. 心理护理

及时向患者说明胸痛的原因及治疗护理措施，取得患者的信任。与患者及家属讨论疼痛发作时分散注意力的方法，保持情绪稳定，注意休息，配合治疗。

四、肺源性呼吸困难

（一）定义

呼吸困难是指患者主观感觉空气不足、呼吸费力，客观表现为呼吸活动用力，并伴有呼吸频率、深度与节律异常。肺源性呼吸困难是由于呼吸系统疾病引起肺通气和（或）肺换气功能障碍，导致缺氧和（或）二氧化碳潴留。

（二）护理评估

1. 病因评估

（1）呼吸道和肺部疾病：有感染、气道炎症、气道阻塞或狭窄、肿瘤、肺动脉栓塞等，如肺炎、慢性阻塞性肺疾病、支气管哮喘、支气管肺癌等。

（2）胸廓疾患：气胸、大量胸腔积液，严重胸廓、脊柱畸形和胸膜肥厚等。

2. 症状评估

（1）吸气性呼吸困难：特点是吸气显著困难，重者由于呼吸肌极度用力，胸腔负压增大，吸气时胸骨上窝、锁骨上窝和肋间隙明显凹陷，称“三凹征”，常伴有干咳及高调吸气性喉鸣。

（2）呼气性呼吸困难：特点是呼气费力，呼气时间延长而缓慢，常伴有哮鸣音。

（3）混合性呼吸困难：特点是吸气与呼气均感费力，呼吸频率增快、变浅，常伴有呼吸音异常（减弱或消失），可有病理性呼吸音。

（4）伴随症状：发作性呼吸困难伴哮鸣音，伴一侧胸痛、发热、咳嗽、咳脓痰、意识障碍等。

3. 心理—社会状况

了解患者的心理反应，如有无紧张、疲乏、注意力不集中、焦虑、抑郁或恐惧，以及睡眠障碍和行为改变。

（三）护理措施

1. 环境

提供安静舒适、空气洁净的病房环境，温度、湿度适宜，避免刺激性的气体吸入。

2. 休息

协助患者采取舒适的体位，如抬高床头或半卧位。严重呼吸困难者应尽量减少活动和不必要的谈话，减少耗氧量。

3. 饮食

保证每日摄入足够的热量，给予富含维生素、易消化的食物。张口呼吸者给予足够的水分，摄入量在 1 500～2 000 mL/d，做口腔护理 2～3 次/天。

4. 对症护理

（1）遵医嘱给予抗感染药、支气管扩张药、祛痰药等。气道分泌物较多者，协助患者有效排痰，保证气道通畅。

（2）遵医嘱给予合理氧疗，纠正缺氧，缓解呼吸困难。

（3）指导患者采取有效的呼吸技巧，如教会慢性阻塞性肺气肿患者做缓慢深呼吸、缩唇呼吸、腹式呼吸等，训练呼吸肌，增加肺活量。

5. 心理护理

医护人员应陪护患者，适当安慰患者，做好心理疏导，增强患者安全感，减轻紧张、焦虑情绪，缓解症状，有利于休息和睡眠。

第二节　急性呼吸道感染

急性呼吸道感染通常包括急性上呼吸道感染和急性气管—支气管炎。急性上呼吸道感染是鼻腔、咽或喉部急性炎症的总称。一般病情较轻，病程较短，预后良好。但由于发病率高，具有一定的传染性，应积极防治。急性气管—支气管炎是由生物、物理、化学刺激或过敏等因素引起的气管—支气管黏膜的急性炎症，可由急性上呼吸道感染蔓延而来。本病全年皆可发病，但寒冷季节或气候突变时多发。

一、病因及发病机制

1. 急性上呼吸道感染

有70%～80%由病毒引起。常见病毒有流感病毒、副流感病毒、鼻病毒、腺病毒、呼吸道合胞病毒等。由于感染病毒类型较多，又无交叉免疫，人体产生的免疫力较弱且短暂，同时在健康人群中有病毒携带者，故一个人可有多次发病。细菌感染可伴发或继病毒感染之后发生，常见溶血性链球菌，其次为流感嗜血杆菌、肺炎球菌和葡萄球菌等。偶见革兰阴性杆菌。当全身或呼吸道局部防御功能降低时，尤其是老幼体弱或有慢性呼吸道疾病者更易患病，原已存在于上呼吸道或从外入侵的病毒或细菌迅速繁殖，通过含有病毒的飞沫或被污染的用具传播，引起发病。

2. 急性气管—支气管炎

（1）感染：导致急性气管—支气管炎的主要原因为上呼吸道感染的蔓延，感染可由病毒或细菌引起，也可为衣原体和支原体感染。

（2）物理、化学性刺激：如过冷的空气、粉尘、刺激性气体或烟雾的吸入使气管—支气管黏膜受到急性刺激和损伤，引起炎症反应。

（3）过敏反应：吸入花粉、有机粉尘、真菌孢子等致敏原，或对细菌蛋白质过敏，均可引起气管—支气管炎症反应。

二、临床表现

（一）急性上呼吸道感染

1. 普通感冒

以鼻咽部卡他症状为主要表现，俗称“伤风”，又称急性鼻炎或上呼吸道卡他。起病较急，早期有咽干、咽痒或烧灼感，同时或数小时后有打喷嚏、鼻塞、流清水样鼻涕，2～3日后分泌物变稠，伴咽痛、耳咽管炎、流泪、味觉迟钝、声嘶、少量咳嗽、低热不适、轻度畏寒和头痛。检查可见鼻腔黏膜充血、水肿、有分泌物，咽部轻度充血。本病常能自限，一般经5～7日痊愈。

2. 病毒性咽炎和喉炎

临床特征为咽部发痒和灼热感、声嘶、讲话困难、咳嗽时胸骨下疼痛，咳嗽、无痰或痰呈黏液性，有发热和乏力，可闻及干性或湿性啰音。伴有咽下疼痛时，常提示有链球菌感染。体检发现咽部明显充血和水肿、局部淋巴结肿大且触痛，提示流感病毒和腺病毒感染，腺病毒咽炎可伴有眼结膜炎。

3. 疱疹性咽峡炎

常为柯萨奇病毒A引起，夏季好发。临床表现有明显咽痛、发热，病程约1周。可见咽充血，软腭、腭垂、咽及扁桃体表面可见灰白色疱疹和浅表溃疡，周围有红晕。多见于儿童，偶见于成人。

4. 咽结膜热

主要由柯萨奇病毒、腺病毒等引起。常发生于夏季，多与游泳有关，儿童多见。表现为发热、咽痛、畏光、流泪、咽及结膜明显充血。病程4~6日。

5. 细菌性咽—扁桃体炎

常见为溶血性链球菌感染所致，其次为流感嗜血杆菌、肺炎球菌、葡萄球菌等引起。起病迅速，咽痛明显、畏寒发热，体温可高达39 ℃以上。检查可见咽部明显充血，扁桃体充血肿大，其表面有黄色点状渗出物，颌下淋巴结肿大、压痛，肺部无异常体征。

本病可并发急性鼻窦炎、中耳炎、急性气管—支气管炎。部分患者可继发心肌炎、肾炎、风湿性关节炎等。

（二）急性气管—支气管炎

起病急，常先有上呼吸道感染的表现，全身症状一般较轻，可有发热，38 ℃左右，多于3~5日降至正常。咳嗽、咳痰为最常见的症状，常为阵发性咳嗽，先为干咳或少量黏液性痰，随后可转为黏液脓性或脓性痰液，痰量增多，咳嗽加剧，偶可痰中带血。咳嗽、咳痰可延续2~3周才消失，如迁延不愈，则可演变为慢性支气管炎。呼吸音常正常，两肺可听到散在干、湿性啰音。

三、辅助检查

1. 血常规

病毒感染者白细胞正常或偏低，淋巴细胞比例升高；细菌感染者白细胞计数和中性粒细胞百分比增高，可有核左移现象。

2. 病原学检查

可做病毒分离和病毒抗原的血清学检查，确定病毒类型，以区别病毒和细菌感染。做细菌培养及药物敏感试验，可判断细菌类型，并可指导临床用药。

3. X线检查

胸部X线多无异常改变。

四、处理要点

1. 对症治疗

选用抗感冒复合剂或中成药减轻发热、头痛，减少鼻、咽充血和分泌物，如对酰氨基酚（扑热息痛）、银翘解毒片等。干咳者可选用右美沙芬、喷托维林（咳必清）等；咳嗽有痰可选用复方氯化铵合剂、溴已新（必嗽平），或雾化祛痰。咽痛者可含服喉片或草珊瑚片等。气喘者可用平喘药，如特布他林、氨茶碱等。

2. 抗病毒药物

早期应用抗病毒药有一定疗效，可选用利巴韦林、奥司他韦、金刚烷胺、吗啉胍和抗病毒中成药等。

3. 抗菌药物

如有细菌感染，最好根据药物敏感试验选择有效抗菌药物治疗，常可选用大环内酯类、青霉素类、氟喹诺酮类及头孢菌素类。

五、常见护理诊断及医护合作性问题

1. 舒适的改变

鼻塞、流涕、咽痛、头痛。与病毒和（或）细菌感染有关。

2. 体温过高

与病毒和（或）细菌感染有关。

3. 清理呼吸道无效

与呼吸道感染、痰液黏稠有关。

4. 睡眠型态紊乱

与剧烈咳嗽、咳痰影响休息有关。

5. 潜在并发症

鼻窦炎、中耳炎、心肌炎、肾炎、风湿性关节炎。

六、护理措施

（一）一般护理

注意呼吸道患者的隔离，减少探视，防止交叉感染，患者咳嗽或打喷嚏时应避免对着他人。多饮水，补充足够的热量，给予清淡易消化、富含营养的食物。嘱患者适当卧床休息，特别是在发热期间。部分患者往往因剧烈咳嗽而影响正常的睡眠，可给患者提供容易入睡的休息环境，保持病室空气流通、适当的温度和湿度，周围环境安静，关闭门窗。指导患者运用促进睡眠的方式，如睡前泡脚、听音乐等。必要时可遵医嘱给予镇咳、祛痰或镇静药物。

（二）病情观察

注意疾病流行情况、鼻咽部发生的症状、体征及血常规和 X 线胸片改变。警惕并发症，如耳痛、耳鸣、听力减退、外耳道流脓等提示中耳炎；如发热、头痛剧烈、伴脓涕、鼻窦有压痛等提示鼻窦炎；如恢复期出现胸闷、心悸、眼睑水肿、腰酸和关节痛等提示心肌炎、肾炎或风湿性关节炎，应及时就诊。

（三）对症护理

1. 高热护理

密切监测体温，体温超过 37.5 ℃，应每 4 小时测体温 1 次，注意观察体温过高的早期症状和体征，体温突然升高或骤降时，应随时测量和记录，并及时报告医师。体温 >39 ℃时，应采取物理降温，如在额头上冷敷湿毛巾、温水擦浴、酒精擦拭、冰水灌肠等。如降温效果不好可遵医嘱选用适当的解热剂进行降温。患者出汗后应及时更换衣服和被褥，保持皮肤的清洁和干燥，并注意保暖。鼓励多饮水。

2. 保持呼吸道通畅

保持呼吸道通畅，清除气管、支气管内分泌物，减少痰液在气管、支气管内的聚积。应指导患者采取舒适的体位，运用深呼吸进行有效咳嗽。注意咳痰情况，如痰的颜色、性状、量、气味及咳嗽的频率及程度。如痰液较多且黏稠，可嘱患者多饮水，或遵医嘱给予雾化吸入治疗，以湿润气道，利于痰液排出。

（四）用药护理

应根据医嘱选用药物，并告知患者药物的作用、可能发生的不良反应和服药的注意事项，如按时服药；应用抗生素者，注意观察有无迟发过敏反应发生；对于应用解热镇痛药者注意避免大量出汗引起虚脱等。发现异常及时就诊等。

（五）心理护理

急性呼吸道感染预后良好，多数患者于一周内康复，仅少数患者可因咳嗽迁延不愈而发展为慢性支气管炎，患者一般无明显心理负担。但如果咳嗽较剧烈，加之伴有发热，可能会影响患者的休息、睡眠，进而影响工作和学习，使患者产生急于缓解咳嗽等症状的焦虑情绪。护理人员应与患者进行耐心、细致的沟通，通过对病情的客观评价，解除患者的心理顾虑，去除不良心理反应，树立治疗疾病的信心。

（六）健康指导

1. 疾病知识指导

指导患者及其家属了解引起疾病的诱发因素及本病的有关知识。机体抵抗力低，易咳嗽、咳痰的患者，寒冷季节或气候骤然变化时，应注意保暖，外出时可戴口罩，避免寒冷空气对气管、支气管的刺激。积极预防和治疗上呼吸道感染，症状改变或加重时应及时就诊。

2. 生活指导

平时应加强耐寒锻炼，增强体质，提高机体免疫力。生活要有规律，避免过度劳累。保持室内空气新鲜、阳光充足。少去人群密集的公共场所。戒烟、酒。

第三节　急性气管—支气管炎

急性气管—支气管炎是由生物、物理、化学刺激或过敏等因素引起的急性气管—支气管黏膜炎症，多为散发，无流行倾向，年老体弱者易患。临床表现主要为咳嗽和咳痰。多见于寒冷季节或气候突变时。

一、护理评估

1. 健康史

询问患者有无急性上呼吸道感染病史；有无接触过敏源史，如花粉、有机粉尘、真菌孢子、动物毛发、排泄物或细菌蛋白质等；是否受寒冷天气影响等。

2. 身体评估

（1）症状：全身症状较轻，可伴低热、乏力、头痛及全身酸痛等，一般3～5天后消退。咳嗽、咳痰，先为干咳或咳少量黏液性痰，随后转为黏液脓性痰，痰量增多，咳嗽加剧，偶可痰中带血。咳嗽、咳痰可延续2～3周才消失，如迁延不愈，可演变为慢性支气管炎。如支气管发生痉挛，可出现程度不等的气促、喘鸣和胸骨后发紧感。

（2）体征：两肺呼吸音粗糙，可闻及散在干、湿性啰音，啰音部位常不固定，咳嗽后可减少或消失。

3. 心理—社会状况

评估患者对疾病的重视程度；评估是否掌握疾病预防知识及注意事项；注意患者所伴随的相应的心理反应，如呼吸道症状导致的患者社会适应能力的改变，胸闷、气短所引起的紧张和焦虑等心理状态改变。

4. 辅助检查

（1）血常规检查：白细胞总数及分类大多正常，细菌感染较重时，白细胞计数和中性粒细胞百分比可增高。

（2）痰涂片或培养可发现致病菌。

（3）X线胸片检查多为正常，或仅有肺纹理增粗。

二、治疗原则

治疗原则是止咳、祛痰、平喘和控制感染。

1. 抗菌治疗

如有细菌感染，应及时应用抗生素。可以首选大环内酯类、青霉素类，也可选用头孢菌素或喹诺酮类等药物。

2. 对症治疗

对发热头痛者，选用解热镇痛药；咳嗽无痰者，可用止咳药；痰液黏稠不易咳出者，可用祛痰药，也可以用雾化吸入法祛痰，如有支气管痉挛，可用支气管扩张药。

三、护理措施

1. 环境

提供整洁舒适、阳光充足的环境，保持室内空气新鲜，定时通风，但应避免对流，以免患者受凉，维持适宜的温、湿度。

2. 饮食护理

提供高蛋白、高维生素、高热量的清淡饮食，禁食辛辣、有刺激性和过于油腻的食物。鼓励患者多饮水，每天保证饮水在 1 500 mL 以上，充足的水分可保证呼吸道黏膜的湿润和病变黏膜的修复，有利于痰液的稀释和排出。

3. 避免诱因

注意保暖；避免尘埃、烟雾等不良刺激；适当休息，避免疲劳。如有发热，发热期间应卧床休息。

4. 用药护理

按医嘱正确、及时给予祛痰、止咳、解痉、平喘药及抗生素，注意观察药物的疗效和不良反应，如使用抗生素可引起过敏反应及大便秘结，祛痰药可致胃部不适及食欲减退等。

5. 病情观察

注意观察体温的变化及咳嗽、咳痰情况，注意有无胸闷、气促等症状，详细记录痰液的色、量、质及气味。指导患者正确留取痰液标本并及时送检，为诊断与治疗提供可靠的依据。

6. 促进有效排痰

指导有效咳痰、排痰。痰液黏稠不易咳出时，可按医嘱予以雾化吸入。年老、体弱者协助翻身，拍背。

7. 心理护理

关心体贴患者，解除患者的焦虑情绪。

四、健康教育

1. 宣教

向患者及家属讲解有关病因及诱因、发病过程、预后知识，以稳定其情绪；帮助患者了解本病的治疗要点，强调多喝水的重要性，指导合理饮食、休息与活动，保证足够的营养、充足的睡眠，避免疲劳，有利于疾病的恢复；指导患者遵医嘱用药，帮助患者了解所用药物的作用及不良反应；告知患者如 2 周后症状仍持续存在，应及时就诊。

2. 避免诱因指导

保持居室空气新鲜、流通，适宜的温度和湿度，注意保暖，防治感冒；做好劳动保护，加强环境卫生，避免粉尘、刺激性气体及烟雾等有害因素的刺激；避免过度劳累；吸烟者劝其戒烟。

3. 活动与运动指导

平时生活要有规律，进行适当的耐寒训练，开展体育锻炼，以增强体质。

第四节　慢性支气管炎

慢性支气管炎是气管、支气管黏膜及其周围组织的慢性非特异性炎症。临床上以咳嗽、咳痰或伴有喘息及反复发作为主要症状，每年发病持续 3 个月，连续 2 年或 2 年以上，排除具有咳嗽、咳痰、喘息症状的其他疾病（如肺结核、肺尘埃沉着症、肺脓肿、心脏病、心功能不全、支气管扩张、支气管哮喘、慢性鼻咽炎、食管反流综合征等疾患）。

本病是常见病，多见于中老年人，随着年龄的增长，患病率递增，50 岁以上的患病率高达 15%。本病流行与吸烟、地区和环境卫生等有密切关系。吸烟者患病率远高于不吸烟者。北方气候寒冷，患病率高于南方。工矿地区大气污染严重，患病率高于一般城市。

一、护理评估

（一）健康史

询问患者起病的原因及诱因，有无呼吸道感染及吸烟等病史，有无过敏原接触史；询问患者的工作生活环境，有无有害气体、烟雾、粉尘等的吸入史。有无受凉、感冒、过度劳累而引起急性发作或加重。

（二）身体评估

1. 症状

缓慢起病，病程长，反复急性发作而病情加重。主要症状为咳嗽、咳痰，或伴有喘息。急性加重系指咳嗽、咳痰、喘息等症状突然加重。急性加重的主要原因是呼吸道感染，病原体可以是病毒、细菌、支原体和衣原体等。

（1）咳嗽：一般晨间咳嗽为主，睡眠时有阵咳或排痰。

（2）咳痰：一般为白色黏液和浆液泡沫痰，偶见痰中带血。清晨排痰较多，起床后或体位变动后可刺激排痰。伴有细菌感染时，则变为黏液脓性痰，痰量亦增加。

（3）喘息或气急：喘息明显者称为喘息性支气管炎，部分可能伴支气管哮喘。若伴肺气肿时可表现为劳动或活动后气急。

2. 体征

早期多无异常体征。急性发作期可在背部或双肺底听到干、湿啰音，咳嗽后可减少或消失。如并发哮喘可闻及广泛哮鸣音并伴呼气期延长。

3. 分型

分为单纯型和喘息型两型。单纯型的主要表现为咳嗽、咳痰；喘息型除有咳嗽、咳痰外尚有喘息，常伴有哮鸣音，喘鸣于睡眠时明显，阵咳时加剧。

4. 分期

按病情进展分为三期。

（1）急性发作期：指 1 周内出现脓性或黏液脓性痰，痰量明显增加，或伴有发热等炎症表现，或指一周内“咳”“喘”“痰”症状中任何一项明显加剧。

（2）慢性迁延期：患者有不同程度的“咳”“痰”“喘”症状，迁延达一个月以上。

（3）临床缓解期：经治疗或临床缓解，症状基本消失或偶有轻微咳嗽，痰液量少，持续 2 个月以上者。

（三）心理—社会状况

慢性支气管炎患者早期由于症状不明显，尚不影响工作和生活，患者往往不重视，感染时治疗也不及时。由于病程长，反复发作，患者易出现烦躁不安、忧郁、焦虑等情绪，易产生不利于恢复呼吸功能的消极因素。

（四）辅助检查

1. 血液检查

细菌感染时偶可出现白细胞总数和（或）中性粒细胞增多。

2. 痰液检查

可培养出致病菌涂片，发现革兰阳性菌或革兰阴性菌，或大量破坏的白细胞和已破坏的杯状细胞。

3. 胸部 X 线检查

早期无异常。反复发作引起支气管壁增厚，细支气管或肺泡间质炎症细胞浸润或纤维化。

4. 呼吸功能检查

早期无异常，随病情发展逐渐出现阻塞性通气功能障碍，其表现为：第一秒用力呼气量占用力肺活量比值（FEV_1/FVC）<60%；最大通气量（MBC）<80%预计值等。

二、治疗原则

急性发作期和慢性迁延期患者，以控制感染及对症治疗（祛痰、镇咳、平喘）为主；临床缓解期，以加强锻炼，增强体质，避免诱发因素，预防复发为主。

1. 急性加重期治疗

（1）控制感染：根据病原菌类型和药物敏感情况选择药物治疗。

（2）镇咳、祛痰：常用药物有氯化铵、溴己新、喷托维林等。

（3）平喘：有气喘者可加用解痉平喘药，如氨茶碱和茶碱缓释剂，或长效 β_2 激动剂加糖皮质激素吸入。

2. 缓解期治疗

（1）戒烟，避免有害气体和其他有害颗粒的吸入。

（2）增强体质，预防感冒。

（3）反复呼吸道感染者，可试用免疫调节剂或中医中药。

三、护理措施

1. 环境

保持室内空气流通、新鲜，避免感冒受凉。

2. 饮食

合理安排食谱，给予高蛋白、高热量、高维生素、易消化的食物，多吃新鲜蔬菜、水果，避免过冷过热及产气食物，以防腹胀影响膈肌运动。注意食物的色、香、味。水肿及心力衰竭患者要限制钠盐的摄入，痰液较多者忌用牛奶类饮料，以防引起痰液黏稠不易排出。

3. 用药护理

遵医嘱使用抗炎、祛痰、镇咳药物，观察药物的疗效和不良反应。对痰液较多或年老体弱者以抗炎、祛痰为主，避免使用中枢镇咳药，如可待因，以免抑制咳嗽中枢，加重呼吸道阻塞，导致病情恶化。可待因有麻醉性中枢镇咳作用，适用于剧烈干咳者，有恶心、呕吐、便秘等不良反应，应用不当可能成瘾；喷托维林是非麻醉性中枢镇咳药，用于轻咳或少量痰液者，无成瘾性，有口干、恶心、头痛等不良反应；溴己新使痰液中黏多糖纤维断裂，痰液黏度降低，偶见恶心、转氨酶升高等不良反应，胃溃疡者慎用。

4. 保持呼吸道通畅

要教会患者排痰技巧，指导患者有效咳嗽的方法。每日定时给予胸部叩击或胸壁震颤，协助排痰。并鼓励患者多饮水，根据机体每日需要量、体温、痰液黏稠度，估计每日水分补充量，每日至少饮水1 500 mL，使痰液稀释，易于排出。痰多黏稠时可予雾化吸入，湿化呼吸道以促使痰液顺利咳出。

5. 改善呼吸状况

缩唇腹式呼吸；肺气肿患者可通过腹式呼吸以增强膈肌活动来提高肺活量，缩唇呼吸可减慢呼气，延缓小气道陷闭而改善呼吸功能，因而缩唇腹式呼吸可有效地提高患者的呼吸功能。患者取立位，亦可取坐位或卧位，一只手放在前胸，另一只手放在腹部，先缩唇，腹内收，胸前倾，由口徐徐呼气，此时切勿用力，然后用鼻吸气，并尽量挺腹，胸部不动。呼、吸时间之比为2 ∶ 1或3 ∶ 1，7～8次/分，每天锻炼2次，10～20分钟/次。

6. 心理护理

对年老患者应加强心理护理，帮助其克服年老体弱的悲观情绪。患者病程长加上家人对患者的支持也常随病情进展而显得无力，患者多有焦虑、抑郁等心理障碍。护士应聆听患者的倾诉，做好患者与家属的沟通、心理疏导，让患者进行适当的文体活动。引导其进行循序渐进的锻炼，如气功、太极拳、户外散步等，将有助于增强老年人的机体免疫能力，为患者创造有利于治疗、康复的最佳心理状态。

四、健康教育

1. 指导患者及其家属

了解疾病的相关知识，积极配合康复治疗。

2. 加强管理

（1）环境因素：消除及避免烟雾、粉尘和刺激性气体的吸入，避免接触过敏原或去空气污染、人多的公共场所；生活在空气清新、适宜温湿度、阳光充足的环境中，注意防寒避暑。

（2）个人因素：制订有效的戒烟计划；保持口腔清洁；被褥轻软、衣服宽大合身，沐浴时间不宜过长，防止晕厥等。

（3）饮食营养：足够的热量、蛋白质、维生素和水分，增强食欲。

3. 加强体育锻炼，增强体质，提高免疫能力

锻炼应量力而行、循序渐进，以患者不感到疲劳为宜；可进行散步、慢跑、太极拳、体操、有效的呼吸运动等。

4. 防止感染

室内用食醋 2～10 mL/m^2，加水 1～2 倍稀释后加热蒸熏，1 小时/次，每天或隔天 1 次，有一定的防止感冒作用。劝告患者在发病季节前应用气管炎疫苗、核酸等，从而增强免疫功能，以减少患者感冒和慢性支气管炎的急性发作。

5. 帮助患者加强身体的耐寒锻炼

耐寒锻炼需从夏季开始，先用手按摩面部，后用冷水浸毛巾拧干后擦头面部，渐及四肢。体质好、耐受力强者，可全身大面积冷水摩擦，持续到 9 月，以后继续用冷水按摩面颈部，最低限度冬季也要用冷水洗鼻部，以提高耐寒能力，预防和减少本病发作。

第五节　支气管哮喘

一、疾病概要

（一）概述

支气管哮喘简称哮喘，是一种以嗜酸性粒细胞、肥大细胞和 T 淋巴细胞等多种炎症细胞参与的气道慢性炎症性疾病。其炎症导致气道反应性增加，通常引起广泛性、可逆性的呼吸道阻塞症状。其表现特点为反复发作的喘息、呼气性呼吸困难，伴哮鸣音、胸闷、咳嗽等症状，可自行缓解或经治疗后缓解。

支气管哮喘是全球最常见的慢性病之一，全球约有 3 亿患者，我国的患病率为 1%～4%。成人男女患病率大致相同，儿童发病率高于成人，发达国家高于发展中国家，城市高于农村。约 40% 的患者有家族史。

（二）诊断及治疗要点

1. 诊断要点

（1）反复发作喘息、咳嗽、气促、胸闷，多与接触变应原、冷空气，呼吸道感染及运动等有关，常在夜间和（或）清晨发作或加剧。

（2）发作时在双肺可闻及散在或弥漫性，以呼气相为主的哮鸣音。

（3）上述症状、体征经抗哮喘治疗有效或自行缓解。

2. 治疗要点

（1）消除病因：过敏者脱离变应原，感染者控制感染。

（2）药物治疗：支气管舒张剂，主要用于缓解哮喘发作。主要作用是舒张支气管平滑肌，使痉挛的气道松弛、扩张，同时也具有抗炎等作用。①β_2受体激动剂：通过选择性刺激气道内的β_2肾上腺素能受体，松弛气道平滑肌，改善气道阻塞，是控制急性发作的首选药物。短效药，如沙丁胺醇、硫酸特布他林等，吸入后1~5分钟即可出现效应，疗效持续时间4~6小时；长效药，如盐酸丙卡特罗片、沙美特罗等，疗效持续时间12~24小时，适用于夜间哮喘。②茶碱类药物：通过抑制磷酸二酯酶，拮抗腺苷受体；刺激肾上腺素分泌，增强膈肌收缩，同时使支气管平滑肌松弛、气道扩张，减轻或缓解哮喘。常用氨茶碱。③抗胆碱药物：通过阻断胆碱能神经释放的乙酰胆碱而松弛支气管平滑肌、扩张气道，缓解哮喘；还具有抑制肥大细胞释放炎性介质、阻止炎症反应和抑制迷走神经兴奋引起的黏膜分泌增加作用，减少气道内的分泌物，减轻气道的堵塞。常用溴化异丙托品。

抗炎药：主要用于控制或预防哮喘发作。①糖皮质激素：通过抑制炎症细胞的迁移和活化，抑制细胞因子的生成和炎症介质的释放，具有抗炎、抗过敏、抗渗出等作用。吸入剂有氟替卡松；常用口服片剂，醋酸泼尼松龙片等；重症患者静脉滴注地塞米松或氢化可的松，待病情控制后逐渐减量，改为口服和吸入剂维持给药。糖皮质激素是目前最有效的抗炎药物。②色苷酸钠：是一种非糖皮质激素抗炎药，部分抑制肥大细胞释放介质，对其他炎症细胞释放介质亦有选择性地抑制。

其他药物：抗白三烯药物能够抑制白三烯的合成，阻断其生物活性，是一种安全有效的抗炎、抗哮喘药物，作为糖皮质激素吸入的替代疗法，治疗轻度持续性哮喘。

3. 重症哮喘治疗

（1）持续雾化吸入β_2受体激动剂等；氧疗；病情恶化缺氧不能纠正时，机械通气，必要时行气管切开，通畅气道。

（2）静脉滴注氨茶碱和糖皮质激素，如氢化可的松100~300 mg/d，待病情控制和缓解后激素再逐渐减量，改为口服维持给药。

（3）注意维持水、电解质平衡，纠正酸碱平衡失调；控制感染。

二、疾病护理

（一）护理评估

1. 健康史

询问患者过敏原接触史、感染史、个人史和家族史。了解患者有无吸入花粉、尘螨、动物皮屑，食入鱼、虾、蟹，服用盐酸普萘洛尔、阿司匹林药物等情况；了解患者有无感染、气候变化、运动、精神刺激等诱发因素；了解患者既往发作的情况；了解患者家族中有无哮喘等过敏性疾病史，以及本次发病经过、诊断和治疗情况。

2. 身体状况

（1）症状：哮喘发作前常有干咳、呼吸紧迫感、连打喷嚏、流泪等先兆表现；典型表现为发作性呼气性呼吸困难、伴胸闷和咳嗽，严重者被迫坐起或呈端坐呼吸，有哮鸣音。哮喘多在夜间或凌晨发作，也可在接触过敏原、病毒感染或情绪波动后迅速发作。哮喘症状可自行缓解或经治疗后缓解，缓解后无任何症状。可反复发作，每次发作短者仅数分钟，长者达数日或更长。哮喘根据其临床特点可分为内源性哮喘、外源性哮喘（表4-2）。

表4-2 哮喘的临床分型

鉴别点	内源性哮喘	外源性哮喘
发病年龄	成年	儿童和青少年
家族史、过敏史	有	无
诱因	感染	接触过敏原
临床表现	先有上呼吸道感染，逐渐出现哮喘。常年发病	起病前多有鼻发痒、喷嚏等过敏先兆症状，继之出现呼气性呼吸困难。呈可逆性反复发作
发病规律	间歇期长短不一，无规律性，多在冬季发病	发作常与季节有关，多在春秋季发病

续表

鉴别点	内源性哮喘	外源性哮喘
嗜酸性粒细胞	正常	增多
血清 IgE	正常	增加
过敏原皮试	阴性	阳性

（2）体征：哮喘发作时，胸部视诊可见颈静脉怒张，胸廓饱满呈吸气状；触诊语颤可减弱；叩诊呈过清音；听诊两肺可闻及哮鸣音，并发感染者闻及湿啰音。严重哮喘发作时，可见唇、指（趾）发绀，大汗淋漓，脉搏增快，奇脉，两肺满布哮鸣音。当患者处于危重状态时，由于呼吸无力或气道有严重阻塞时，哮鸣音则不明显，亦称为寂静胸或沉默胸。

（3）重症哮喘：亦称哮喘持续状态，指严重哮喘发作持续 24 小时以上，经一般支气管扩张剂治疗不能缓解。诱发重症哮喘的因素有：感染未控制、过敏原未消除、失水使痰液黏稠阻塞细支气管、治疗不当或突然停用糖皮质激素、精神过度紧张、并发自发性气胸或肺功能不全等。患者发作时表现为张口呼吸、端坐呼吸、发绀明显、大汗淋漓、烦躁不安。如病情不能控制，会出现呼吸衰竭和循环衰竭。

（4）分期：急性发作期，哮喘症状突然发生或加剧，呼吸困难，常因接触变应原或治疗不当所致。病情加重可在数小时内出现，严重者可在数分钟内危及生命。慢性持续期，哮喘症状持续间断存在。缓解期，哮喘症状消失，肺功能恢复，并持续 4 周以上。

（5）并发症：哮喘发作时，可发生自发性气胸、纵隔气肿、肺不张或肺炎；长期反复发作和感染，并发慢性支气管炎、肺气肿、支气管扩张和肺源性心脏病。

3. 心理—社会状况

哮喘发作时出现呼吸困难，造成患者焦虑、烦躁不安；若连续发作，则患者易对医护人员、家人和平喘药物产生依赖心理；若出现重症哮喘，患者易产生濒死感、恐惧感。哮喘缓解后，患者担心哮喘复发、不能痊愈而影响工作和生活；反复发作者易对治疗失去信心。

4. 辅助检查

（1）血常规检查：嗜酸性粒细胞升高，感染时白细胞总数和中性粒细胞百分比增高。

（2）肺功能检查：FEV、FEV_1/FVC、呼气峰流速（PEER）均显著减少，症状缓解后，上述指标明显改善。家庭中常用简易峰流速仪检测肺功能。

（3）动脉血气分析：哮喘发作时可有缺氧，表现为低氧血症并发代谢性酸中毒。由于过度通气，二氧化碳不潴留，可表现为呼吸性碱中毒。

（4）痰液检查：痰涂片可见较多嗜酸性粒细胞、尖棱结晶、黏液栓。

（5）胸部 X 线检查：哮喘发作期两肺透明度增高，呈过度充气状态；缓解期无异常；并发呼吸道感染，可见肺纹理增强和炎症浸润阴影。

（6）变应原检测：在缓解期，用可疑变应原做皮肤划痕或皮内试验，帮助寻找变应原，但应注意防止过敏反应。

（二）护理诊断与合作性问题

1. 低效性呼吸型态

与支气管狭窄、呼吸道阻塞有关。

2. 焦虑/恐惧

与哮喘发作时出现极度呼吸困难、濒死感、健康状态不佳有关。

3. 潜在并发症（呼吸衰竭）

与呼吸道阻塞等致缺氧和二氧化碳潴留有关。

（三）护理措施

1. 一般护理

（1）环境：保持室内空气流通、新鲜，维持室温在 18～22 ℃、湿度在 50%～70%；避免环境中的过敏原，不宜在室内放置花草及用羽毛枕头；避免房间内尘埃飞扬，避免吸入刺激性物质而导致哮喘发作。

（2）体位：发作时协助患者采取半卧位、坐位或端坐位，以利呼吸和减轻体力消耗。

（3）饮食：提供清淡、易消化、足够热量的饮食，避免进食硬、冷、油腻食物，不宜食用鱼、虾、蟹等易过敏食物。多饮水，保持大便通畅。

2. 病情观察

观察患者神志、面容、出汗、发绀、呼吸困难的程度等；了解病情和治疗效果。重症哮喘患者有专人护理，严密观察病情变化，监测动脉血气分析结果和肺功能指标等。

3. 配合治疗护理

（1）吸氧：哮喘发作时，PaO_2 有不同程度的下降，遵医嘱给予吸氧，2～4 L/min，伴有高碳酸血症时，低流量（1～2 L/min）低浓度吸氧。吸氧时注意呼吸道的湿化和通畅，避免气道干燥和寒冷气流的刺激而导致气道痉挛。

（2）补充体液、促进排痰：补液是纠正失水，稀释痰液、促进排痰、改善通气的最有效方法。若无心、肾功能不全，鼓励患者饮水 2～3 L/d。重症哮喘者静脉补液，纠正失水，一般补液量为 2～3 L/d，滴速以 30～50 滴/分为宜，避免单位时间内输液过多而诱发心力衰竭。若痰液黏稠不易排出时，用雾化吸入，辅以拍背，促进痰液排出；但不宜用超声雾化吸入，因颗粒过小使较多的雾滴进入肺泡，或过饱和的雾液进入支气管，刺激支气管痉挛，加重哮喘症状。

（3）用药护理：常用给药方法有吸入法、口服给药和静脉注射。由于吸入法给药药物直接作用于局部，起效快、全身不良反应小，常作为首选用药方法。

使用气雾剂吸入治疗是治疗哮喘的有效方法之一，吸入治疗的效果与吸入装置及正确的使用方法有关。

压力定量气雾吸入器（MDI）：是由药物、推进剂、表面活性物质或润滑剂三种成分组成。使用此种吸入装置的气雾剂有硫酸沙丁胺醇气雾剂、硫酸特布他林气雾剂、异丙托溴铵气雾剂、丙酸倍氯米松气雾剂、丙酸氟替卡松吸入气雾剂、布地奈德气雾剂等。使用方法为：①移去套口的盖，使用前轻摇储药罐使之混匀；②头略后仰并缓慢地呼气，尽可能呼出肺内空气；③将吸入器吸口紧紧含在口中，并屏住呼吸，以示指和拇指紧按吸入器，使药物释出，并同时做与喷药同步的缓慢深吸气，最好大于 5 秒（有的装置带笛声，没有听到笛声则表示未将药物吸入）；④尽量屏住呼吸 5～10 秒，使药物充分分布到下气道，以达到良好的治疗效果；⑤盖子套回喷口上；⑥用清水漱口，去除上咽部残留的药物。

干粉吸入器：是通过使用者主动吸入空气的动能分散药物微粒，干雾颗粒的流速与使用者的吸气流速相吻合。国内常用的干粉吸入器有三种：第一种为储存剂量型涡流式干粉吸入器，俗称都保，如布地奈德都保、富马酸福莫特罗粉吸入剂。第二种为旋蝶式干粉吸入器，如必酮蝶和喘宁蝶。第三种为准纳器，如舒利迭。

都保的使用方法：①旋转并移去瓶盖；②检查剂量指示窗，看是否还有足够剂量的药物；③一手拿都保，另一手握住底盖，先向右转到底再向左转到底，听到"咔"一声，即完成一次剂量的充填；④吸入之前，先轻轻地呼出一口气（勿对吸嘴吹气），将吸嘴含于口中，并深深地吸口气，即完成一次吸入动作；⑤吸药后屏气 5～10 秒；⑥用完后将瓶盖盖紧。

旋蝶式干粉吸入器的使用方法：此类吸入装置是专为吸入使用而设，配备一个蝶式吸纳器。必酮蝶和喘宁蝶的每个小泡内盛有非常细微的相应药物，由双层箔片保护着，8 个小泡有规律地分布在蝶上。使用时将蝶片放入旋蝶式干粉吸入器内，吸入器上的刺针会刺穿蝶片上的一个小泡，将里面的药物粉末放在蝶式吸入器里，患者只需轻轻一吸（即使吸气速率极低），便可以将药物送到肺部。这对儿童和老年人来说也是很容易操作的。

准纳器的使用方法：①一只手握住准纳器外壳，另一只手拇指向外推准纳器的滑动杆直至发出咔嗒声，表明准纳器已做好吸药的准备；②握住准纳器并使远离嘴，在保证平稳呼吸的前提下，尽量呼气；③将吸嘴放入口中，深深地平稳地吸气，将药物吸入口中，屏气约 10 秒；④拿出准纳器，缓慢恢复呼气，关闭准纳器（听到咔嗒声表示关闭）。

药物不良反应：

$β_2$ 受体激动剂：出现头痛、头昏、心悸或心律失常等不良反应，特别在用量大或静脉滴注速度快时出现，停药后消失。患者按需用药，不宜长期用药，以免出现药物耐受。使用气雾剂时，指导患者在用药时深吸气，吸气后屏气几秒钟，使药物吸入细小支气管以发挥更好的效果。原发性高血压病、糖尿病、甲状腺功能亢进、心肌缺血、心功能不全及老年人慎用或不用。

茶碱类药物：常见不良反应是恶心、呕吐、头痛、兴奋、失眠、心悸、严重心律失常等，其反应有很大的个体差异，患者应以常规剂量为基准，根据个体反应稍作调整。

糖皮质激素：部分患者吸入后出现声音嘶哑、口腔念珠菌感染或咽喉肿痛等，指导患者在喷药后及时、充分漱口；长期口服激素引起或加重消化道溃疡、骨质疏松等，应注意预防。

4. 心理护理

哮喘发作时患者精神紧张、烦躁、恐惧，而不良情绪常会诱发或加重哮喘发作。应提供良好的心理支持，尽量守护在患者床旁，或允许患者家属陪伴，多安慰患者，使其产生信任和安全感：发作时常伴有背部发胀、发凉感觉，采用背部按摩法使患者感觉通气轻松，并通过暗示、诱导或现身说法等方式使患者身心放松，情绪稳定，有利于症状缓解。

（四）护理目标及评价

患者呼吸困难减轻，能有效咳痰，保持呼吸道通畅，情绪稳定，无并发症发生。

三、健康教育

1. 疾病知识指导

向患者说明避免接触或吸入过敏原的重要性，减少与空气中变应原的接触。戒烟、避免被动吸烟和预防上呼吸道感染。教会患者正确使用定量气雾吸入器和超声波雾化吸入器。

2. 生活指导

避免食用易诱发哮喘发作的食物，如牛奶、鱼、虾等；鼓励多饮水；锻炼身体，增强体质；保持乐观情绪，避免身心过劳。

3. 用药指导

指导患者熟悉哮喘发作的先兆及相应的处理方法；了解支气管舒张剂的作用和不良反应。

第六节　支气管扩张

支气管扩张是指直径大于 2 mm 的支气管由于管壁的肌肉和弹性组织破坏引起的慢性异常扩张。主要由于支气管及其周围组织的慢性炎症和支气管阻塞，引起支气管管壁肌肉和弹性组织的破坏，导致支气管管腔扩张和变形。临床上主要表现为慢性咳嗽伴大量脓痰和（或）反复咯血。

婴幼儿麻疹、百日咳、支气管肺炎等感染，是支气管-肺组织感染和阻塞所致的支气管扩张最常见的原因。随着人民生活水平的提高，麻疹、百日咳疫苗的预防接种，以及抗生素的临床应用，使本病的发病率大为降低。

一、护理评估

（一）健康史

详细询问患者既往是否有麻疹、百日咳、支气管肺炎迁延不愈；有无反复发作的呼吸道感染病史。

（二）身体状况

1. 主要症状

（1）慢性咳嗽、大量脓痰：咳嗽、咳痰与体位改变有关，晨起及晚间卧床改变体位时咳嗽明显、痰量增多。感染急性发作时，黄绿色脓痰明显增加，一日达数百毫升；如有厌氧菌混合感染时，痰有恶臭味，呼吸有臭味。痰液收集于玻璃瓶中静置后分为四层：上层为泡沫，下悬脓性成分，中层为浑浊黏液，下层为坏死组织沉淀物。

（2）反复咯血：50%～70%的患者反复咯血，量不等，从痰中带血至大咯血，咯血量与病情程度、病变范围不一致。部分患者仅有反复咯血，临床上称为“干性支气管扩张”，常见于结核性支气管扩张，病变多发生在引流良好的上叶支气管，且不易感染。

（3）反复肺部感染：其特征是同一肺段反复发生肺炎并迁延不愈。这是由于扩张的支气管清除分泌物的功能丧失，引流差，易于反复发生感染。

（4）全身中毒症状：反复的肺部感染引起全身中毒症状，出现间歇发热或高热、乏力、食欲减退、盗汗、消瘦、贫血等，严重者出现气促或发绀。

2. 体征

早期或干性支气管扩张无异常肺部体征。典型体征是在两肺下方持续存在的粗、中湿啰音，咳嗽、咳痰后啰音可暂时消失，以后又出现。结核引起的支气管扩张，湿啰音多位于肩胛间区；有时可伴哮鸣音。部分慢性患者可出现杵状指（趾）、贫血，肺功能严重下降的患者活动后可出现发绀等。

（三）心理—社会状况

支气管扩张是长期反复感染的慢性疾病，病程长，发病年龄较轻，给患者的学习、工作，甚至婚姻问题带来影响，尤其病情迁延反复，检查治疗收效不显著，患者出现悲观、焦虑情绪；痰多、有口臭的患者，在心理上产生极大压力，表现为自卑、孤独、回避。若突然大咯血时，又可出现精神紧张、恐惧等表现。

（四）辅助检查

（1）胸部X线检查：早期轻者有一侧或双侧肺纹理增多、增粗现象；典型X线表现为粗乱肺纹理中有多个不规则的蜂窝状透亮阴影，或沿支气管的卷发状阴影，感染时阴影内出现液平面。

（2）胸部CT检查：显示管壁增厚的柱状扩张，或成串成簇的囊样改变。

（3）支气管造影：是诊断支气管扩张的主要依据，可确诊本病，确定病变部位、性质、范围、严重程度，为治疗或手术切除提供重要参考依据。

（4）纤维支气管镜检查：明确出血、扩张或阻塞部位，还可进行活检、局部灌洗、局部止血，取冲洗液做微生物检查。

（5）实验室检查：继发肺部感染时白细胞总数和中性粒细胞增多。痰涂片或培养发现致病菌。

二、治疗原则

其原则是控制呼吸道感染，保持呼吸道引流通畅，处理咯血，必要时手术治疗。

1. 控制感染

是急性感染期的主要治疗措施。急性感染时根据病情、痰培养及药物敏感试验选用合适抗生素控制感染。

2. 加强痰液引流

痰液引流和抗生素治疗同样重要，可保持气道通畅，减少继发感染和减轻全身中毒症状。主要治疗方法有物理治疗法、药物祛痰法、纤维支气管镜吸痰法等。

3. 手术治疗

适用于病灶范围较局限，全身情况较好，经药物治疗仍有反复大咯血或感染者。根据病变范围行肺段或肺叶切除术；病变范围广泛或伴有严重心、肺功能障碍者不宜手术治疗。

4. 咯血处理

少量咯血给予药物止血；大量咯血时常用垂体后叶素缓慢静脉注射，经药物治疗无效者，行支气管动脉造影，根据出血小动脉的定位，注入吸收性明胶海绵或聚乙烯醇栓，或行栓塞止血。

三、护理措施

1. 一般护理

（1）急性感染或病情严重者卧床休息；保持室内空气流通，维持适宜的温度、湿度，注意保暖；使用防臭、除臭剂，消除室内异味。避免到空气污染的公共场所，戒烟，避免接触呼吸道感染患者。

（2）加强营养，摄入总热量以不低于3 000 kcal/d 为宜，指导患者多进食肉类、蛋类、豆类及新鲜蔬菜、水果等高蛋白、高热量及富含维生素和矿物质的饮食，增强机体抵抗力；高热者给予物理降温，鼓励患者多饮水，保证摄入足够的水分，饮水量在 1.5～2 L/d，利于痰液稀释，易于咳出。大咯血时应暂禁食。

2. 病情观察

观察患者咳痰的量、颜色、黏稠度及痰液的气味，咳嗽、咳痰与体位的关系；有无咯血，以及咯血的量、性质；有无胸闷、气急、烦躁不安、面色苍白、神色紧张、出冷汗等异常表现，并密切观察患者体温、心率、呼吸、血压的变化，警惕窒息的发生。

3. 体位引流护理

体位引流是利用重力作用促使呼吸道分泌物流入支气管、气管排出体外。有助于排除积痰，减少继发感染和全身中毒症状。对痰多、黏稠而不易排出者，其作用有时不亚于抗生素，具体措施如下。

（1）引流前向患者说明体位引流的目的及操作过程，消除顾虑，取得患者的合作。

（2）根据病变部位及患者自身体验，采取相应体位。原则上抬高患肺位置，使引流支气管开口向下，同时辅以拍背，以借重力作用使痰液流出。

（3）引流宜在饭前进行，以免饭后引流导致呕吐。引流 1～3 次/天，15～20 分钟/次，时间安排在早晨起床时、晚餐前及睡前。

（4）引流过程中鼓励患者做深呼吸及有效咳嗽，以利于痰液排出；同时注意观察患者反应，如出现咯血、头晕、发绀、呼吸困难、出汗、疲劳等症状，及时停止。

（5）对痰液黏稠者，先用生理盐水超声雾化吸入或服用祛痰药（氯化铵、溴己新等），以稀释痰液，提高引流效果。

（6）引流完毕，给予清水漱口，去除痰液气味，保持口腔清洁，记录排出的痰量和性质，必要时送检。引流过程中应有护士或家人的协助。

4. 预防咯血窒息的护理

（1）嘱少量咯血患者卧床休息，大咯血者绝对卧床休息，取侧卧位或头侧平卧位，避免窒息。

（2）准备好抢救物品（如吸引器、氧气、气管插管、气管切开包、鼻导管、喉镜、止血药、呼吸兴奋剂、升压药及备血等）。

（3）如果发现患者咯血时突然出现胸闷、气急、发绀、烦躁、神色紧张、面色苍白、冷汗、突然坐起等，应怀疑患者发生了窒息，立即通知医师；同时让患者侧卧取头低脚高位，轻拍背部，协助将血咯出；无效时可直接用鼻导管抽吸，必要时行气管插管或气管切开，以解除呼吸道梗阻。

（4）发生大咯血时，安慰患者，嘱其保持镇静，不能屏气，将血轻轻咯出。

5. 心理护理

以尊重、亲切的态度，多与患者交谈，给予心理支持，帮助患者树立治疗信心，消除紧张、焦虑情绪；发生大咯血时，守护在患者身边，安慰患者，轻声、简要解释病情，减轻患者的紧张情绪，消除恐惧感，告知患者心情放松有利止血，并配合治疗。

四、健康教育

（1）做好麻疹、百日咳等呼吸道传染性疾病的预防接种工作，积极防治支气管肺炎、肺结核等呼吸道感染；治疗上呼吸道的慢性病灶，如扁桃体炎、鼻窦炎、龋齿等，减少呼吸道反复感染的机会。急性感染期，选用有效的抗生素，以防止病情加重。注意口腔清洁卫生，用复方硼酸溶液漱口，一日数次。痰液经灭菌处理或焚烧。

（2）锻炼身体，避免受凉，减少刺激性气体吸入，务必戒烟。

（3）教会患者体位引流的方法和选择体位的原则，如两上肺叶的病变，选择坐位或头高脚低的卧位；中、下肺叶的病变，选择头低脚高的健侧卧位。体位的选择不宜刻板，患者还可根据自身体验（有利于痰液排除的体位）选择最佳的引流体位。指导患者和家属掌握有效咳嗽、雾化吸入的方法，观察感染，咯血等症状，以及引流过程中不良反应的处理，一旦症状加重，及时就诊。

（4）向患者说明咯血量的多少与病情程度不一定成正比，咯血时不要惊慌，及时就诊。

（5）对合并肺气肿者应进行呼吸功能锻炼。

第五章

消化系统疾病护理

第一节 胃食管反流病

胃食管反流病（GERD）是一种因胃和（或）十二指肠内容物反流入食管引起胃灼热、反流、胸痛等症状和（或）组织损害的综合征，包括食管综合征和食管外综合征。食管综合征有典型反流综合征、反流胸痛综合征及伴食管黏膜损伤的综合征，如反流性食管炎（RE）、反流性狭窄、Barrett 食管（BE）及食管腺癌。食管外综合征有反流性咳嗽综合征、反流性喉炎综合征、反流性哮喘综合征及反流性蛀牙综合征，还可能有咽炎、鼻窦炎、特发性肺纤维化及复发性中耳炎。

根据内镜下表现的不同，GERD 可分为非糜烂性反流病（NERD）、RE 及 BE，我国 60%～70% 的 GERD 表现为 NERD。

一、病因及发病机制

与 GERD 发生有关的机制包括抗反流防御机制的削弱、食管黏膜屏障的完整性破坏及胃十二指肠内容物反流对食管黏膜的刺激等。

（一）抗反流机制的削弱

抗反流机制的削弱是 GERD 的发病基础，包括下食管括约肌（LES）功能失调、食管廓清功能下降、食管组织抵抗力损伤、胃排空延迟等。

1. LES 功能失调

LES 功能失调在 GERD 发病中起重要作用，其中 LES 压力降低、一过性下食管括约肌松弛（TLESR）及裂孔疝是引起 GERD 的 3 个重要因素。

LES 正常长 3～4 cm，维持 10～30 mmHg 的静息压，是重要的抗反流屏障。当 LES 压力 <6 mmHg 时，即易出现胃食管反流。即使 LES 压力正常，也不一定就没有胃食管反流。近来的研究表明，TLESR 在 GERD 的发病中有重要作用。TLESR 是指非吞咽情况下 LES 发生自发性松弛，可持续 8～10 秒，常于吞咽时 LES 松弛，并常伴胃食管反流。TLESR 是正常人生理性胃食管反流的主要原因，目前认为 TLESR 是小儿胃食管反流的最主要因素，胃扩张（餐后、胃排空异常、空气吞入）是引发 TLESR 的主要刺激因素。裂孔疝破坏了正常抗反流机制的解剖和生理，使 LES 压力降低并缩短了 LES 长度，削弱了膈肌的作用，并使食管蠕动减弱，故食管裂孔疝是胃食管反流重要的病理生理因素。

2. 食管、胃功能下降

（1）食管：健康人食管借助正常蠕动可有效清除反流入食管的胃内容物。GERD 患者由于食管原发和继发蠕动减弱，无效食管运动发生率高，有如硬皮病样食管，致食管廓清功能障碍，不能有效廓清反流入食管的胃内容物。

（2）胃：胃轻瘫或胃排空功能减弱，胃内容物大量潴留，胃内压增加，导致胃食管反流。

（二）食管黏膜屏障

食管黏膜屏障是食管黏膜上皮抵抗反流物对其损伤的重要结构，包括食管上皮前（黏液层、静水

层和黏膜表面 HCO_3^- 所构成的物理化学屏障)、上皮（紧密排列的多层鳞状上皮及上皮内所含负离子蛋白和 HCO_3^- 可阻挡和中和 H^+）及上皮后（黏膜下毛细血管提供 HCO_3^- 中和 H^+）屏障。当屏障功能受损时，即使是正常反流亦可致食管炎。

（三）胃十二指肠内容物反流

胃食管反流时，含胃酸、胃蛋白酶的胃内容物，甚至十二指肠内容物反流入食管，引起胃灼热、反流、胸痛等症状，甚至导致食管黏膜损伤。难治性 GERD 常伴有严重的胃食管反流。Vaezi 等发现，混合反流可导致较单纯反流更为严重的黏膜损伤，两者可能存在协同作用。

二、流行病学

GERD 是一种常见病，在世界各地的发病率不同，欧美发病率为 10%～20%，在南美约为 10%，亚洲发病率约为 6%。无论在西方还是在亚洲，GERD 的发病率均呈上升趋势。

三、病理

RE 的病理改变主要有食管鳞状上皮增生，黏膜固有层乳头向表面延伸，浅层毛细血管扩张、充血和（或）出血，上皮层内中性粒细胞和淋巴细胞浸润，严重者可有黏膜糜烂或溃疡形成。慢性病变可有肉芽组织形成、纤维化以及 Barrett 食管改变。

四、临床表现

GERD 的主要临床表现包括以下内容。

（一）食管表现

1. 胃灼热

是指胸骨后的烧灼样感觉，是 GERD 最常见的症状。胃灼热的严重程度不一定与病变的轻重程度一致。

2. 反流

反流指胃内容物反流入口中或下咽部的感觉，此症状多在胃灼热、胸痛之前发生。

3. 胸痛

胸痛作为 GERD 的常见症状，日渐受到临床的重视。可酷似心绞痛，对此有时单从临床很难作出鉴别。胸痛的程度与食管炎的轻重程度无平行关系。

4. 吞咽困难

指患者能感觉到食物从口腔到胃的过程发生障碍，吞咽困难可能与咽喉部的发胀感同时存在。引起吞咽困难的原因很多，包括与反流有关的食管痉挛、食管运动功能障碍、食管瘢痕狭窄及食管癌等。

5. 上腹痛

也可以是 GERD 的主要症状。

（二）食管外表现

1. 咽喉部表现

如慢性喉炎、慢性声嘶、发音困难、声带肉芽肿、咽喉痛、流涎过多、癔球症、颈部疼痛、牙周炎等。

2. 肺部表现

如支气管炎、慢性咳嗽、慢性哮喘、吸入性肺炎、支气管扩张、肺脓肿、肺不张、咯血及肺纤维化等。

五、相关检查

（一）上消化道内镜

对 GERD 患者，内镜检查可确定是否有 RE 及病变的形态、范围与程度；同时可取活体组织进行病理学检查，明确有无 BE、食管腺癌；还可进行有关的治疗。但内镜检查不能观察反流本身，内镜下的食管炎也不一定都由反流引起。

洛杉矶分级是目前国际上最为广泛应用的内镜 RE 分级方案，根据内镜下食管黏膜破损的范围和形状，将 RE 划分为 A ~ D 级（图 5-1）。

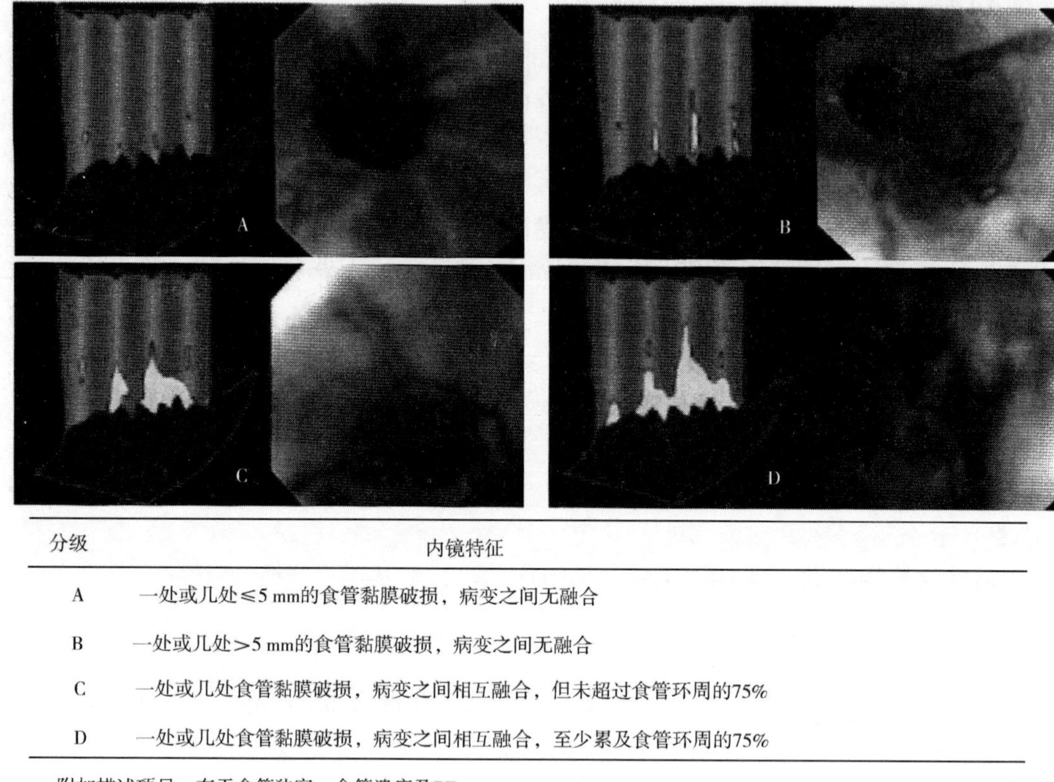

分级	内镜特征
A	一处或几处≤5 mm的食管黏膜破损，病变之间无融合
B	一处或几处>5 mm的食管黏膜破损，病变之间无融合
C	一处或几处食管黏膜破损，病变之间相互融合，但未超过食管环周的75%
D	一处或几处食管黏膜破损，病变之间相互融合，至少累及食管环周的75%

附加描述项目：有无食管狭窄、食管溃疡及BE。

图 5-1　GERD 内镜分级

（二）其他检查

1. 24 小时食管 pH 监测

是最好的定量监测胃食管反流的方法，已作为 GERD 诊断的金标准。最常使用的指标是 pH < 4 总时间（%）。该方法有助于判断反流的有无及其和症状的关系，以及疗效不佳的原因。其敏感性与特异性分别为 79% ~ 90% 和 86% ~ 100%。该检查前 3 ~ 5 天停用改变食管压力的药物（胃肠动力剂、抗胆碱能药物、钙通道阻断剂、硝酸盐类药物、肌肉松弛剂等）、抑制胃酸的药物（PPI、H_2RA、抑酸药）。

近年无绳食管 pH 胶囊（bravo 胶囊）的应用使食管 pH 监测更为方便，易于接受，且可行食管多部位（远端、近端及下咽部等）及更长时间（48 ~ 72 小时）的监测。

2. 食管测压

可记录 LES 压力、显示频繁的 TLESR 和评价食管体部的功能。单纯用食管压力来诊断胃食管反流并不十分准确，其敏感性约 58%，特异性约 84%。因此，并非所有的 GERD 患者均需做食管压力测定，仅用于不典型的胸痛患者或内科治疗失败考虑用外科手术抗反流者。

3. 食管阻抗监测

通过监测食管腔内阻抗值的变化来确定是液体或气体反流。目前食管腔内阻抗导管均带有 pH 监测通道，可根据 pH 和阻抗变化进一步区分酸反流（pH <4）、弱酸反流（pH 在 4 ~ 7）以及弱碱反流（pH >7），用于 GERD 的诊断，尤其有助于对非酸反流为主的 NERD 患者的诊断、抗反流手术前和术后的评估、难治性 GERD 病因的寻找、不典型反流症状的 GERD 患者的诊断以及确诊功能性胃灼热患者。

4. 食管胆汁反流测定

用胆汁监测仪（bilitec 2000）测定食管内胆红素含量，从而了解有无十二指肠胃食管反流。现有的 24 小时胆汁监测仪可得到胆汁反流次数、长时间反流次数、最长反流时间和吸收值≥0. 14 的总时间及其百分比，从而对胃食管反流作出正确的评价。因采用比色法检测，必须限制饮食中的有色物质。

5. 上胃肠道 X 线钡餐

对观察有无反流及食管炎均有一定的帮助，还有助于排除其他疾病和发现有无解剖异常，如膈疝，有时上胃肠道钡餐检查还可发现内镜检查没有发现的、轻的食管狭窄，但钡餐检查的阳性率不高。

6. 胃—食管放射性核素闪烁显像

此为服用含放射性核素流食后以 γ 照相机检测放射活性反流的技术。本技术有 90% 的高敏感性，但特异性低，仅为 36% 。

7. GERD 诊断问卷

让疑似 GERD 患者回顾过去 4 周的症状以及症状发作的频率，并将症状由轻到重分为 0 ~5 级，评估症状程度，总分超过 12 分即可诊断为 GERD。

8. 质子泵抑制剂（PPI）试验

对疑似 GERD 的患者，可服用标准剂量 PPI，每天 2 次，用药时间为 1 ~2 周。患者服药后 3 ~7 天，若症状消失或显著好转，本病诊断可成立。其敏感性和特异性均可达 60% 以上。但本试验不能鉴别恶性疾病，且可因用 PPI 而掩盖内镜所见。

9. 超声诊断

超声诊断直观性好，诊断敏感性高，并且对患者的损伤性小。B 超诊断 GERD 标准为至少在 2 次不同时间内观察到反流物充满食管下段和胃与食管间液体来回移动。

六、诊断

由于 GERD 临床表现多种多样，症状轻重不一，有的患者可能有典型的反流症状，但内镜及胃食管反流检测无异常；而有的患者以其他器官系统的症状为主要表现，给 GERD 的诊断造成一定的困难。因此，GERD 的诊断应结合患者的症状及实验室检查综合判断。

1. RE 的诊断

有胃食管反流的症状，内镜可见累及食管远端的食管炎，排除其他原因所致的食管炎。

2. NERD 的诊断

有胃食管反流的症状，内镜无食管炎改变，但实验室检查有胃食管反流的证据，如：①24 小时食管 pH 监测阳性；②食管阻抗监测、食管胆汁反流测定、静息放射性核素检查或钡餐检查显示胃食管反流；③食管测压示 LES 压力降低或 TLESR，或食管体部蠕动波幅降低。

七、治疗

胃食管反流病的治疗目标为充分缓解症状，治愈食管炎，维持症状缓解和胃镜检查的缓解，治疗或预防并发症。

（一）GERD 的非药物治疗

非药物治疗指生活方式的指导，避免一切引起胃食管反流的因素等。如要求患者饮食不宜过饱；忌烟、酒、咖啡、巧克力、酸食和过多脂肪；避免餐后立即平卧。对仰卧位反流，抬高床头 10 cm 就可减轻症状。对于立位反流，有时只要患者穿宽松衣服，避免牵拉、上举或弯腰就可减轻。超重者在减肥后症状会有所改善。某些药物能降低 LES 的压力，导致反流或使其加重，如抗胆碱能药物、钙通道阻断剂、硝酸盐类药物、肌肉松弛剂等，对 GERD 患者尽量避免使用这些药物。

（二）GERD 的药物治疗

1. 抑酸药

抑酸药是治疗 GERD 的主要药物，主要包括 PPI 和 H_2 受体拮抗剂（H_2RA）。PPI 症状缓解最快，对食管炎的治愈率最高。虽然 H_2RA 疗效低于 PPI，但在一些病情不是很严重的 GERD 患者中，采用 H_2RA 仍是有效的。

2. 促动力药

促动力药可用于经过选择的患者，特别是作为酸抑制治疗的一种辅助药物。对大多数 GERD 患者，目前应用的促动力药不是理想的单一治疗药物。

（1）多巴胺受体拮抗剂：此类药物能促进食管、胃的排空，增加 LES 的张力。此类药物包括甲氧氯普胺（metoclopramide）和多潘立酮（domperidone），常用剂量为 10 mg，每天 3～4 次，睡前和餐前服用。前者如剂量过大或长期服用，可导致锥体外系神经症状，故老年患者慎用；后者长期服用亦可致高催乳素血症，产生乳腺增生、泌乳和闭经等不良反应。

（2）非选择性 5-HT_4 受体激动剂：此类药能促进肠肌丛节后神经释放乙酰胆碱而促进食管、胃的蠕动和排空，从而减轻胃食管反流。目前常用的为莫沙必利，常用剂量为 5 mg，每天 3～4 次，饭前 15～30 分钟服用。

（3）伊托必利：此类药可通过阻断多巴胺 D_2 受体和抑制胆碱酯酶的双重功能，起到加速胃排空、改善胃张力和敏感性、促进胃肠道动力的作用。该药消化道特异性高，对心脏、中枢神经系统、泌乳素分泌的影响小，在 GERD 治疗方面具有长远的优势。常用剂量为 50 mg，每天 3～4 次，饭前 15～30 分钟服用。

3. 黏膜保护剂

对控制症状和治疗反流性食管炎有一定疗效。常用的药物有硫糖铝 1 g，每天3～4 次，饭前 1 小时及睡前服用；铝碳酸镁 1 g，每天 3～4 次，饭前 1 小时及睡前服用，具有独特的网状结构，既可中和胃酸，又可在酸性环境下结合胆汁酸，对于十二指肠胃食管反流有较好的治疗效果。枸橼酸铋钾盐（TDB），480 mg/d，分 2～4 次于饭前及睡前服用。

4. γ-氨基丁酸（GABA）受体抑制剂

由于 TLESR 是发生胃食管反流的主要机制，因此 TLESR 成为治疗的有效靶点。对动物及人类研究显示，GABA 受体抑制剂巴氯芬（baclofen）可抑制 TLESR，可能是通过抑制脑干反射而起作用的。巴氯芬对 GERD 患者既有短期作用，又有长期作用，可显著减少反流次数和缩短食管酸暴露时间，还可明显改善十二指肠胃食管反流及其相关的反流症状，是目前控制 TLESR 发生率最有前景的药物。

5. 维持治疗

因为 GERD 是一种慢性疾病，持续治疗对控制症状及防止并发症是适当的。

（三）GERD 的内镜抗反流治疗

为了避免 GERD 患者长期需要药物治疗及手术治疗风险大的缺点，内镜医师在过去的几年中在内镜治疗 GERD 方面做出了不懈的努力，通过这种方法改善 LES 的屏障功能，发挥其治疗作用。

1. 胃镜下腔内折叠术

该方法是将一种缝合器安装在胃镜前端，于直视下在齿状线下缝合胃壁组织，形成褶皱，增加贲门口附近紧张度、“延长腹内食管长度”及形成皱褶，以阻挡胃肠内容物的反流。包括黏膜折叠方法或全层折叠方法。

2. 食管下端注射法

指内镜直视下环贲门口或食管下括约肌肌层注射无活性低黏度膨胀物质，增加 LES 的功能。

3. 内镜下射频治疗

该方法是将射频治疗针经活检孔道送达齿状线附近，刺入食管下端的肌层进行热烧灼，使肌层“纤维化”，增加食管下端张力。

内镜治疗 GERD 的安全性及可能性已经多中心研究所证明，且显示大部分患者可终止药物治疗，但目前仍缺乏严格的大样本多中心对照研究。

（四）GERD 的外科手术治疗

对 GERD 患者行外科手术治疗时，必须掌握严格的适应证，主要包括：①需长期用药维持，且用药后症状仍然严重者；②出现严重并发症，如出血、穿孔、狭窄等，经药物或内镜治疗无效者；③伴有严重的食管外并发症，如反复并发肺炎、反复发作的难以控制的哮喘、咽喉炎，经药物或内镜治疗无效者；④疑有恶变倾向的 BE；⑤严重的胃食管反流而不愿终生服药者；⑥仅对大剂量质子泵抑制剂起效的年轻患者，如有严重并发症（出血、狭窄、BE）。

临床应用过的抗反流手术方法较多。目前治疗 GERD 的手术常用 Nissen 胃底折叠术、Belsey 胃底部分折叠术。各种抗反流手术治疗的效果均应通过食管 24 小时的 pH 测定、内镜及临床表现进行综合评价。

近十几年来，腹腔镜抗反流手术得到了长足的发展。腹腔镜胃底折叠术是治疗 GERD 疗效确切的方法，是治疗 GERD 的主要选择之一，尤其对于年轻、药物治疗效果不佳、伴有裂孔疝的患者。与常规开放手术相比较，腹腔镜手术具有创伤小、术后疼痛轻和患者恢复快的优点，特别适用于年老体弱、心肺不佳的患者。但最近的研究显示，术后并发症高达 30%，包括吞咽困难、不能打嗝、腹泻及肛门排气等。约 62% 的患者在接受抗反流手术 10 年后仍需服用 PPI 治疗。因此，内科医师在建议 GERD 患者行腹腔镜胃底折叠术前应注意这些并发症，严格选择患者。

（五）并发症的治疗

1. 食管狭窄的治疗

早期给予有效的药物治疗是预防 GERD 患者食管狭窄的重要手段。内镜扩张疗法是治疗食管狭窄所致吞咽困难的有效方法。扩张疗法所需食管扩张器有各型探条、气囊、水囊及汞橡胶扩张器等。常将食管直径扩张至 14 mm 或 44F。患者行有效的扩张食管治疗后，应用 PPI 或 H_2RA 维持治疗，避免食管再次狭窄。手术是治疗食管狭窄的有效手段。常在抗反流术前或术中同时使用食管扩张疗法。

2. BE 的治疗

（1）药物治疗：长期 PPI 治疗不能缩短 BE 的病变长度，但可促进部分患者鳞状上皮再生，降低食管腺癌发生率。选择性 COX-2 抑制剂有助于减少患食管癌，尤其是腺癌的风险。

（2）内镜治疗：目前常采用的内镜治疗方法有各种方式的内镜消融治疗和内镜下黏膜切除术等。适应证为伴有异型增生和黏膜内癌的 BE 患者，超声内镜检查有助于了解病变的深度，有助于治疗方式的选择。

（3）手术治疗：对已证实有癌变的 BE 患者，原则上应手术治疗。手术方法同食管癌切除术，胃肠道重建多用残胃或结肠，少数用空肠。

（4）抗反流手术：包括外科手术和内镜下抗反流手术。虽然能在一定程度上改善 BE 患者的反流症状，但不能影响其自然病程，远期疗效有待证实。

八、护理评估

（一）健康史

询问患者症状出现的时间、频率和严重程度；了解患者饮食习惯，如有无进食高脂食物、含咖啡因饮料等；有无烟酒嗜好；有无肥胖及其他疾病，是否服用对下食管括约肌压力有影响的药物等。

（二）身体评估

胃食管反流病的临床表现多样，轻重不一。

1. 反流症状

如反酸、反食、嗳气等。常于餐后特别是饱餐后、平卧时发生，有酸性液体或食物从胃及食管反流到口咽部。反酸常伴胃灼热，是胃食管反流病最常见的症状。

2. 反流物刺激食管引起的症状

如胃灼热、胸痛、吞咽痛等。胃灼热是一种胸骨后发热、烧灼样不适，常于餐后（尤其是饱食或脂肪餐）1 小时出现，躯体前屈或用力屏气时加重，站立或坐位时或服用抗酸药物后可缓解。一般认为是由于酸性反流物刺激食管上皮下的感觉神经末梢所致。反流物也可刺激机械感受器引起食管痉挛性疼痛，严重者可放射到颈部、后背、胸部，有时酷似心绞痛症状。部分患者可有吞咽痛和吞咽困难，常为间歇性发作，系食管动力异常所致，晚期可呈持续性进行性加重，常提示食管狭窄。

3. 食管以外刺激的临床表现

如咽部异物感、咳嗽、咽喉痛、声音嘶哑等。部分患者以咳嗽、哮喘为主要症状，系因反流物吸入呼吸道，刺激支气管黏膜引起炎症和痉挛；或因反流物刺激食管黏膜感受器，通过迷走神经反射性引起支气管痉挛所致。

4. 并发症

（1）上消化道出血：由于食管黏膜炎症、糜烂和溃疡所致，多表现为黑便，呕血较少。

（2）食管狭窄：重度反流性食管炎可因食管黏膜糜烂、溃疡，使纤维组织增生，瘢痕形成致食管狭窄，患者表现为渐进性吞咽困难，尤以进食固体食物时明显。

（3）Barrett 食管：食管黏膜因受反流物的慢性刺激，食管与胃交界处的齿状线 2 cm 以上的鳞状上皮被化生的柱状上皮替代，称为 Barrett 食管，是食管腺癌的主要癌前病变。

（三）辅助检查

1. 内镜检查

内镜检查是诊断反流性食管炎的最准确方法，并能判断反流性食管炎的严重程度和有无并发症。内镜下可见食管下段黏膜充血、水肿、糜烂，伴有浅表性溃疡和渗出物，晚期可见瘢痕形成和狭窄。

2. 食管 X 线钡餐检查

可见食管蠕动变弱，食管下段黏膜皱襞粗乱，有时可见小龛影及狭窄现象；头低位时可显示胃内钡剂反流入食管。其对胃食管反流病诊断的敏感性及特异性均较内镜检查低。

3. 24 小时食管 pH 监测

有助于明确在生理活动状态下有无过多的胃食管反流，且有助于明确患者的症状是否与酸反流有关，也可以用来监测正在治疗中的患者酸反流的控制情况。目前常用的观察指标是 24 小时食管内 $pH<4$ 的百分比、$pH<4$ 的次数、持续 5 分钟以上的反流次数以及最长反流持续时间。胆汁反流可用 24 小时胆汁监测仪（Bilitec-2000）测定。

4. 食管内测压

正常人下食管括约肌压力 10～30 mmHg，下食管括约肌压力低于 10 mmHg 提示可能出现胃食管反流。

5. 质子泵抑制剂（PPI）试验性治疗

PPI 试验是应用较高剂量 PPI 在较短时间内对怀疑胃食管反流病的患者进行诊断性治疗。PPI 试验的敏感性与 pH 监测相似，可达 80%。

（四）心理—社会评估

重点评估患者的心理状况、工作及生活中的压力及其对生理、心理状况的影响。如有无严重的焦虑或抑郁，对疾病知识的了解程度等。精神紧张、情绪变化和抑郁等均可影响食管动力和感觉功能，并影响患者对症状和疾病行为的感知能力，从而表现出焦虑、抑郁和躯体化精神症状。

九、护理措施

（一）指导患者改变不良生活方式和饮食习惯

（1）卧位时将床头抬高 10～20 cm，避免餐后平卧和睡前 2 小时进食。

（2）少量多餐，避免过饱；食物以高蛋白、高纤维、低脂肪、易消化为主，应细嚼慢咽；避免进食可使下食管括约肌压降低的食物，如高脂肪、巧克力、咖啡、浓茶等；戒烟酒。

（3）避免剧烈运动以及使腹压升高的因素，如肥胖、紧身衣、束腰带等。

（4）避免使用使下食管括约肌压降低的药物，如β肾上腺素能激动剂、α肾上腺素能受体阻断剂、抗胆碱能制剂、钙离子通道阻滞剂、茶碱等。

（二）用药指导

抑制胃酸是胃食管反流病治疗的主要手段，根据医嘱给患者进行药物治疗，注意观察疗效及不良反应。常用药物有以下几项。

1. 抑制胃酸药物

质子泵抑制剂（如奥美拉唑 20 mg 每日 2 次，兰索拉唑 30 mg 每日 1 次，泮托拉唑 40 mg 每日 2 次，雷贝拉唑 10 mg 每日 2 次或埃索美拉唑 40 mg 每日 2 次）可有效抑制胃酸分泌，最快速地缓解症状。一天一次应用 PPI 的患者应该在早餐前服用，而睡前服用 PPI 可更好控制夜间酸分泌，通常疗程在 8 周以上，部分患者需要长期服药。也可选用 H_2 受体阻断剂，如西咪替丁、雷尼替丁、法莫替丁等，疗程 8 ~ 12 周。适用于轻、中症患者。

2. 促动力药物

可增加下食管括约肌压力，改善食管蠕动功能，促进胃排空，减少胃食管反流，改善患者症状，可作为抑酸剂的辅助用药。常用药物有甲氧氯普胺或多潘立酮，餐前半小时服用，服药期间注意观察有无腹泻、便秘、腹痛、恶心等不良反应。

3. 黏膜保护剂

可以在食管黏膜表面形成保护性屏障，吸附胆盐和胆汁酸，阻止胃酸、胃蛋白酶的侵蚀，防止其对食管黏膜的进一步损伤。常用药物包括硫糖铝、铋剂、铝碳酸镁等。硫糖铝片需嚼碎后成糊状，餐前半小时用少量温开水冲服，但长期使用可抑制磷的吸收而致骨质疏松。

（三）手术治疗患者的护理

手术治疗的目的是使食管下段形成一个高压带，提高下食管括约肌的压力，阻止胃内容物的反流。适应证包括：①由于不良反应，患者不能耐受长期 PPI 治疗；②PPI 疗效不佳；③患者因不愿长期服药要求手术；④并发出血、狭窄、Barrett 食管等；⑤反流引起严重呼吸道疾病等。通常采用胃底折叠术，近年来开展了腹腔镜下胃底折叠术和内镜下贲门黏膜缝扎术，均取得较好的近期疗效。

1. 术前护理

术前评估患者的生命体征和临床症状、营养状态、心理状态及患者手术有关的知识和术后配合的知识的了解程度；讲解手术操作方法、各项检查目的、配合方法，使患者树立战胜疾病的信心，更好地配合治疗。

2. 术后护理

指导患者深呼吸、有效咳嗽，避免呼吸道并发症；密切观察病情，若观察到胸骨后及上腹部剧烈疼痛、发热等情况，考虑手术并发症的可能，应及时与医师联系。

（四）心理护理

关心体贴患者，告知其疾病与治疗有关的知识，消除患者紧张情绪，避免一些加重本病的刺激因素，使患者主动配合治疗，保持情绪稳定。

第二节 食管癌

一、病因及发病机制

关于食管癌的发病因素，近年来有许多深入的研究和调查，但尚无公认的结论。一般认为可能与饮食习惯、吸烟、饮酒、营养、食管慢性炎症、口腔卫生不佳和遗传易感性有关。食物的物理刺激如粗、硬、烫的饮食，吸烟、饮酒、吃酸菜、咀嚼烟叶、槟榔被认为可反复刺激食管，引起慢性炎症，最终发生恶变。在我国食管癌高发区，人们喜爱食用腌制的蔬菜，这些食品常被真菌污染，真菌除产生毒素外，与亚硝胺的合成有密切关系。亚硝胺是致癌物质，大量存在于饮水和食物中，也能在体内合成。根据国内外研究，水及饮食中缺乏钼、锌、钛等微量元素，可能使植物中硝酸盐聚集，为合成亚硝胺提供前生物，从而直接或间接与食管癌的发生有关系。此外口腔、食管的长期慢性炎症，导致上皮增生，最后可能发生癌变。扩散途径可通过直接扩散、淋巴道转移和血行转移。

二、临床表现与诊断

食管癌可发生在食管任何位置，但中段最多，约占 50%；下段次之，占 30%；上段最少，占 20%。

（一）症状与体征

食管癌早期有大口进硬食时的梗阻感、进食后食管异物感、吞咽时食管内疼痛及胸骨后闷胀不适感，这些症状时轻时重，呈进行性加重，但进展缓慢。食管癌中期有以进行性吞咽困难为特征的典型症状。有些患者梗阻较重会出现进食后呕吐。晚期食管癌多为癌肿的并发症和压迫症状，表现为压迫气管导致咳嗽、呼吸困难；癌肿侵犯气管发生食管气管漏时，有进食呛咳、发热、咳脓痰、肺炎和肺脓肿形成；侵犯喉返神经出现声音嘶哑；侵犯膈神经导致膈肌麻痹时出现呼吸困难、膈肌反常运动；癌肿远处转移时，则出现锁骨上淋巴结肿大、肝肿大、黄疸、腹腔肿块及腹腔积液等。身体多处持续性疼痛，应考虑骨骼转移可能；出现恶病质，表现为极度消瘦和衰竭。

（二）诊断

1. X 线检查

早期食管癌的病变仅侵犯食管黏膜或黏膜下层。早期食管癌的 X 线征象为：局限性食管黏膜皱襞增粗、中断，潜在的龛影，小的充盈缺损。晚期则为充盈缺损、管腔狭窄和梗阻。

按食管癌形态特点可分为 5 型（图 5-2）。①髓质型，约占 60%，肿瘤累及食管壁的全层，向腔内外生长，伴有中重度梗阻，食管造影显示明显的充盈缺损，晚期可见肿瘤的软组织阴影。②蕈伞型，占 15%～20%，肿瘤向腔内突出，呈扁平状肿块，累及食管壁一部分，梗阻症状轻，食管造影显示部分管壁呈不对称的碟影充盈缺损。③溃疡型，占 10%～15%，肿瘤在食管壁上呈大小不等的溃疡，梗阻症状轻，食管造影显示较大的溃疡龛影。④缩窄型，占 10% 左右，肿瘤呈环形或短管形狭窄，食管造影显示对称性高度梗阻，梗阻以上的食管显著扩张。⑤腔内型，约占 2%，瘤体呈管腔内巨大包块，可有蒂，息肉状，表面可有溃疡，食管壁浸润不明显，病变段食管明显扩张，腔内可见椭圆形或腊肠状肿块阴影。

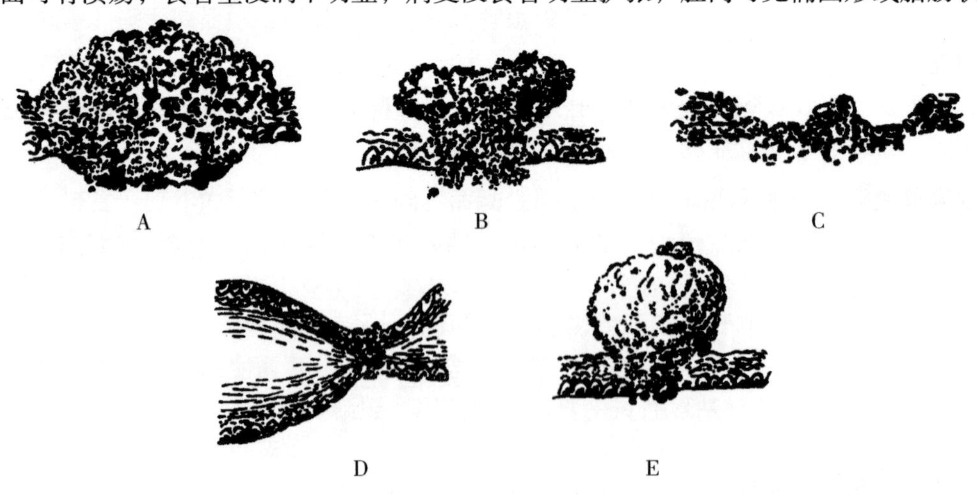

图 5-2 食管癌分型

A. 髓质型；B. 蕈伞型；C. 溃疡型；D. 缩窄型；E. 腔内型

2. 细胞学检查

检查工具为带网的气囊，拉网获取食管脱落细胞，做脱落细胞巴氏染色检查，两次阳性结果才能确诊。

3. 食管镜检查

早期食管癌在食管镜下显示黏膜充血水肿、糜烂或小的菜花样突起。

4. CT 检查

了解食管癌向腔外扩展情况和有无腹腔内器官或淋巴结转移，对决定手术有参考价值。

三、治疗原则

食管癌的治疗包括外科治疗、放射及药物治疗以及手术加放射和药物综合治疗。

（一）手术治疗

1. 根治性切除手术

适于早期病例，可彻底切除肿瘤，以胃、结肠或空肠做食管重建术（图 5-3）。

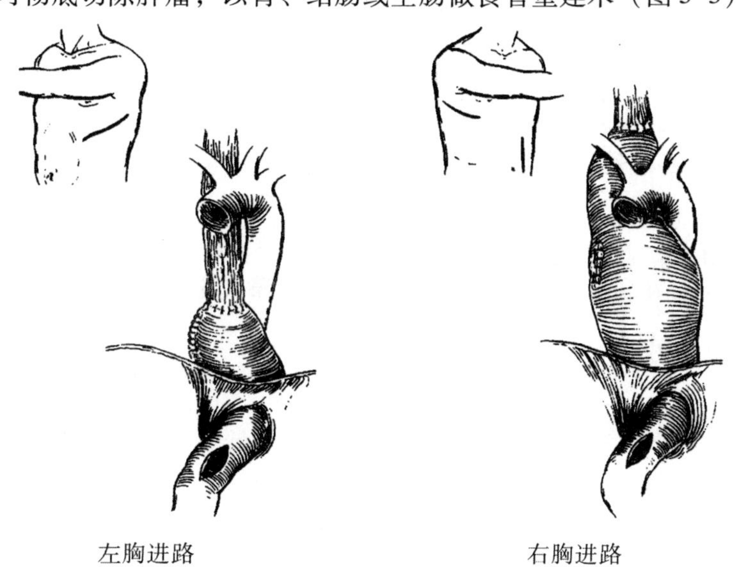

图 5-3　食管切除胃代食管

2. 姑息性切除手术

多为中晚期病例，虽可切除肿瘤，但不易彻底切净。

3. 姑息性手术

晚期肿瘤不能切除的病例，为减轻患者的吞咽困难，可采用食管腔内置管术、胃造口术、食管胃转流或食管结肠转流吻合术，这些手术对延长患者生存时间效果不大。

（二）放射治疗

1. 术前放疗加手术

术前放疗可使癌肿缩小，减少淋巴结转移，可提高手术切除率，减少术中癌肿扩散。病例选择的标准是食管中段或上中段癌，根据病史、食管造影所见手术切除可能性小，一般情况好，可进半流质饮食者，放疗后休息 2 ~ 3 周再行手术。

2. 单纯放疗

病理选择的标准是颈、上胸段食管癌及其他不宜手术的中晚期食管癌，一般情况较好。放疗的危险性较小，常见并发症有放射性肺炎、放疗后狭窄、气管食管漏、放射性骨髓炎、出血等，详见本节护理问题部分。

（三）药物治疗

可用于缓解晚期癌肿患者的症状，常与其他疗法综合应用，但食管癌化疗效果不佳。

四、常见护理问题

（一）疼痛

1. 相关因素

①手术后各种管道的刺激。②手术造成的组织及神经末梢的损伤，物理切割等引起的炎症反应。③手术后患者深呼吸、咳嗽及主动或被动变换体位等的基本活动牵拉震荡胸廓及胸壁伤口。

2. 临床表现

患者自诉疼痛，一般在术后1～3天内显著，以后逐日递减，疼痛性质多为刺痛或刀割样疼痛，呈持续性或阵发性加重，常在深呼吸、咳嗽或变换体位后加剧，疼痛剧烈时可放射到同侧的肩部或背部。

3. 护理措施

（1）向患者及其家属解释疼痛的原因、持续时间和治疗护理措施，解除患者的顾虑，稳定其情绪。

（2）协助患者采取舒适卧位，并定时调整，协助患者进行呼吸训练和有效咳嗽。

（3）避免外界不良刺激，为患者提供安静、舒适的休息、睡眠环境。

（4）妥善固定胸腔闭式引流管，防止牵拉引起疼痛，患者有明显刺激疼痛时，应及时调整其位置。

（5）做各项治疗护理操作时，动作要轻柔，避免牵拉伤口引起疼痛。

（6）鼓励患者描述疼痛的部位、性质、程度、范围和自我耐受力，观察患者疼痛情况，正确评估疼痛，必要时遵医嘱应用镇静或止痛药物。

（7）教会并指导患者及其家属正确使用分散注意力的方法来降低患者对疼痛的敏感性。

（二）清理呼吸道无效

1. 相关因素

①开胸手术后伤口剧烈疼痛致使患者惧怕咳嗽。②全身麻醉后引起呼吸道分泌物增多，纤毛运动减弱。③全身麻醉使膈肌受抑制，术后患者疲乏无力，排痰困难。

2. 临床表现

患者呼吸急促，胸闷，发绀，听诊呼吸音减弱或消失并伴有干湿啰音；患者咳嗽无效或没有咳嗽。

3. 护理措施

（1）戒烟：术前应戒烟3周以上，指导患者进行深呼吸训练，教会其有效咳痰的方法：咳嗽时让患者采取坐位，深吸气后屏气3～5秒后用力从胸部深处咳嗽，不要从口腔后面或咽喉部咳嗽，也可轻轻进行肺深部咳嗽，将痰引至大气管处，再用力咳出。

（2）术前雾化吸入：术前行雾化吸入能有效排除肺底部分泌物，预防术后肺炎、肺不张的发生。

（3）体位引流（图5-4）：对痰量多的患者，在病情许可的情况下可采用体位引流的方法，使患侧肺朝上，引流支气管开口朝下，2～3次/天，每次5～10分钟，同时鼓励患者深呼吸及有效咳嗽，减少肺部并发症的发生。

（4）指导并协助患者深呼吸、有效咳嗽：有效咳痰方法如下。①叩拍胸背震动支气管内痰液，使其松动，以利排出：护士应协助患者采取坐位或患侧朝上的侧卧位，五指并拢，掌指关节屈曲，有节律地由下至上、由外至内叩拍患者胸背部（图5-5）。叩拍时用力适度，避免在肋骨、伤口、乳房等处拍打，以免引起患者损伤或剧烈疼痛。②扶持前胸后背：护士站在非手术侧，从前后胸壁扶持术侧胸廓，轻压伤口，以不限制胸廓膨胀为宜。嘱患者深吸气后用力咳嗽。③腹部加压：护士站在手术侧，双手扶住患者的左上腹，在患者咳嗽的同时辅以压力，可增加膈肌作用力，促进排痰（图5-6）。

（5）术后雾化吸入：2～4次/天，常用的雾化吸入药物有庆大霉素8万U、糜蛋白酶5 mg、地塞米松5 mg、异丙托溴铵500 μg等加入生理盐水5 mL。氧气驱动雾化吸入调节氧流量为6～8 L/min，每次15～20分钟。

（6）合理止痛：准确评估患者的疼痛程度，主动及时给予止痛，减轻患者的疼痛和不适，有利于患者休息和恢复体力，主动咳嗽和排痰。

（7）其他：保持病室内适宜的温湿度，防止患者黏膜干燥，注意保暖，防止上呼吸道感染引起呼吸道分泌物增多而影响痰液的排出。

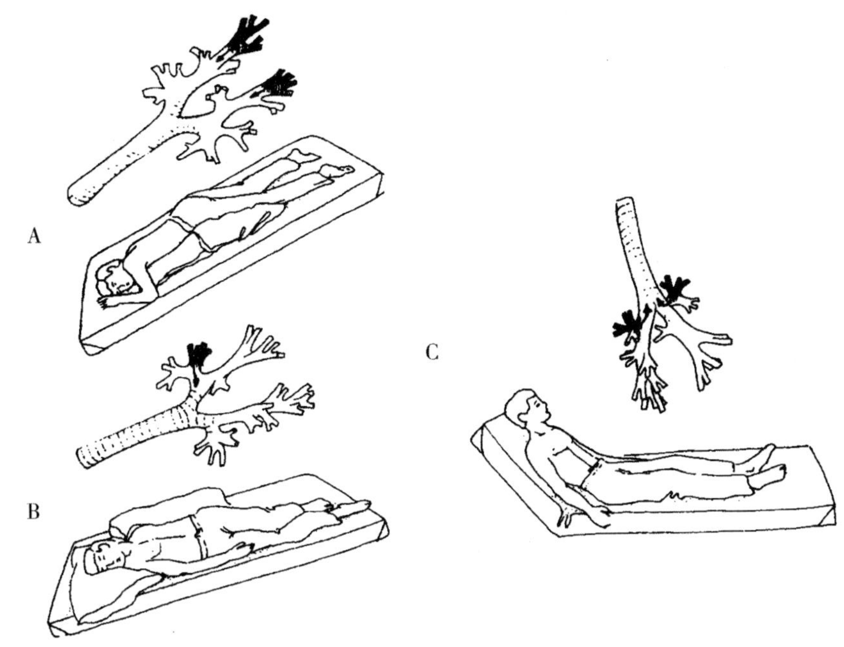

图5-4 体位引流

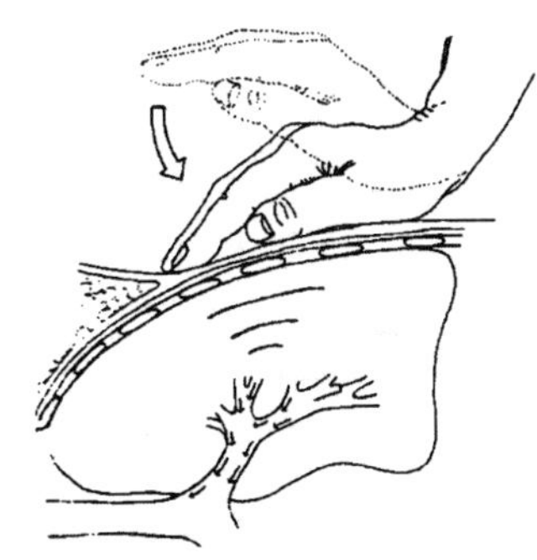

图5-5 叩拍胸背部辅助排痰

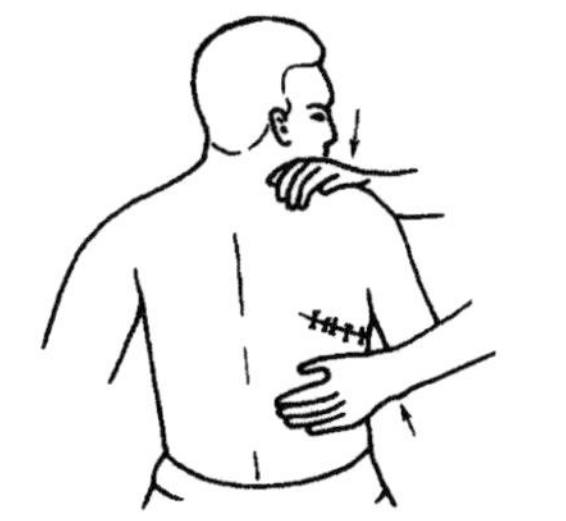

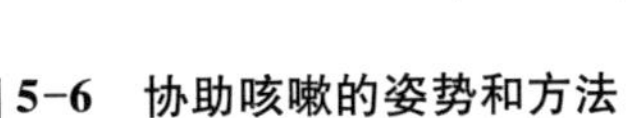

图5-6 协助咳嗽的姿势和方法

（三）低效型呼吸型态

1. 相关因素

①疼痛。②手术操作对肺部的牵拉。③麻醉后呼吸功能的障碍。④胸腔积液或积气。

2. 临床表现

①呼吸浅快。②脉搏增快。③端坐呼吸。

3. 护理措施

（1）评估患者的呼吸型态（频率、节律、幅度及呼吸音等情况），观察患者有无胸闷、气急、口唇发绀等缺氧症状。

（2）指导并鼓励患者进行有效的呼吸、深呼吸及腹式呼吸，每2～4小时行有效咳痰，及时排除呼吸道分泌物，保持呼吸道通畅。腹式呼吸的方法：患者取仰卧位，双手置于腹部，吸气时保持胸部不动，腹部上升鼓起，呼气时尽量将腹壁下降呈舟腹状，呼吸缓慢均匀，频率8～12次/分。

（3）向患者解释低效型呼吸形态的原因、呼吸锻炼和有效咳嗽的重要性，解除顾虑，使其主动配合。

（4）移动体位或咳嗽时给予有效的胸部保护，减轻胸部疼痛，必要时应用镇静或止痛药物。

（5）遵医嘱给予吸氧 2～4 L/min，血压平稳后取半卧位。

（6）痰液黏稠不易咳出者，给予雾化吸入 2～4 次/天，以促进痰液排出。

（7）保持室内适宜的温湿度，定时开窗通风。

（8）必要时配合医师行胸腔穿刺或胸腔闭式引流，解除积液和积气。

（四）生活自理能力缺陷

1. 相关因素

①疼痛。②手术创伤。③活动耐力下降。④术后留置多根管道。

2. 临床表现

①自我进食缺陷。②沐浴自理缺陷。③穿衣自理缺陷。④如厕自理缺陷。⑤使用器具自理缺陷。

3. 护理措施

（1）评估患者自理缺陷的项目、程度、范围，制订生活护理计划，满足患者需求。

（2）做好与患者的沟通工作，解释说明加强自我护理对促进康复的意义，鼓励患者主动参与自理活动。

（3）与患者及其家属共同讨论患者能够自理的范围、程度，制订自我护理计划，促进自理能力的恢复。

（4）妥善固定各引流管道，为患者活动提供方便。

（5）观察患者活动时有无呼吸困难、心悸、发绀等症状，掌握其自理能力的恢复情况，及时给予帮助和支持。

（五）潜在并发症：出血

1. 相关因素

与手术创面大、患者凝血功能障碍或肿瘤破裂有关。

2. 临床表现

引流液呈血性、量多，患者烦躁不安、皮肤黏膜苍白、末梢湿冷、脉搏快而细数、血压下降、尿量减少等血容量不足的表现。

3. 护理措施

（1）观察胃肠减压引流液的颜色、性状及量，并做好 24 小时总结。食管癌术后一般 6～12 小时可从胃管内引流少量血性胃液，术后第一个 24 小时引流量 100～200 mL，术后 48 小时引流量约 300 mL，如引流大量血性液，应考虑有活动性出血，应减小负压吸引力，并及时报告医生，及时处理。

（2）观察胸腔闭式引流液的颜色、性状及量，并做好 24 小时总结。食管癌术后一般 24 小时引流量约为 500 mL，如术后胸腔引流液突然增多，呈鲜红色，超过 200 mL/h，且呈递增趋势，连续 3 小时，患者表现为面色苍白、表情淡漠、心率加快，应考虑胸腔内活动性出血可能，应立即报告医生，遵医嘱给予止血及补充血容量等措施，必要时做好开胸止血的准备。

（3）严密监测生命体征，观察神志、皮肤黏膜、末梢情况，发现异常及时处理。

（4）定时观察切口渗血情况。

（5）保持引流管通畅，定时挤压，防止血凝块阻塞管道，影响病情观察，延误抢救时机。

（6）妥善固定胃管，每日检查胃管固定情况，防止因胃管压迫鼻腔黏膜引起损伤或出血。

（六）潜在并发症：感染

1. 相关因素

与手术创伤、呼吸道分泌物增加、使用侵入性插管、抵抗力降低、皮肤受损有关。

2. 临床表现

①体温升高。②脉搏增快。③白细胞计数升高。④引流液浑浊。⑤胸痛、胸闷。⑥乏力、食欲缺乏。⑦伤口感染可见脓性分泌物，局部红、肿、热、痛。

3. 护理措施

（1）密切观察体温的变化。

（2）指导患者注意保暖，预防感冒。

（3）指导并协助患者进行有效的深呼吸及咳痰，彻底清除呼吸道分泌物，预防肺部感染。

（4）术前当日认真备皮，切勿损伤皮肤，预防切口感染。

（5）注意保持伤口敷料清洁、干燥，定期换药，观察切口愈合情况，发现感染迹象及时处理。

（6）保持胸腔闭式引流管通畅，防止阻塞；妥善固定，防止引流管口及衔接处脱落；水封瓶液面应低于胸腔 60 cm 左右，搬动患者或更换胸腔闭式引流瓶时须夹闭胸管，防止引流液倒流引起逆行感染。胸腔闭式引流装置要求：密闭、通畅、无菌。其装置组成：水封瓶的橡皮盖上插有两根长短不一的玻璃管，长管插入瓶内，并没入水面下 2 ~ 3 cm，上端接引流管排液或排气；短管一端通大气另一端插入引流瓶内 4 ~ 5 cm，将引流的气体排出（图 5-7）。

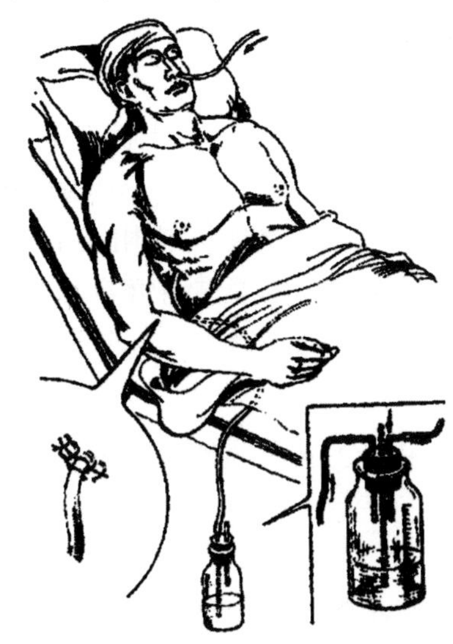

图 5-7 胸腔闭式引流水封瓶

目前临床上使用的一次性胸腔引流调压水封贮液瓶，由贮液仓、水封仓和调压仓三部分组成。该装置优点有：①密闭性能好，能有效防止脱管、倒吸，使用方便，可悬挂于床边，易于转运患者；②贮液仓容量大、标有刻度，便于护士临床观察和记录引流液量；③引流瓶只需每周更换一次，减少了感染机会，同时也大大减少了护理工作量。

（7）引流管一旦滑出或脱管，应立即用凡士林纱布封闭伤口，再做进一步处理。

（8）严格掌握拔管指征，术后 48 ~ 72 小时，引流液 <50 mL/d，且颜色变淡，无渗血倾向时，即可拔除。拔管时嘱患者深吸气并屏住呼吸后快速拔除胸管，用无菌凡士林纱布覆盖伤口；拔管后应注意观察患者呼吸情况，有无胸痛、呼吸困难等症状，观察局部伤口有无渗血、渗液和漏气，并定时更换敷料直至伤口愈合。

（9）严格各项无菌操作，遵医嘱合理使用抗生素。

（10）提供高蛋白、高热量、高维生素营养支持，提高机体抵抗力。

（七）潜在并发症：食管吻合口漏

1. 相关因素

与感染、营养不良、手术操作不当、过早进食有关。

2. 临床表现

①持续性的体温升高。②脉搏增快。③白细胞计数升高。④胸腔穿刺或胸腔引流液中可见浑浊、带臭味液体，混有食物残渣。⑤胸痛、胸闷、呼吸困难、频繁刺激性咳嗽。⑥听诊术侧肺呼吸音明显减弱或消失。⑦严重者出现黄疸、休克，甚至菌血症。

3. 护理措施

（1）保持持续有效的胃肠减压，充分引流胃内液体及气体，降低吻合口张力，促进吻合口愈合。

（2）妥善固定胃管，并在胃管出鼻尖处做好标记，防止脱出。一旦脱出，不可盲目插入，以免损伤吻合口。

（3）指导并监督患者按规定正确饮食或禁食：胃肠减压期间禁食水，做好口腔护理。胃肠功能恢复后可少量饮水，次日起进半量流质3天，再改为全量流质3天，然后给予半流质饮食，2周后可进软食。护士应注意观察患者进食后有无腹胀、腹痛、恶心、呕吐等不适。

（4）有颈部吻合口的患者避免过早采取半坐卧位，并限制颈部过早、过多活动。

（5）遵医嘱给予静脉高营养或空肠营养治疗，增加机体抵抗力。空肠营养的应用：以往食管癌术后肠外营养应用比较广泛，但目前食管癌术后早期肠内营养越来越受到人们的重视。具体方法：将十二指肠营养管的顶端插入胃管的第一个侧孔，并用丝线做两处固定，术前留置胃管同时经鼻孔将双管送进胃内，术中切除食管后，分离胃管和营养管，用弯卵圆钳送入幽门以下。

（6）遵医嘱给予抗感染治疗。

（7）严密观察生命体征，胸腔闭式引流液的颜色、性质及量，认真听取患者主诉，如出现胸部剧痛及全身中毒症状时，应及时报告，加强护理。

（8）一旦确诊发生吻合口漏，应及早做闭式引流，应用大剂量抗生素控制感染及输血、输液等全身支持治疗。同时停止口服，改经胃管或做空肠造瘘供给营养。

（八）潜在并发症：胃动力障碍

1. 相关因素

①手术切除迷走神经引起胃动力减弱。②手术使胃提入胸腔，解剖位置发生变化。③手术创伤抑制胃液分泌。④电解质紊乱、营养不良。⑤不完全性机械性幽门梗阻。

2. 临床表现

①胸闷、气短。②上腹饱胀。③溢出性呕吐。④胃肠减压量 >500 mL/d。⑤X 线检查示胃内有较高液平面。⑥透视胸胃无蠕动或蠕动微弱。

3. 护理措施

（1）指导患者术后正确饮食，少量多餐，避免暴饮暴食，餐后保持半坐或站立位，并适当活动，借助重力加速胃排空。

（2）保持水、电解质平衡，避免电解质紊乱和营养不良等诱发因素；一旦出现胃动力障碍，应积极纠正水、电解质和酸碱紊乱。

（3）护士应注意观察患者进食后有无腹胀、腹痛、恶心、呕吐等不适，及时发现病情变化。

（4）及时禁食、水，留置胃管，充分胃肠减压，充分引流胃内液体及气体，解除胃潴留。

（5）加强营养，遵医嘱给予静脉高营养或空肠营养。

（6）遵医嘱给予胃动力药物的使用，如多潘立酮、甲氧氯普胺等以增强胃动力，促进胃排空。

（九）潜在并发症：胃食管反流

1. 相关因素

与胃食管接合部解剖位置的改变、去神经化影响与体位不当有关。

2. 临床表现

①胃灼热。②进食后胸痛。③反胃。④间歇性吞咽困难（炎症刺激所致）。⑤食管外症状（咽炎、声嘶、呛咳、吸入性肺炎）。

3. 护理措施

（1）指导患者合理正确的进食方法，少量多餐，忌食巧克力、咖啡等高脂、高糖饮食，戒烟，避免过量饮酒，餐后保持半坐或站立位，并适当活动，睡前2~3小时勿进食，尽量采用低坡卧位（30°）睡眠。

（2）遵医嘱使用制酸和胃动力药如雷尼替丁、西咪替丁、奥美拉唑等。

（十）尿潴留

1. 相关因素

①全身麻醉的影响。②尿道损伤。③镇痛药物的使用。④排尿习惯的改变。⑤心理因素。

2. 临床表现

患者主诉下腹胀痛、排尿困难，体检见耻骨上膨隆，叩诊呈实音。

3. 护理措施

（1）做好心理护理，做好解释和安慰工作，解除患者的焦虑和不安。

（2）妥善留置尿管，避免损伤尿道引起排尿困难。

（3）术前3天进行床上排尿的训练，以免因排尿姿势不习惯而导致尿潴留。

（4）拔除尿管前，予夹闭尿管4～6小时，待膀胱充盈患者有尿意后开放，以训练膀胱收缩功能。

（5）病情许可的情况下应尽早拔除尿管，防止泌尿系统感染的发生，对留置导尿者应注意观察患者有无尿道口红、肿、痛、分泌物增多等感染的症状，发现异常，应及时处理。

（6）鼓励患者尽早床上活动或下床活动，对于不能下床者应协助患者抬高上身或采取坐位尽量以习惯的姿势进行排尿。

（7）对于术后使用镇痛泵的患者可适当延长留置尿管时间。

（8）注意私密性保护措施，为患者创造适合的排尿环境，消除患者窘迫和紧张情绪。

（9）热敷、按摩下腹部以放松肌肉，促进排尿。

（10）利用条件反射诱导排尿，让患者听流水声，温水冲洗会阴部诱导排尿。

（11）如采取各种方法仍不能排尿，应再次行导尿术。

（十一）废用综合征

废用综合征是指机体感受到或可能感受到因不能活动造成的负面作用，个体处于或有可能处于身体系统发生退化或功能发生改变的状态。

1. 相关因素

手术使肋骨、胸骨、多处肌肉受损，手术创伤大，术后剧烈疼痛、疲乏无力，加上多根置管等因素造成患者体位和活动受限。

2. 临床表现

主要表现在术侧肩关节强直、手臂活动受限、压疮、肺不张、腹胀等。

3. 护理措施

（1）鼓励患者术后尽早床上活动或离床活动：早期活动有助于增加肺活量，改善呼吸功能，以防止术后肺部并发症，促进肠蠕动，促进胃肠功能恢复，同时下床活动有助于全身肢体功能的锻炼，增强患者自信心，促进早日康复。

患者麻醉清醒后，生命体征平稳后给予半卧位，定时协助患者翻身，调整体位等适当的床上活动，术后第1天病情平稳即可指导患者进行抬臀、翻身或肩臂活动等床上运动；术后第2天可鼓励和协助患者床边活动，活动时应注意观察患者病情变化，若出现头晕、心慌、气急、出冷汗、面色苍白等情况，应立即停止活动，卧床休息，监测生命体征，做好相关处理。

（2）术侧手臂及肩部的活动：防止肩关节强直，预防肺不张。术侧手臂及肩膀的运动操（图5-8）：①手肘上举，将手肘靠近耳朵，固定肩关节将手臂伸直；②将手臂伸直由下往前向后伸展绕肩关节活动；③双手叉腰，将手肘尽量向肩关节靠拢；④将手臂高举到肩膀高度，将手肘弯成90°，旋转肩膀将手臂在前后划弧；⑤将手臂伸直，掌心向上，由旁往上划至头顶，然后再回复原来的位置；⑥将手术侧的手肘弯曲，手掌放在腹部，再用健侧手抓住手术侧手腕，拉离腹部划弧，并上举超过头顶，再回复原来的位置。

（3）鼓励患者自行进行日常活动，如刷牙、洗脸、梳头等。

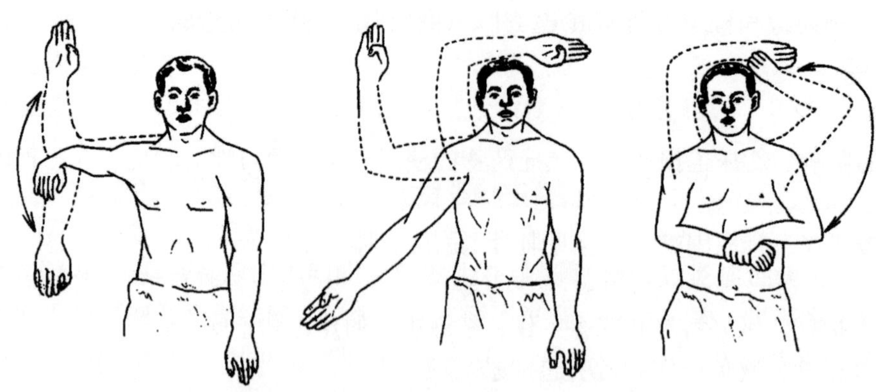

图 5-8 胸部手术后术侧上肢与肩部的运动

（十二）心理问题（焦虑、恐惧）

焦虑是指个体或群体处于对模糊的、不具体的威胁感到不安或忧虑及自主神经系统受到刺激的状态。

1. 相关因素

①预感到个体健康受到威胁，担心疼痛，担心疾病的预后。②创伤性的检查、手术对躯体的打击。③环境的改变。④基本生理需求得不到满足。⑤角色功能和角色转换不适应。

2. 临床表现

①生理方面：心率加快、血压增高、失眠、疲劳、虚弱、口干、肌肉紧张、疼痛、感觉异常、面色苍白或潮红。②心理方面：忧郁、恐惧、无助感、神经紧张、控制力差、易激动、没有耐心、哭泣、抱怨、不能面对现实。③认知方面：注意力不集中、缺乏对环境的认识。

3. 护理措施

（1）建立良好的护患关系，鼓励患者主动表达自己的内心感受或疑问，耐心解释，给予正确及时的心理疏导，减少和消除患者的不良情绪，以积极的心态接受治疗和护理。

（2）评估患者的焦虑程度，观察患者的言行举止，身心状态有无异常，如心率加快、血压增高、失眠、疲劳、面色苍白或潮红等，做好相应的护理措施。

（3）对于有焦虑的患者，鼓励其倾诉原因，对于有手术顾虑的患者，护士应详细介绍术前准备的内容、各项检查的目的、手术时间、麻醉的方式、术后恢复的进程及患者配合的注意事项等；请其他患者做现身说法教育，尽可能地消除患者的顾虑。

（4）组织患者进行适当的活动或采取松弛疗法，分散患者的注意力。

（5）为患者创造良好的休息治疗环境，向患者详细介绍病区环境，安排与积极乐观的病友同住，尊重患者，保持病室安静整洁，减少灯光、噪声、疼痛的刺激。

（6）告知家属产生焦虑的原因和表现，请患者家属共同参与，及时给予患者心理安慰和支持。

五、康复与健康教育

（一）精神卫生指导

良好的心理状态可增强机体的抵御能力，疾病的康复与精神状态密切相关，术后应给予患者及时的心理安慰，精神疏导，稳定患者情绪，有利于疾病的康复。

（二）功能锻炼的指导

1. 呼吸功能的锻炼

让患者了解深呼吸及有效咳嗽的意义，指导患者进行有效咳嗽和咳痰，防止肺部并发症的发生。

2. 术后活动指导

使患者知晓早期活动的意义。术后第 1 天指导患者进行抬臂、翻身或肩臂活动等床上运动；术后第

2 天鼓励和协助患者床边活动，逐渐增加活动范围，指导患者做患侧上肢功能锻炼。

（三）各引流管的指导

告知患者及其家属各引流管的作用及注意事项，妥善固定的重要性及方法，防止管道扭曲、阻塞、脱落或过度牵拉；防止引流液倒流，保持引流管通畅。

（1）胃肠减压管是食管癌手术后最重要的管道，保持胃肠减压持续负压吸引有利于吻合口愈合，防止吻合口漏、感染，于术后 5 ~7 天，胃肠蠕动恢复后拔除。

（2）十二指肠营养管可进行术后早期肠内营养的补充。早期肠内营养有助于维护肠黏膜结构和功能的完整性，防止肠源性感染的发生，迅速补充蛋白质及各种营养物质，可以部分或完全替代静脉输液和营养的补充，减少经济支出。营养管应妥善固定，避免打折，营养滴注液可选择无渣、低黏度液，以维持管道通畅。术后第 1 天滴注糖盐水 500 mL；术后第 2 天开始滴注营养液首次给予 500 mL，第 3 天加量至 1 000 ~1 500 mL，第 4 天改为 1 500 ~2 000 mL，滴注时要求由慢到快，嘱患者一旦有腹痛、腹胀、恶心呕吐等症状，应立即告知医护人员。

（3）胸腔闭式引流管的作用是引流胸腔内积液及积气，平衡胸膜腔内压力，有利于肺膨胀。保持胸腔引流管的密闭性，如发生脱管、引流瓶损坏等意外情况应及时报告医生。

（四）饮食指导

胃管减压期间须绝对禁食，拔管后第 1 天可试饮水或糖水 50 mL，1/2 小时；第 2 天予糖水或米汤 50 mL，2 小时一次；第 3 ~第 6 天予糖水或米汤每天递增 50 mL 至每次 200 mL，每次间隔 2 小时；第 7 天进半量流质饮食；若无发热、腹痛等不适次日进全量流质饮食；两天后改半流质，若无不适术后两周后可进软食。由于食管癌手术术中切断迷走神经，使得胃张力下降，易造成腹胀及胃肠功能紊乱等症状。患者进食高蛋白、高热量、高维生素、易消化饮食，如鸡蛋、牛奶、新鲜水果、蔬菜等，禁吃坚硬、油炸、辛辣等刺激性食物，少量多餐，防止胃过度膨胀。进食后不宜马上卧床休息，应适当散步或保持半卧位，减少食物反流。

（五）生活指导

生活规律，劳逸结合。注意饮食卫生，忌暴饮暴食。戒烟、酒，保持心情舒畅。

（六）复查

术后患者均需定期复查，一般 3 ~6 个月复查 1 次，并确定是否需要进行放疗、化疗、免疫等综合治疗。

第三节　急性胃炎

一、概述

急性胃炎是指由各种原因引起的急性胃黏膜炎症，其病变可以仅局限于胃底、胃体、胃窦的任何一部分，病变深度大多局限于黏膜层，严重时则可累及黏膜下层、肌层，甚至达浆膜层。临床表现多种多样，可以有上腹痛、恶心、呕吐、上腹不适、呕血、黑便，也可无症状，而仅有胃镜下表现。急性胃炎的病因虽然多样，但各种类型在临床表现、病变的发展规律和临床诊治等方面有一些共性。大多数患者通过及时诊治能很快痊愈，但也有部分患者其病变可以长期存在并转化为慢性胃炎。

二、护理评估

（一）健康史

评估患者既往有无胃病史，有无服用对胃有刺激的药物，如阿司匹林、保泰松、洋地黄、铁剂等，评估患者的饮食情况及睡眠。

（二）临床症状评估与观察

1. 腹痛的评估

患者主要表现为上腹痛、饱胀不适。多数患者无症状，或症状被原发疾病所掩盖。

2. 恶心、呕吐的评估

患者可有恶心、呕吐、食欲不振等症状，注意观察患者呕吐的次数及呕吐物的性质、量的情况。

3. 腹泻的评估

食用沙门菌、嗜盐菌或葡萄球菌毒素污染的食物引起的胃炎患者常伴有腹泻。评估患者的大便次数、颜色、性状及量的情况。

4. 呕血和（或）黑便的评估

在所有上消化道出血的病例中，急性糜烂出血性胃炎所致的消化道出血占10%~30%，仅次于消化性溃疡。

（三）辅助检查的评估

1. 病理

主要表现为中性粒细胞浸润。

2. 胃镜检查

可见胃黏膜充血、水肿、糜烂、出血及炎性渗出。

3. 实验室检查

血常规检查：糜烂性胃炎可有红细胞、血红蛋白减少；大便常规检查：大便隐血阳性；血电解质检查：剧烈腹泻患者可有水、电解质紊乱。

（四）心理—社会因素评估

1. 生活方式

评估患者生活是否规律，包括学习或工作、活动、休息与睡眠的规律性，有无烟酒嗜好等。评估患者是否能得到亲人及朋友的关爱。

2. 饮食习惯

评估患者是否进食过冷、过热、过于粗糙的食物；是否食用刺激性食物，如辛辣、过酸或过甜的食物，以及浓茶、浓咖啡、烈酒等；是否注意饮食卫生。

3. 焦虑或恐惧

因出现呕血、黑粪或症状反复发作而产生紧张、焦虑、恐惧心理。

4. 认知程度

是否了解急性胃炎的病因及诱发因素，以及如何防护。

（五）腹部体征评估

上腹部压痛是常见体征，有时上腹胀气明显。

三、护理诊断

1. 腹痛

由于胃黏膜的炎性病变所致。

2. 营养失调，低于机体需要量

由于胃黏膜的炎性病变所致的食物摄入、吸收障碍所致。

3. 焦虑

由于呕血、黑便及病情反复所致。

四、护理目标

（1）患者腹痛症状减轻或消失。

（2）患者住院期间保证机体需热量，维持水电解质及酸碱平衡。

（3）患者焦虑程度减轻或消失。

五、护理措施

（一）一般护理

1. 休息

患者应注意休息，减少活动，对急性应激造成者应卧床休息，同时应做好患者的心理疏导。

2. 饮食

一般可给予无渣、半流质的温热饮食。如少量出血可给予牛奶、米汤等以中和胃酸，有利于黏膜的修复。剧烈呕吐、呕血的患者应禁食，可静脉补充营养。

3. 环境

为患者创造整洁、舒适、安静的环境，定时开窗通风，保证空气新鲜及温湿度适宜，使其心情舒畅。

（二）心理护理

1. 解释症状出现的原因

患者因出现呕血、黑粪或症状反复发作而产生紧张、焦虑、恐惧心理。护理人员应向其耐心说明出血原因，并给予解释和安慰。应告知患者，通过有效治疗，出血会很快停止；并通过自我护理和保健，可减少本病的复发次数。

2. 心理疏导

耐心解答患者及家属提出的问题，向患者解释精神紧张不利于呕吐的缓解，特别是有的呕吐与精神因素有关，紧张、焦虑还会影响食欲和消化能力，而树立信心及情绪稳定则有利于症状的缓解。

3. 应用放松技术

利用深呼吸、转移注意力等放松技术，减少呕吐的发生。

（三）治疗配合

1. 患者腹痛

遵医嘱给予局部热敷、按摩、针灸，或给予止痛药物等缓解腹痛症状，同时应安慰、陪伴患者以使其精神放松，消除紧张恐惧心理，保持情绪稳定，从而增强患者对疼痛的耐受性；非药物止痛方法还可以用分散注意力法，如数数、谈话、深呼吸等；行为疗法，如放松技术、冥想、音乐疗法等。

2. 患者恶心、呕吐、上腹不适

评估症状是否与精神因素有关，关心和帮助患者消除紧张情绪。观察患者呕吐的次数及呕吐物的性质和量的情况。一般呕吐物为消化液和食物时有酸臭味。混有大量胆汁时呈绿色，混有血液呈鲜红色或棕色残渣。及时为患者清理呕吐物、更换衣物，协助患者采取舒适体位。

3. 患者呕血、黑便

排除鼻腔出血及进食大量动物血、铁剂等所致呕吐物呈咖啡色或黑便。观察患者呕血与黑便的颜色性状和量的情况，必要时遵医嘱给予输血、补液、补充血容量治疗。

（四）用药护理

（1）向患者讲解药物的作用、不良反应、服用时的注意事项，如抑制胃酸的药物多于饭前服用；抗生素类多于饭后服用，并询问患者有无过敏史，严密观察用药后的反应；应用止泻药时应注意观察排便情况，观察大便的颜色、性状、次数及量，腹泻控制时应及时停药；保护胃黏膜的药物大多数是餐前服用，个别药例外；应用解痉止痛药如654-2或阿托品时，会出现口干等不良反应，并且青光眼及前列腺肥大者禁用。

（2）保证患者每日的液体入量，根据患者情况和药物性质调节滴注速度，合理安排所用药物的前后顺序。

（五）健康教育

（1）应向患者及其家属讲明病因，如是药物引起，应告诫今后禁止用此药；如疾病需要必须用该药，必须遵医嘱配合服用制酸剂以及胃黏膜保护剂。

（2）嗜酒者应劝告戒酒。

（3）嘱患者进食要有规律，避免食生、冷、硬及刺激性食物和饮料。

（4）让患者及其家属了解本病为急性病，应及时治疗及预防复发，防止发展为慢性胃炎。

（5）应遵医嘱按时用药，如有不适，及时来院就医。

第四节　慢性胃炎

一、概述

慢性胃炎系指不同病因引起的慢性胃黏膜炎性病变，其发病率在各种胃病中居首位。随着年龄增长而逐渐增高，男性稍多于女性。

二、护理评估

（一）健康史

评估患者既往有无其他疾病，是否长期服用非甾体抗炎药（NSAID），如阿司匹林、吲哚美辛等，有无烟酒嗜好及饮食、睡眠情况。

（二）临床症状评估与观察

1. 腹痛的评估

评估腹痛发生的原因或诱因，疼痛的部位、性质和程度；与进食、活动、体位等因素的关系，有无伴随症状。慢性胃炎进展缓慢，多无明显症状。部分患者可有上腹部隐痛与饱胀的表现。腹痛无明显节律性，通常进食后较重，空腹时较轻。

2. 恶心、呕吐的评估

评估恶心、呕吐发生的时间、频率、原因或诱因，与进食的关系；呕吐的特点及呕吐物的性质、量；有无伴随症状，是否与精神因素有关。慢性胃炎的患者进食硬、冷、辛辣或其他刺激性食物时可引发恶心、反酸、嗳气、上腹不适、食欲不振等症状。

3. 贫血的评估

慢性胃炎并发胃黏膜糜烂者可出现少量或大量上消化道出血，表现以黑便为主，持续 3 ~4 天停止。长期少量出血可引发缺铁性贫血，患者可出现头晕、乏力及消瘦等症状。

（三）辅助检查的评估

1. 胃镜及黏膜活组织检查

这是最可靠的诊断方法，可直接观察黏膜病损。慢性萎缩性胃炎可见黏膜呈颗粒状、黏膜血管显露、色泽灰暗、皱襞细小；慢性浅表性胃炎可见红斑、黏膜粗糙不平、出血点（斑）。两种胃炎皆可见伴有糜烂、胆汁反流。活组织检查可进行病理诊断，同时可检测幽门螺杆菌。

2. 胃酸的测定

慢性浅表性胃炎胃酸分泌可正常或轻度降低，而萎缩性胃炎胃酸明显降低，其分泌胃酸功能随胃腺体的萎缩、肠腺化生程度的加重而降低。

3. 血清学检查

慢性胃体炎患者血清抗壁细胞抗体和内因子抗体呈阳性，血清胃泌素明显升高；慢性胃窦炎患者血清抗壁细胞抗体多呈阴性，血清胃泌素下降或正常。

4. 幽门螺杆菌检测

通过侵入性和非侵入性方法检测幽门螺杆菌。慢性胃炎患者胃黏膜中幽门螺杆菌阳性率的高低与胃炎活动与否有关，且不同部位的胃黏膜其幽门螺杆菌的检测率亦不相同。幽门螺杆菌的检测对慢性胃炎患者的临床治疗有指导意义。

（四）心理—社会因素评估

1. 生活方式

评估患者生活是否有规律；生活或工作负担及承受能力；有无过度紧张、焦虑等负性情绪；睡眠的质量等。

2. 饮食习惯

评估患者平时饮食习惯及食欲，进食时间是否规律；有无特殊的食物喜好或禁忌，有无食物过敏，有无烟酒嗜好。

3. 心理—社会状况

评估患者的性格及精神状态；患病对患者日常生活、工作的影响。患者有无焦虑、抑郁、悲观等负性情绪及其程度。评估患者的家庭成员组成，家庭经济、文化、教育背景，对患者的关怀和支持程度；医疗费用来源或支付方式。

4. 认知程度

评估患者对慢性胃炎的病因、诱因及如何预防的了解程度。

（五）腹部体征的评估

慢性胃炎的体征多不明显，少数患者可出现上腹轻压痛。

三、护理诊断

1. 疼痛

由于胃黏膜炎性病变所致。

2. 营养失调，低于机体需要量

由于厌食、消化吸收不良所致。

3. 焦虑

由于病情反复、病程迁延所致。

4. 活动无耐力

由于慢性胃炎引起贫血所致。

5. 知识缺乏

缺乏对慢性胃炎病因和预防知识的了解。

四、护理目标

（1）患者疼痛减轻或消失。

（2）患者住院期间能保证机体所需热量、水分、电解质的摄入。

（3）患者焦虑程度减轻或消失。

（4）患者活动耐力恢复或有所改善。

（5）患者能自述疾病的诱因及预防保健知识。

五、护理措施

（一）一般护理

1. 休息

指导患者急性发作时应卧床休息，并可用转移注意力、做深呼吸等方法来减轻。

2. 活动

病情缓解时，进行适当的锻炼，以增强机体抵抗力。嘱患者生活要有规律，避免过度劳累，注意劳逸结合。

3. 饮食

急性发作时可予少渣半流食，恢复期患者指导其食用富含营养、易消化的食物，避免食用辛辣、生冷等刺激性食物及浓茶、咖啡等饮料。嗜酒患者嘱其戒酒。指导患者加强饮食卫生并养成良好的饮食习惯，定时进餐、少量多餐、细嚼慢咽。如胃酸缺乏者可酌情食用酸性食物如山楂、食醋等。

4. 环境

为患者创造良好的休息环境，定时开窗通风，保证病室的温湿度适宜。

（二）心理护理

1. 减轻焦虑

提供安全舒适的环境，减少患者的不良刺激。避免患者与其他有焦虑情绪的患者或亲属接触。指导其散步、听音乐等转移注意力的方法。

2. 心理疏导

首先帮助患者分析这次产生焦虑的原因，了解患者内心的期待和要求；然后共同商讨这些要求是否能够实现，以及错误的应对机制所产生的后果。指导患者采取正确的应对机制。

3. 树立信心

向患者讲解疾病的病因及防治知识，指导患者如何保持合理的生活方式和去除对疾病的不利因素。并可以请有过类似疾病的患者讲解采取正确应对机制所取得的良好效果。

（三）治疗配合

1. 腹痛

评估患者疼痛的部位、性质及程度。嘱患者卧床休息，协助患者采取有利于减轻疼痛的体位。可利用局部热敷、针灸等方法来缓解疼痛。必要时遵医嘱给予药物止痛。

2. 活动无耐力

协助患者进行日常生活活动。指导患者体位改变时动作要慢，以免发生直立性低血压。根据患者病情与患者共同制订每日的活动计划，指导患者逐渐增加活动量。

3. 恶心、呕吐

协助患者采取正确体位，头偏向一侧，防止误吸。安慰患者，消除患者紧张、焦虑的情绪。呕吐后及时为患者清理，更换床单位并协助患者采取舒适体位。观察呕吐物的性质、量及呕吐次数。必要时遵医嘱给予止吐药物治疗。

附：呕吐物性质及特点分析

1. 呕吐不伴恶心

呕吐突然发生，无恶心、干呕的先兆，伴明显头痛，且呕吐于头痛剧烈时出现，常见于神经血管头痛、脑震荡、脑溢血、脑炎、脑膜炎及脑肿瘤等。

2. 呕吐伴恶心

多见于胃源性呕吐，例如胃炎、胃溃疡、胃穿孔、胃癌等，呕吐多与进食、饮酒、服用药物有关，吐后常感轻松。

3. 清晨呕吐

多见于妊娠呕吐和酒精性胃炎的呕吐。

4. 食后即恶心、呕吐

如果食物尚未到达胃内就发生呕吐，多为食管的疾病，如食管癌、食管贲门失弛缓症。食后即有恶心、呕吐伴腹痛、腹胀者常见于急性胃肠炎、阿米巴痢疾。

5. 呕吐发生于饭后 2 ~ 3 小时

可见于胃炎、胃溃疡和胃癌。

6. 呕吐发生于饭后 4 ~ 6 小时

可见于十二指肠溃疡。

7. 呕吐发生在夜间

呕吐发生在夜间，且量多有发酵味者，常见于幽门梗阻、胃及十二指肠溃疡、胃癌。

8. 大量呕吐

呕吐物如为大量，提示有幽门梗阻、胃潴留或十二指肠淤滞。

9. 少量呕吐

呕吐常不费力，每口吐出量不多，可有恶心，进食后可立即发生，吐完后可再进食，多见于神经官能性呕吐。

10. 呕吐物性质辨别

（1）呕吐物酸臭：呕吐物酸臭或呕吐隔日食物见于幽门梗阻、急性胃炎。

（2）呕吐物中有血：应考虑消化性溃疡、胃癌。

（3）呕吐黄绿苦水：应考虑十二指肠梗阻。

（4）呕吐物带粪便：见于肠梗阻晚期，带有粪臭味见于小肠梗阻。

（四）用药护理

（1）向患者讲解药物的作用、不良反应及用药的注意事项，观察患者用药后的反应。

（2）根据患者的情况进行指导，避免使用对胃黏膜有刺激的药物，必须使用时应同时服用抑酸剂或胃黏膜保护剂。

（3）有幽门螺杆菌感染的患者，应向其讲解清除幽门螺杆菌的重要性，嘱其连续服药两周，停药 4 周后再复查。

（4）静脉给药患者，应根据患者的病情、年龄等情况调节滴注速度，保证入量。

（五）健康教育

（1）向患者及其家属介绍本病的有关病因，指导患者避免诱发因素。

（2）教育患者保持良好的心理状态，平时生活要有规律，合理安排工作和休息时间，注意劳逸结合，积极配合治疗。

（3）强调饮食调理对防止疾病复发的重要性，指导患者加强饮食卫生和饮食营养，养成有规律的饮食习惯。

（4）避免刺激性食物及饮料，嗜酒患者应戒酒。

（5）向患者介绍所用药物的名称、作用、不良反应，以及服用的方法、剂量和疗程。

（6）嘱患者定期按时服药，如有不适及时就诊。

第五节　肠结核和结核性腹膜炎

一、肠结核

肠结核是结核分枝杆菌引起的肠道慢性特异性感染。结核分枝杆菌侵犯肠道主要经口感染。患者多有开放性肺结核或喉结核，是经常吞下含结核分枝杆菌的痰液引起，或是经常和开放性肺结核患者密切接触而被感染。一般见于青壮年，女性略多于男性。

肠结核多由人型结核杆菌引起，少数患者可由牛型结核杆菌感染致病。其感染途径包括 3 种。①经口感染：为结核杆菌侵犯肠道的主要途径。②血行播散：多见于粟粒型肺结核。③直接蔓延：肠结核主要位于回盲部，其他部位按发病率高低依次为升结肠、空肠、横结肠、降结肠、阑尾、十二指肠和乙状结肠等，少数见于直肠。

（一）临床表现

肠结核大多起病缓慢，病程较长。早期症状不明显，容易被忽视。

1. 症状

（1）腹痛：多位于右下腹或脐周，间歇性发作。常为痉挛性阵痛伴腹鸣，于进餐后加重，排便或肛门排气后缓解。腹痛可能与进餐引起胃肠反射或肠内容物通过炎症、狭窄肠段，引起局部肠痉挛有关。

（2）腹泻和便秘：腹泻是溃疡型肠结核的主要表现之一。每天排便 2～4 次，粪便呈糊状或稀水状，不含黏液或脓血，如直肠未受累，无里急后重感。若病变严重而广泛腹泻次数可达每天十余次，粪便可有少量黏液、脓液。此外，可间断有便秘，粪便呈羊粪状，隔数天再有腹泻。腹泻与便秘交替是肠结核引起胃肠功能紊乱所致。增生型肠结核多以便秘为主要表现。

（3）全身症状和肠外结核表现：溃疡型肠结核常有结核毒血症及肠外结核，特别是肺结核的临床表现，严重时可出现维生素缺乏、营养不良性水肿等表现；增生型肠结核全身情况一般较好。

2. 体征

患者可呈慢性病容、消瘦、苍白。腹部肿块为增生型肠结核的主要体征，常位于右下腹，较固定，质地中等，伴有轻、中度压痛。若溃疡型肠结核并发局限性腹膜炎、局部病变肠管与周围组织粘连，或同时有肠系膜淋巴结结核也可出现腹部肿块。

3. 并发症

见于晚期患者，常有肠梗阻、瘘管形成，肠出血少见，也可并发结核性腹膜炎，偶有急性肠穿孔。

（二）辅助检查

1. 实验室检查

可有轻至中度贫血，红细胞沉降率多增快，可作为估计结核病活动程度的指标之一。粪便检查显微镜下可见少量脓细胞与红细胞，隐血试验阳性。结核菌素试验呈强阳性有助于诊断。

2. X 线检查

溃疡型肠结核钡剂于病变肠段呈现激惹征象，排空很快，充盈不佳，而在病变的上、下肠段则钡剂充盈良好，称为 X 线钡影跳跃征象。病变肠段如能充盈，则显示黏膜皱襞粗乱、肠壁边缘不规则，有时呈锯齿状，可见溃疡，也可见肠腔变窄、肠段缩短变形、回肠盲肠正常角度消失。

3. 结肠镜检查

内镜下见病变肠黏膜充血、水肿，溃疡形成（常呈横形、边缘呈鼠咬状），大小及形态各异的炎症息肉，肠腔变窄等。镜下取活体组织送病理检查具有确诊价值。

（三）治疗原则

肠结核的治疗与肺结核相同，均应强调早期、联合、适量及全程用药。

1. 休息与营养

合理的休息与营养应作为治疗结核的基础。活动性肠结核应强调卧床休息，减少热量消耗，改善营养，增加机体抗病能力。

2. 抗结核药物治疗

（1）异烟肼（H）：每日 300 mg，顿服。偶可发生药物性肝炎，肝功能异常者慎用，需注意观察。如果发生周围神经炎可服用维生素 B_6（吡哆醇）。

（2）利福平（R）：每日 450 mg，顿服。用药后如出现一过性氨基转移酶上升可继续用药，加保肝治疗观察，如出现黄疸应立即停药。

（3）吡嗪酰胺（Z）：0.5 g，每日 3 次；每周 3 次，用药为 1.5～2.0 g/d。常见不良反应为高尿酸血症、肝损害、食欲不振、关节痛和恶心。

（4）乙胺丁醇（E）：0.75 g/d，顿服；每周 3 次，用药为 1.0～1.25 g/d。不良反应为视神经炎。

（5）链霉素（S）：肌内注射，每日量为0.75 g，每周5次；间歇用药每次为0.75～1.0 g，每周2～3次。不良反应主要为耳毒性、前庭功能损害和肾毒性等，严格掌握使用剂量。儿童、老人、孕妇、听力障碍和肾功能不良等要慎用或不用。

（6）氨基水杨酸（P）：4.0 g，每日2次。常引起胃肠道反应，宜饭后服。

标准化疗方案，即2个月强化期和4～6个月巩固期。①强化期，异烟肼、利福平、吡嗪酰胺和乙胺丁醇，顿服，2个月。②巩固期，异烟肼、利福平，顿服，4个月。简写为2HRZE/4HR。

3. 对症处理

（1）腹痛：可用颠茄、阿托品或其他抗胆碱能药物。

（2）不完全性肠梗阻：有时需行胃肠减压，并纠正水、电解质紊乱。

（3）有贫血及维生素缺乏症表现者：对症用药。

4. 手术治疗

手术治疗主要限于：①完全性肠梗阻，或部分性肠梗阻经内科治疗未见好转者；②急性肠穿孔引起粪瘘经保守治疗未见改善者；③大量肠道出血经积极抢救未能止血者。

（四）护理评估

1. 评估患者肠结核的临床症状

肠结核一般起病缓慢，早期症状不明显，易被忽视，全身症状表现为发热、盗汗、消瘦、乏力等结核病中毒症状以及腹胀、腹痛、腹泻与便秘等消化道症状。观察患者餐后有无腹胀，是否伴有消化不良、食欲减退、恶心、呕吐等肠结核早期症状。

2. 评估患者是否存在腹泻与便秘的症状

腹泻为肠结核最常见症状，粪便多为稀水样或糊状，一日数次或十几次，多在腹痛后出现。腹泻与便秘交替是肠道功能紊乱的结果。

3. 评估患者腹痛的部位和疼痛程度

腹痛为主要常见症状，占80%～90%。慢性腹痛，腹痛部位和病变部位相关。一般为隐痛，有时是绞痛，进食可以诱发或加重。

4. 观察患者是否存在并发症

肠梗阻、肠穿孔、肠出血、窦道形成等为肠结核的并发症。

（五）护理诊断

1. 疼痛

与结核杆菌侵犯肠黏膜导致炎性病变有关。

2. 腹泻

与肠结核所致肠道功能紊乱有关。

3. 营养失调，低于机体需要量

与结核杆菌感染及病程迁延导致慢性消耗有关。

4. 有体液不足的危险

与腹泻有关。

（六）护理措施

1. 一般护理

保持病室环境整洁、安静、舒适；患者应卧床休息，避免劳累；全身毒血症状重者应严格卧床休息，以降低机体消耗，待病情稳定后可逐步增加活动量。

2. 饮食护理

患者应摄入高热量、高蛋白、高维生素、易消化的食物。

3. 心理护理

主动关心、体贴患者，做好有关疾病及自我护理知识的宣传教育。特别对于有精神、神经症状的患者，更应给予关照，关注其情绪变化，及时疏导其不良心理状态，使之安心疗养。

4. 病情观察

观察结核毒血症状及腹部症状和体征的变化；观察患者粪便性状、颜色；监测红细胞沉降率变化，以判断肠结核的转归情况。

5. 对症护理

腹痛时可采取分散患者注意力、腹部按摩、针灸等方法，必要时遵医嘱应用阿托品等药物镇痛；腹泻时应避免进食含纤维素多的食物，同时可适当使用止泻药物；便秘时嘱患者多食含纤维素高的食物，可使用开塞露、灌肠等通便方法。

6. 用药护理

根据病情、疼痛性质和程度选择性地给予药物镇痛，是解除胃肠道疾病疼痛的重要措施。

（1）一般疼痛发生前用药要较疼痛剧烈时用药效果好且剂量偏小。用药后应注意加强观察，防止发生不良反应、耐药性和依赖性。因阿托品有加快心率、咽干、面色潮红等不良反应，哌替啶、吗啡有依赖性，吗啡还可抑制呼吸中枢等，故疼痛减轻或缓解后应及时停药。

（2）观察抗结核药物不良反应，使用链霉素、异烟肼（雷米封）、利福平等药物时，注意有无耳鸣、头晕、恶心、呕吐等中毒症状及过敏反应。

7. 体温过高护理

（1）保持病室环境整洁、安静、舒适。患者应卧床休息，避免劳累；全身毒血症状重者应严格卧床休息，以降低机体消耗，待病情稳定后可逐步增加活动量。

（2）给予高热量、高蛋白、高维生素、易消化的流质或半流质饮食，鼓励多进食，多食水果，多饮水，保证每日摄水量达 2 500 ~ 3 000 mL。不能进食者，应按医嘱从静脉补充营养与水分，同时监测患者的尿量和出汗情况，以便调整补液量，并保持排便通畅。

（3）严密观察病情变化，体温 >38.5 ℃时，应每 4 小时测量 1 次体温、脉搏、呼吸，处于体温变化过程中的患者应每 2 小时测量 1 次并记录，或按病情需要随时监测。

（4）体温 >39 ℃，应给予物理降温，如冷敷、温水擦浴，冷生理盐水灌肠等，以降低代谢率、减少耗氧量。冷湿敷法是用冷水或冰水浸透毛巾敷于头面部和血管丰富处，如腘窝、股根部、腋下、颈部，每 10 ~ 15 分钟更换 1 次；用冷生理盐水灌肠，婴儿每次 100 ~ 300 mL。

8. 腹痛护理

（1）病情观察：①密切观察疼痛的部位、性质、程度及其变化，增生型肠结核注意有无并发肠梗阻；②急性腹痛者还应观察生命体征的变化；③溃疡型肠结核注意有无盗汗、发热、消瘦、贫血等症状；④腹痛发作时严禁随意使用镇痛药，以免掩盖症状；⑤观察腹泻程度，粪便的性状、次数、量，气味和颜色的变化。注意有无脱水征。

（2）一般护理：①急性起病，腹痛明显者应卧床休息，保持环境安静、舒适，温湿度适宜；②根据疼痛的性质、程度，按医嘱选择禁食、流质、半流质饮食。

（3）对症护理：①排便后用温水清洗肛周，保持清洁干燥，涂凡士林或抗生素软膏以保护肛周皮肤；②遵医嘱给予液体、电解质、营养物质输入，注意输入速度的调节；③全身毒血症状严重、盗汗多者及时更换衣服，保持床铺清洁、干燥，加强口腔护理。

（4）向患者讲解有关缓解腹痛的知识。①指导和帮助其用鼻深吸气，然后张口慢慢呼气，如此有节奏地反复进行。②指导式的想象：利用一个人对某一特定事物的想象力从而达到预期效果，如通过回忆一些有趣的往事等使注意力转移，疼痛减轻。③局部热疗法：除急腹症外，可对疼痛的局部用热水袋热敷。热敷时注意水温，防止烫伤。④放松疗法：通过自我意识，集中注意力，使全身各部分肌肉放松，从而提高患者对疼痛的耐受力。

（5）用药护理：根据病情、疼痛性质和程度选择性地给予药物镇痛，是解除胃肠道疾病疼痛的重要措施。一般疼痛发生前用药较疼痛剧烈时用药效果好，且剂量偏小。

（6）心理指导：慢性腹痛患者因病程长、反复发作，且又无显著疗效，常出现焦虑情绪。疼痛发作时可通过心理疏导或转移注意力及介绍必要的疾病相关知识等方法，消除患者恐惧、焦虑、抑郁等心理，稳定患者的情绪，使其精神放松，增强对疼痛的耐受性，从而减轻或消除疼痛。

9. 腹泻护理

可用热敷，以减弱肠道运动，减少排便次数，并有利于腹痛等症状的减轻。慢性轻症者可适当活动，饮食以少渣、易消化食物为主，避免生冷、多纤维、刺激性食物。急性腹泻应根据病情和医嘱，给予饮食护理，如禁食或用流质、半流质、软食。排便频繁时，因粪便的刺激，可使肛周皮肤损伤，引起糜烂及感染。排便后应用温水清洗肛周，保持清洁、干燥。

10. 失眠护理

（1）安排有助于睡眠和休息的环境，关闭门窗、拉上窗帘，夜间睡眠时使用壁灯。

（2）保持病室内温度舒适，盖被适宜。

（3）尽量满足患者以前的入睡习惯和入睡方式，建立与以前相类似规律的活动和休息时间表。有计划地安排好护理活动，尽量减少对患者睡眠的干扰。

（4）提供促进睡眠的措施，睡前减少活动量。睡前避免喝咖啡或浓茶。睡前热水泡足或洗热水浴，可以做背部按摩、听轻柔的音乐或提供娱乐性的读物。

（5）指导患者使用放松技术，如缓慢地深呼吸，全身肌肉放松疗法等。

（6）限制晚饭的饮水量，睡前排尿，必要时，入睡前把便器放在床旁。

（7）遵医嘱给镇静催眠药，并评价效果，积极实施心理治疗。

（七）健康教育

1. 饮食指导

（1）向患者解释营养对治疗肠结核的重要性。由于结核病是慢性消耗性疾病，只有保证营养的供给，提高机体抵抗力，才能促进疾病的痊愈。

（2）与患者及其家属共同制订饮食计划。

（3）应给予高热量、高蛋白、高维生素且易消化的食物。

（4）腹泻明显的患者应少食乳制品、富含脂肪的食物和粗纤维食物，以免加快肠蠕动。

（5）肠梗阻的患者要严格禁食。严重营养不良者应协助医师进行静脉营养治疗，以满足机体代谢需要。

（6）每周测量患者的体重，并观察有关指标，如电解质、血红蛋白，以评价其营养状况。

2. 心理指导

肠结核治疗效果不明显时，患者往往担忧预后。纤维结肠镜等检查有一定痛苦，故应注重患者的心理护理，通过解释、鼓励来提高患者对配合检查和治疗的认识，稳定其情绪。

3. 出院指导

（1）肠结核的预后取决于早期诊断与及时正规治疗，一般预后良好。必须向患者强调有关结核病的防治知识，特别是肠结核的预防重在肠外结核，如肺结核的早期诊断与积极治疗对于防治肠结核至关重要。

（2）注意个人卫生，提倡公筷进餐或分餐制，鲜牛奶应消毒后饮用。

（3）患者的餐具及用物均应消毒，对患者的粪便也应进行消毒处理。

（4）嘱患者注意休息，要劳逸结合，避免疲劳、受寒。

（5）指导患者坚持抗结核药物治疗，说明规范治疗与全程治疗结核病的重要性，按时、按量服用药物，切忌自行停药。

（6）要注意观察药物的疗效和不良反应，了解抗结核药物不良反应及预防方法，有不适立即到医院就诊，并遵医嘱定期门诊复查。

二、结核性腹膜炎

结核性腹膜炎是由结核杆菌引起的慢性弥漫性腹膜感染。以儿童、青壮年多见，女性略多于男性。

临床表现主要为倦怠、发热、腹痛与腹胀等，可引起肠梗阻、肠穿孔和形成瘘管等并发症。

大多数结核性腹膜炎是腹腔脏器，如肠系膜淋巴结结核、肠结核、输卵管结核等活动性结核病灶直接蔓延侵及腹膜引起。少数病例可由血行播散引起，常见的原发病灶有粟粒型肺结核及关节、骨、睾丸结核，可伴有结核性多浆膜炎等。

因侵入腹腔的结核菌数量、毒力及机体免疫力不同，结核性腹膜炎的病理改变可表现为 3 种基本的病理类型，即渗出型、粘连型、干酪型，以渗出型、粘连型多见。当有 2 种或 3 种类型的病变并存时，称为混合型。

（一）临床表现

结核性腹膜炎的临床表现随原发病灶、感染途径、病理类型及机体反应性的不同而异。其起病缓急不一，多数起病较缓，也有急性发病者。

1. 症状

（1）全身症状：结核毒血症状常见，主要是发热和盗汗。以低热和中等热为最多，约 1/3 患者有弛张热，少数可呈稽留热。高热伴有明显毒血症者，主要见于渗出型、干酪型，或伴有粟粒型肺结核、干酪型肺炎等严重结核病的患者。后期有营养不良，表现为消瘦、贫血、水肿、舌炎、口角炎等。

（2）腹痛：多位于脐周或右下腹，间歇性发作，常为痉挛性阵痛，进餐后加重，排便或肛门排气后缓解。腹痛的发生可能与进餐引起胃肠反射或肠内容物通过炎症、狭窄肠端、引起局部肠痉挛有关。如腹痛呈阵发性加剧，应考虑并发不完全性肠梗阻。偶可表现为急腹症，是肠系膜淋巴结结核、腹腔内其他结核的干酪样坏死病灶破溃，或肠结核急性穿孔所致。

（3）腹胀：多数患者可出现不同程度的腹胀，多是结核毒血症或腹膜炎伴有肠功能紊乱引起，也可因腹腔积液或肠梗阻所致。

（4）腹泻、便秘：腹泻常见，排便次数因病变严重程度和范围不同而异，一般每天 2～4 次，重者每天达十余次。粪便成糊状，一般不含脓血，不伴有里急后重。腹泻主要与腹膜炎引起的胃肠功能紊乱有关，偶可由伴有的溃疡性肠结核或干酪样坏死病变引起的肠管内瘘等引起。有时腹泻与便秘交替出现。

（5）腹壁柔韧感：柔韧感是腹膜受到轻度刺激或慢性炎症造成，可见于各型，但一般认为是粘连型结核性腹膜炎的临床特征。绝大多数患者均有不同程度的压痛，一般较轻微，少数压痛明显并有反跳痛，后者多见于干酪型。

（6）腹部肿块：粘连型及干酪型患者的腹部常可触及肿块，多位于中下腹部。肿块多由增厚的大网膜、肿大的肠系膜淋巴结、粘连成团的肠曲或干酪样坏死脓性物积聚而成，其大小不一，边缘不齐，有时呈横行块状物或有结节感，多有轻微触痛。

2. 体征

（1）全身状况：患者呈慢性病容，后期有明显的营养不良，表现为消瘦、水肿、苍白、舌炎、口角炎等。

（2）腹部压痛与反跳痛：多数患者有腹部压痛，一般轻微，少数压痛明显，且有反跳痛，常见于干酪型结核性腹膜炎。

（3）腹壁柔韧感：是结核性腹膜炎的临床特征，是腹膜慢性炎症、增厚、粘连所致。

（4）腹部包块：见于粘连型或干酪型，常由增厚的大网膜、肿大的肠系膜淋巴结、粘连成团的肠曲或干酪样坏死脓性物积聚而成。多位于脐周，大小不一，边缘不整，表面粗糙呈结节感，不易推动。

（5）腹腔积液：多为少量至中量腹腔积液，腹腔积液超过 1 000 mL 时可出现移动性浊音。

3. 并发症

肠梗阻常见，多发生于粘连型。肠瘘一般多见于干酪型，往往同时有腹腔脓肿形成。

4. 结核性腹膜炎与肠结核的鉴别

见表 5-1。

表 5-1 结核性腹膜炎与肠结核的鉴别

项目		结核性腹膜炎	肠结核
感染途径		多为直接蔓延	多为经口感染
原发病		肠结核（最常见）、肠系膜淋巴结结核、输卵管结核、血行播散感染者多为粟粒型肺结核	开放性肺结核（最常见）、血型播散感染者多为粟粒型肺结核、直接蔓延者多为女性生殖器结核
临床表现	发热	低或中度热（最常见）	低热、弛张热、稽留热
	腹痛	多位于脐周、下腹的持续性隐痛或钝痛	多位于右下腹的持续性隐痛或钝痛
	触诊	腹壁柔韧感	无特征
	腹腔积液	草黄色、淡血性、乳糜性	无
	腹块	见于粘连型或干酪型	见于增生型肠结核
	腹泻	常见，3～4 次/天，粪便呈糊状	因病变范围及严重程度不同而异
	梗阻	多见于粘连型	晚期可有

（二）辅助检查

1. 血象、红细胞沉降率与结核菌素试验

部分患者有轻度至中度贫血，多为正细胞正色素性贫血。白细胞计数大多正常，干酪型患者或腹腔结核病灶急性扩散时，白细胞计数增多。多数患者红细胞沉降率增快，可作为活动性病变的指标。结核菌素试验呈强阳性有助于结核感染的诊断。

2. 腹腔积液检查

腹腔积液多为草黄色渗出液，少数为淡血色，偶见乳糜性，比重一般超过 1.018，蛋白质含量 >30 g/L，白细胞计数 $>500 \times 10^6/L$，以淋巴细胞为主。但有时因低清蛋白血症或合并肝硬化，腹腔积液性质可接近漏出液。结核性腹膜炎的腹腔积液腺苷脱氨酶活性常增高，普通细菌培养结果常为阴性，腹腔积液浓缩找结核分枝杆菌或结核分枝杆菌培养阳性率均低，腹腔积液动物接种阳性率 >50%，但费时较长。

3. 腹部 B 超检查

可发现少量腹腔积液，也可为腹腔穿刺提示准确位置，同时也可辅助鉴别腹部包块性质。

4. X 线检查

腹部 X 线平片检查有时可见钙化影，提示钙化的肠系膜淋巴结结核。X 线胃肠钡剂造影检查可发现肠粘连、肠结核、肠瘘、肠腔外肿块等征象，有辅助诊断的价值。

5. 腹腔镜检查

可窥见腹膜、网膜、内脏表面有散在或聚集的灰白色结节，浆膜浑浊粗糙，活组织检查有确诊价值。检查适用于有游离腹腔积液的患者，禁用于腹膜有广泛粘连者。

（三）治疗原则

（1）抗结核化学药物治疗一般以链霉素、异烟肼及利福平联合应用为佳，也可另加吡嗪酰胺或乙胺丁醇，病情控制后，可改为异烟肼与利福平或异烟肼口服加链霉素每周 2 次，疗程应 >12 个月。

（2）对腹腔积液型患者，在放腹腔积液后于腹腔内注入链霉素、醋酸可的松等药物，每周 1 次，可加速腹腔积液吸收并减少粘连。

（3）对血行播散或结核毒血症严重的患者，在应用有效的抗结核药物治疗的基础上，也可加用肾上腺皮质激素以减轻中毒症状，防止肠粘连及肠梗阻发生。

（4）鉴于本病常继发于体内其他结核病，多数患者已接受过抗结核药物治疗，因此，对这类患者应选择以往未用或少用的药物，制订联合用药方案。

（5）当并发肠梗阻、肠穿孔、化脓性腹膜炎时，可行手术治疗。与腹内肿瘤鉴别确有困难时，可行剖腹探查。手术适应证包括：①并发完全性肠梗阻或有不全性肠梗阻经内科治疗而未见好转者；②急性肠穿孔，或腹腔脓肿经抗生素治疗未见好转者；③肠瘘经抗结核化疗与加强营养而未能闭合者；④当

诊断困难，与急腹症不能鉴别时，可考虑剖腹探查。

（四）护理评估

1. 健康史

需要采集病史，评估病因，了解是否有结核病史。

2. 身体状况

仔细评估结核性腹膜炎的影响及生命体征情况。

3. 心理—社会状况

评估患者与家属心理情况与需求，了解患者的心理压力与应激表现，提供适当的心理、社会支持。

（五）护理诊断

1. 体温过高

与结核病毒血症有关。

2. 营养失调，低于机体需要量

与慢性消耗性疾病以及舌炎、口角炎进食困难有关。

3. 腹痛

与腹膜炎有关。

4. 腹泻

与腹膜炎性刺激导致肠功能紊乱有关。

5. 体液过多（腹腔积液）

与腹膜充血、水肿、浆液纤维蛋白渗出有关。

6. 潜在并发症

肠梗阻、腹腔脓肿、肠瘘及肠穿孔。

（六）护理措施

1. 一般护理

（1）保持环境整洁、安静、空气流通及适宜的温、湿度。卧床休息，保证充足的睡眠，减少活动。有腹腔积液者取平卧位或半坐卧位。

（2）提供高热量、高蛋白、高维生素、易消化饮食，如新鲜蔬菜、水果、鲜奶、豆制品、肉类及蛋类等；有腹腔积液者限制钠盐摄入，少进或不进引起腹胀的食物。

（3）结核毒血症状重者，应保持皮肤清洁、干燥，及时更换衣裤；给予腹泻患者肛周护理。

2. 病情观察

（1）密切观察腹痛的部位、性质及持续时间，对骤起急腹痛要考虑腹腔内其他结核病灶破溃或并发肠梗阻、肠穿孔等。

（2）观察腹泻、便秘情况，有无发热。

（3）定期监测体重、血红蛋白等营养指标。

3. 用药护理

（1）观察抗结核药物的不良反应，注意有无头晕、耳鸣、恶心等中毒症状及过敏反应。

（2）定期检查患者听力及肝、肾功能。

（3）督促患者不能自行停药，避免影响治疗。

4. 腹腔穿刺放腹腔积液护理

（1）术前向患者解释腹腔穿刺的目的、方法、注意事项，消除其紧张心理，以取得配合。

（2）术前测量体重、腹围、生命体征，排空膀胱。

（3）术中及术后监测生命体征，观察有无不适反应。

（4）术毕缚紧腹带，记录抽出腹腔积液的量、性质、颜色，及时送验标本。

5. 体温过高护理

（1）高热时卧床休息，减少活动。提供合适的环境温度。出汗较多而进食较少者应遵医嘱补充热量、水及电解质。

（2）评估发热类型及伴随症状，体温过高时，应根据具体情况选择适宜的降温方式，如温水或酒精擦浴、冰敷、冰盐水灌肠及药物降温等。

（3）及时更换衣服、盖被，注意保暖，并协助翻身，注意皮肤、口腔的清洁与护理。

6. 疼痛护理

（1）观察疼痛的部位、性质及持续时间。耐心听取患者对疼痛的主诉，并表示关心和理解。

（2）提供安静舒适的环境，保证充足睡眠。

（3）腹痛应对方法：教会患者放松技巧，如深呼吸、全身肌肉放松、自我催眠等；教会患者分散注意力，如与人交谈、听音乐、看书报等；适当给予解痉药，如阿托品、东莨菪碱等。

（4）腹痛严重时遵医嘱给予相应处理，如合并肠梗阻行胃肠减压，合并急性穿孔行外科手术治疗。

7. 腹泻护理

（1）观察患者排便次数及粪便的性状、量、颜色。

（2）腹泻严重者给予禁食，并观察有无脱水症，遵医嘱补液、止泻。

（3）排便频繁者，每次便后宜用软质纸擦拭肛门，并用温水清洗干净，以防肛周皮肤及黏膜破溃、糜烂。

（4）检测电解质及肝功能变化。

（七）健康教育

1. 饮食指导

（1）为提高患者的抗病能力，除给予支持疗法外还需帮助患者选择高蛋白、高热量，高维生素（尤其含维生素 A）食物，如牛奶、豆浆、鱼、瘦肉、甲鱼、鳝鱼、蔬菜、水果等。

（2）鼓励患者多饮水，每日 >2 L，保证机体代谢的需要和体内毒素的排泄，必要时遵医嘱给予静脉补充。

（3）协助患者晨起、餐后、睡前漱口，加强口腔护理，口唇干燥者涂液状石蜡保护。积极治疗和预防口角炎、舌炎及口腔溃疡。

（4）进食困难者遵医嘱静脉补充高营养，如氨基酸、脂肪乳剂、白蛋白等。必要时检测体重及血红蛋白水平。

2. 心理指导

指导患者及其家属与同病房患者进行沟通，讲解本病的基本知识，使其了解本病无传染性，解除思想顾虑。给患者创造良好的休养环境及家庭社会支持系统。

3. 基础护理

（1）结核活动期，有高热等严重结核病毒性症状应卧床休息，保持环境安静、整洁、舒适、空气流通及适宜的温、湿度，保证充足的睡眠，使患者心境愉悦，以最佳的心理状态接受治疗。减少活动。

（2）有腹腔积液者取平卧位或半坐卧位，恢复期可适当增加户外活动，如散步、打太极拳、做保健操等，有条件者可选择空气新鲜、气候温和处疗养，提高机体的抗病能力。

（3）轻症患者在坚持化疗的同时，可进行正常工作，但应避免劳累和重体力劳动，戒烟、戒酒，做到劳逸结合。

4. 出院指导

（1）告知患者本病呈慢性经过，经正规抗结核治疗，一般预后良好。

（2）嘱患者积极配合治疗。根据原发结核病灶不同，有针对性地对患者及家属进行有关消毒、隔离等知识的宣教，防止结核菌的传播。

（3）指导患者注意休息，适当进行体力活动，注意避免劳累，避免受寒和感冒。

（4）加强营养，指导患者进食高热量、高蛋白、高维生素、易消化的食物，多食蔬菜、水果类。

（5）坚持按医嘱服药，不能随意自行停药，注意观察药物的不良反应，如恶心、呕吐等胃肠道反应以及肝、肾功能损害等。

（6）遵医嘱定期复查，及时了解病情变化，以利于治疗方案的调整。

第六节　溃疡性结肠炎

溃疡性结肠炎（UC）是一种原因不明的主要发生在结肠黏膜层的炎症性病变，以溃疡糜烂为主，多起始于远段结肠，也可遍及全部结肠，以血性黏液便、腹痛、里急后重、腹泻为主要症状，可发生于任何年龄，多发生在20～40岁，也可见于儿童和老年人，男女发病率无明显差别。起病缓慢，病程可为持续或呈活动性与缓解期交替的慢性过程。

UC病因未完全阐明，现有多种病因学说：①感染因素；②免疫异常；③遗传因素；④精神因素。

一、临床表现

（一）症状及体征

起病多数缓慢，少数急性起病，偶见急性暴发起病。病程呈慢性经过，多表现为发作期与缓解期交替，少数症状持续并逐渐加重。

1. 消化系统表现

（1）腹泻和黏液脓血便：见于绝大多数患者。黏液脓血便是本病活动期的重要表现，排便次数及便血的程度反映病情轻重。

（2）腹痛：一般主诉有轻度至中度腹痛，多为左下腹或下腹的阵痛，也可涉及全腹。有疼痛于便后缓解的规律，常有里急后重。

（3）其他症状：可有腹胀，严重者伴有食欲缺乏、恶心、呕吐。

（4）体征：左下腹轻压痛，重型和暴发型患者常有明显压痛和鼓肠。若有腹肌紧张、反跳痛、肠鸣音减弱应注意中毒性巨结肠、肠穿孔等并发症。

2. 全身表现

中、重型患者活动期常有低至中度发热，高热多提示并发症或见于急性暴发型。重症或病情持续活动可出现衰弱、消瘦、贫血、低蛋白血症、水与电解质平衡紊乱等表现。

3. 肠外表现

本病可伴有多种肠外表现，包括外周关节炎、结节性红斑、巩膜外层炎、前葡萄膜炎、口腔复发性溃疡等。

4. 并发症

（1）中毒性巨结肠：多发生在暴发型或重症溃疡性结肠炎患者。结肠病变广泛而严重，多以横结肠最严重。常因低钾、钡剂灌肠、使用抗胆碱能药物而诱发。表现为病情急剧恶化，毒血症明显，水、电解质平衡紊乱，持续性剧烈腹痛，鼓肠、腹部压痛，肠鸣音消失。血常规白细胞计数显著增加。X线腹部平片见结肠扩大，结肠袋消失。预后差，易引起急性肠穿孔。

（2）直肠结肠癌变：多见于广泛性结肠炎、幼年起病而病程漫长者。

（3）其他并发症：肠出血、肠穿孔、肠梗阻等。

（二）临床分型

按本病的类型、程度、范围及病期进行综合分型。

1. 类型

（1）初发型，指无既往史的首次发作。

（2）慢性复发型，临床上最多见，发作期与缓解期交替。

（3）慢性持续型，症状持续，间以症状加重的急性发作。

(4) 急性暴发型，少见，急性起病，病情严重，全身毒血症状明显。各型可相互转化。

2. 临床严重程度

(1) 轻度，腹泻每日 <4 次，便血轻或无，无发热、脉数，贫血无或轻，红细胞沉降率正常。

(2) 重度，腹泻每日 >6 次，并有明显的黏液脓血便，体温 >37.5 ℃、脉搏 >90 次/分，血红蛋白 <100 g/L，红细胞沉降率 >30 mm/h。

(3) 中度，介于轻度与重度之间。

3. 病变范围

可分为直肠炎、直肠乙状结肠炎、广泛性或全结肠炎。

4. 病情分期

分为活动期和缓解期。

二、辅助检查

1. 血液检查

血常规示血红蛋白下降，白细胞计数在活动期可有增多。红细胞沉降率加快和 C 反应蛋白增高是活动期的标志。严重病例人血白蛋白下降。血中外周型抗中性粒细胞胞质抗体（ANCA）约 70% 阳性。

2. 粪便检查

粪便肉眼观有黏液脓血，显微镜检见红细胞和脓细胞，急性发作期可见巨噬细胞。粪便病原学检查目的是要排除感染性结肠炎，需反复多次进行（至少连续 3 次），包括：①常规致病菌培养；②取新鲜粪便，找溶组织阿米巴滋养体及包囊；③有血吸虫疫水接触史者做粪便集卵和孵化，以排除血吸虫病。

3. X 线钡餐灌肠检查

X 线特征主要有：①黏膜粗乱和（或）颗粒样改变；②肠管边缘呈锯齿状或毛刺样，肠壁有多发性小充盈缺损；③肠管缩短，结肠袋消失呈铅管状。重型或暴发型病例不宜做钡剂灌肠检查，以免加重病情或诱发中毒性巨结肠。

4. 活组织检查

(1) 活动期：①固有膜内有弥漫性慢性炎性细胞、中性粒细胞、嗜酸性粒细胞浸润；②隐窝有急性炎性细胞浸润；③隐窝上皮增生，杯状细胞减少；④可见黏膜表层糜烂、溃疡形成和肉芽组织增生。

(2) 缓解期：①中性粒细胞消失，慢性炎性细胞减少；②肠隐窝大小、形态不规则，排列紊乱；③腺上皮与黏膜肌层间隙增宽；④潘氏细胞化生。

三、治疗原则

（一）一般治疗

强调休息、饮食和营养。针对病情严重程度，可予流质或半流质饮食，甚至完全胃肠外营养治疗。及时纠正水、电解质平衡紊乱以及贫血、低蛋白血症。对腹痛、腹泻进行对症治疗，使用抗胆碱能药物或止泻药，如洛哌丁胺，宜慎重，重症患者应禁用。

（二）药物治疗

1. 活动期的治疗

尽快控制炎症，缓解症状。

(1) 轻度 UC：SASP 制剂，每日 3 ~4 g，分次日服；或用相当剂量的 5-ASA 制剂。病变分布于远段结肠者可酌用 SASP 或 5-ASA 栓剂 0.5 ~1 g，每日 2 次；5-ASA 灌肠液 1 ~2 g 或氢化可的松琥珀酸钠盐灌肠液 100 ~200 mg，每晚 1 次保留灌肠；有条件者可用布地奈德 2 mg 保留灌肠，每晚 1 次，也可用中药保留灌肠。

(2) 中度 UC：可用上述剂量水杨酸类制剂治疗，反应不佳者适当加量或改口服糖皮质激素，常用泼尼松 30 ~40 mg/d 口服。

（3）重度 UC：一般病变范围较广，病情发展较快，需足量给药。

未使用过糖皮质激素者，可口服泼尼松或泼尼松龙 40～60 mg/d，观察 7～10 天，也可直接静脉给药；已使用过者，应静脉滴注氢化可的松 300 mg/d 或甲泼尼龙 48 mg/d。

肠外应用广谱抗生素控制肠道继发感染，如硝基咪唑、喹诺酮类或头孢类抗生素等。

静脉使用糖皮质激素 7～10 天后无效者可考虑环孢素 2～4 mg/（kg·d）静脉滴注 7～10 天，并应严格监测血药浓度。顽固性 UC 也可考虑其他免疫抑制剂，如硫唑嘌呤（Aza）、巯嘌呤（6-MP）等，剂量和用法参考 CD，或参考药典和教科书。

患者卧床休息，适当输液、补充电解质；便血量大、Hb＜90 g/L 和持续出血者应考虑输血；营养不良、病情较重者可用要素饮食，病情严重者应予肠外营养。

上述治疗无效者，当条件允许时可采用白细胞洗脱疗法。并应及时请内、外科会诊，确定结肠切除手术的时机和方式。慎用解痉剂及止泻剂，密切监测患者的生命体征和腹部体征变化，尽早发现和处理并发症。

2. 缓解期的治疗

缓解期应继续维持治疗，预防复发。除初发病例、轻症远段结肠炎患者症状完全缓解后可停药观察外，所有患者完全缓解后均应继续维持治疗。SASP 的维持治疗剂量一般为控制发作之半，多用 2～3 g/d，并同时口服叶酸。也可用与诱导缓解相同剂量的 5-ASA 类药物。6-MP 或 Aza 等用于上述药物不能维持或对糖皮质激素依赖者。

3. 其他治疗

5-ASA 与免疫抑制剂均无效者，应考虑新型生物治疗剂，如抗肿瘤坏死因子 α（TNF-α）单克隆抗体。也可用益生菌维持治疗。中药方剂可辨证施治，适当选用。多种中药灌肠制剂也有一定的疗效。

（三）手术治疗

（1）绝对指征：大出血、穿孔、明确或高度怀疑癌肿及组织学检查发现重度异型增生或肿块性损害轻、中度异型增生。

（2）相对指征：①重度 UC 伴中毒性巨结肠、静脉用药无效者；②内科治疗症状顽固、体能下降、对糖皮质激素抵抗或依赖的顽固性病例，替换治疗无效者；③UC 合并坏疽性脓皮病、溶血性贫血等肠外并发症者。

四、护理评估

1. 一般情况

患者的年龄、性别、职业、婚姻状况、健康史、心理、自理能力等。

2. 身体状况

（1）消化系统症状：腹泻、腹痛、腹胀情况，食欲缺乏、恶心、呕吐等情况。

（2）全身情况：生命体征、神志、精神状态，有无发热、脉数等症状；有无衰弱、消瘦、贫血、低蛋白血症、水与电解质平衡紊乱等表现。

3. 评估疾病状况

评估疾病的临床类型、严重程度及病变范围。

五、护理诊断

1. 腹泻

与肠道炎症导致肠黏膜对水、钠吸收障碍以及炎性刺激导致肠蠕动增加有关。

2. 舒适的改变

与肠道黏膜的炎性浸润及溃疡导致的腹痛有关。

3. 营养失调，低于机体需要量

与长期频繁腹泻及吸收不良有关。

4. 焦虑

与病程长、病情易反复有关。

5. 知识缺乏

与缺乏自我保健知识有关。

6. 潜在并发症

中毒性巨结肠、直肠结肠癌变、肠道大出血、肠梗阻。

六、护理措施

1. 休息与活动指导

（1）急性发作期或者病情严重时均需卧床休息。

（2）应鼓励轻症或缓解期患者参加一般的轻松工作，适当休息。

（3）避免过度劳累，注意劳逸结合。

2. 饮食指导

（1）急性发作期，应进食流质或半流质饮食；病情严重者应禁食，使肠道得到休息，以利于减轻炎症、控制症状。

（2）保持室内空气新鲜，提供良好的进餐环境，避免不良刺激以增加食欲。

（3）合理选择饮食：摄入高热量、高蛋白、多种维生素、柔软、少纤维的食物，少食多餐。

（4）避免食用生冷、刺激性强、易产生过敏反应的食物。因服用牛奶导致腹泻加重者，应避免服用牛奶及乳制品。

3. 用药指导

（1）告知患者及其家属坚持用药的重要性，说明药物的具体服用方法及不良反应。

（2）嘱患者坚持治疗，切勿随意更换药物、减量或停药。服药期间要定期复查血常规。

（3）告知患者及其家属勿擅自使用解痉剂，以免诱发结肠扩张。

（4）教会患者及其家属识别药物的不良反应：服用柳氮磺胺吡啶（SASP）时，可出现恶心、呕吐、食欲不振、皮疹、粒细胞减少、再生障碍性贫血、自身免疫性溶血等；应餐后服药，多饮水；服用糖皮质激素者，要注意激素不良反应，不可随意减量、停药，防止反跳现象发生。应用硫唑嘌呤或巯嘌呤可出现骨髓抑制的表现，需注意监测白细胞计数。出现异常情况，如疲乏、头痛、发热、手足发麻、排尿不畅等症状应及时就诊，以免耽误病情。

4. 心理指导

（1）正确认识疾病，树立信心。

（2）保持心情平和、舒畅，自觉地配合治疗。

（3）情绪波动是本病起因或加重的诱因，注意心理状态变化，及时宣泄不良情绪，及时给予心理疏导和心理支持。

（4）病情许可时，可参加适当的活动分散注意力，能自己控制情绪，调节心理状态，避免精神过度紧张、焦虑，减轻并避免高级神经功能紊乱而加重病情。

5. 病情观察及护理

（1）观察大便的次数、颜色、性状及量。

（2）准确记录出入量。

（3）观察腹痛变化，如毒血症明显、高热伴腹胀、腹部压痛、肠鸣音减弱或消失，或出现腹膜刺激征提示有并发症。遵医嘱给药，采用舒适的体位，指导患者使用放松技巧。

（4）物理降温，可用冰袋冰敷、酒精擦浴、温水擦浴等，必要时给予退热剂。

（5）保护肛门及周围皮肤的清洁、干燥；手纸应柔软，动作要轻柔；排便后可用温开水清洗肛门及周围皮肤，必要时局部可涂抹紫草油或鞣酸软膏以保护皮肤。

（6）选择个性化的灌肠时间，行保留灌肠治疗前，患者应排尽尿、便，取左侧卧位，抬高臀部

10 cm左右，使药液不易溢出，灌肠速度缓慢。

6. 恢复期指导

（1）应增强自我保健意识，提高其依从性。

（2）避免溃疡性结肠炎复发的常见诱因，如精神刺激、过度劳累、饮食失调、感染、擅自减药或停药。

（3）建立积极的应对方式，提供较好的家庭及社会支持。

（4）避免情绪激动，减少生活事件的刺激。

（5）定期复诊，如有腹泻、腹痛、食欲不振、消瘦等症状随时复查。发生腹痛加剧或出现黑便应立即就诊。

七、健康教育

（1）出院后坚持服药治疗，缓解期主要以氨基水杨酸制剂进行维持治疗。维持治疗时间至少 3 年。

（2）注意饮食有节，腹痛、腹泻者宜食少渣、易消化、低脂肪、高蛋白质饮食；尽量避免可疑不耐受的食物，如鱼、虾、蟹、鳖、牛奶、花生等；忌食辣椒及生冷食品，戒除烟酒嗜好。

（3）注意衣着，保持冷暖相适。

（4）注意劳逸结合，避免劳累，适当进行体育锻炼以增强体质，预防肠道感染，对防止复发或病情进一步发展有一定作用。保持心情舒畅安静。

（5）当有肠道感染时应及早治疗。

第七节　克罗恩病

克罗恩（Crohn）病（CD）是一种病因未明、主要累及末端回肠和邻近结肠的慢性炎症性肉芽肿性疾病，整个消化道均可累及，临床表现以腹痛、腹泻、瘘管形成和肠梗阻为特点，可伴有发热、营养障碍等全身表现，以及关节、皮肤、眼、口腔黏膜、肝等肠外损害。发病年龄多在 15 ~ 30 岁，有终身复发倾向。

CD 的病因未完全明了，可能与感染、免疫、遗传有关，三者相互作用可导致肠黏膜免疫反应过度活跃，造成肠道组织炎症和损伤。

一、临床表现

1. 症状

（1）腹痛：最常见，多位于右下腹或脐周，常于进餐后加重，排便或肛门排气后缓解。持续性腹痛和明显压痛多提示炎症波及腹膜或腹腔内脓肿形成；全腹剧痛和腹肌紧张提示病变肠段急性穿孔。

（2）腹泻：先是间歇发作，后可转为持续性。粪便多为糊状，一般无脓血和黏液。病变涉及下段结肠或肛门直肠者可有黏液血便及里急后重。

（3）腹部包块：多位于右下腹与脐周。固定提示有粘连，多有内瘘形成。瘘管形成是 CD 的特征性临床表现。

（4）全身表现：较多且明显，主要表现如下。①发热：与肠道炎症活动及继发感染有关，呈间歇性低热或中度热，少数呈弛张高热，多提示有毒血症，少数患者以发热为首发和主要症状。②营养障碍：与慢性腹泻、食欲减退及慢性消耗有关，表现为消瘦、贫血、低蛋白血症和维生素缺乏等。

（5）肛门周围病变：包括肛门周围瘘管、脓肿形成及肛裂等病变。

（6）肠外表现：与溃疡性结肠炎的肠外表现相似，但发生率较高。据我国统计，以口腔黏膜溃疡、皮肤结节性红斑、关节炎及眼病常见。

2. 体征

（1）患者可呈慢性病容，精神状态差，重者呈消瘦贫血貌。

（2）轻者仅有右下腹或脐周轻压痛，重症者常有全腹明显压痛。

（3）部分病例可触及腹块，以右下腹和脐周多见，是肠粘连、肠壁和肠系膜增厚以及肠系膜淋巴结增大引起。

（4）瘘管形成是克罗恩病的特征性体征，是透壁性炎性病变穿透肠壁全层至肠外组织或器官所致。

（5）部分患者可见肛门直肠周围瘘管、脓肿形成及肛裂等肛门周围病变，有时这些病变可为本病的首发或突出的体征。

3. 并发症

肠梗阻最常见，其次是腹腔内脓肿，可有吸收不良综合征，偶可并发急性穿孔或大量便血，累及直肠、结肠者可发生癌变。

4. 克罗恩病与溃疡性结肠炎的鉴别（表 5-2）

表 5-2 克罗恩病与溃疡性结肠炎的鉴别

项目	克罗恩病	溃疡性结肠炎
症状	有腹泻，但脓血便较少见	脓血便多见
病变分布	呈节段性	连续
范围	全层	黏膜层及黏膜下层
部位	回盲部	直肠、乙状结肠
内镜	纵行溃疡，周围黏膜正常，即呈鹅卵石改变，病变间黏膜外观正常（非弥漫性）	溃疡浅，黏膜弥漫性充血、水肿、颗粒状炎性息肉
病理	裂隙状溃疡	隐窝脓肿、浅溃疡、杯状细胞减少
穿孔	少	少
瘘管	多	无
脓血便	少	多
肠腔狭窄	多见	少见

二、辅助检查

1. 血液检查

贫血常见，且与疾病严重程度平行；活动期白细胞计数增多；红细胞沉降率增快；血清清蛋白下降。血中外周型抗中性粒细胞胞质抗体和抗酿酒酵母抗体分别为 UC 和 CD 的相对特异性抗体，其检测有助于 UC 和 CD 的诊断和鉴别诊断。

2. 粪便检查

粪便隐血试验常为阳性，有吸收不良综合征者粪便脂肪排出量增加，并可有相应吸收功能改变。

3. X 线检查

小肠病变做胃肠钡餐检查，结肠病变做钡剂灌肠检查。X 线表现为肠道炎性病变，可见黏膜皱襞粗乱、纵行溃疡或裂沟、鹅卵石征、假息肉、多发性狭窄等征象。由于病变肠段激惹及痉挛，钡剂很快通过，称跳跃征；钡剂通过迅速且遗留一细线状影，称线样征，多是肠腔狭窄所致。

4. 结肠镜检查

病变呈节段性分布，见纵行溃疡、鹅卵石样改变，肠腔狭窄，炎性息肉等。病变处活检有时可在黏膜固有层发现非干酪坏死性肉芽肿或大量淋巴细胞。

5. 活组织检查

较典型的改变：①非干酪性肉芽肿；②阿弗他溃疡；③裂隙状溃疡；④固有膜慢性炎细胞浸润、底部和黏膜下层淋巴细胞聚集；⑤黏膜下层增宽；⑥淋巴管扩张；⑦神经节炎；⑧隐窝结构大多正常，杯状细胞不减少；⑨病变肠段更可见穿壁性炎症、肠壁水肿、纤维化以及系膜脂肪包绕等改变，局部淋巴结亦可有肉芽肿形成。

三、治疗原则

（一）一般治疗

（1）戒烟，强调营养支持，重症者酌情使用要素饮食或全胃肠外营养。

（2）腹痛、腹泻者必要时可酌情使用抗胆碱能药物或止泻药，合并感染者经静脉途径给予广谱抗生素。

（二）药物治疗

1. 活动期治疗

（1）同结肠型 CD。①轻度：柳氮磺吡啶（SASP）或 5-氨基水杨酸（5-ASA）作为初始治疗。SASP 每日 3～4 g，分次口服；或用相当剂量的5-ASA。SASP 1 g 相当于美沙拉嗪0.4 g。②中度：糖皮质激素作为初始治疗，常用泼尼松 30～40 mg/d 口服。也可用布地奈德，合并感染加用抗生素，如环丙沙星500～1 000 mg/d 或甲硝唑800～1 200 mg/d。③重度：首先使用糖皮质激素。患者未曾使用过糖皮质激素，可口服泼尼松或泼尼松龙 40～60 mg/d，观察 7～10 天，也可直接静脉给药；患者已使用过糖皮质激素则应静脉滴注氢化可的松 300 mg/d，或甲泼尼龙 48 mg/d。④早期复发、激素治疗无效或激素依赖者需加用硫唑嘌呤（Aza）1.5～2.5 mg/（kg·d）或巯嘌呤（6-MP）0.75～1.5 mg/（kg·d）。不能耐受者可改为甲氨蝶呤（MTX）15～25 mg/w 肌内注射，或参考药典。此类药物起效缓慢，有发生骨髓抑制等严重不良反应的危险，使用时应密切监测。⑤上述治疗无效或不能耐受，可使用英夫利昔单抗 5～10 mg/kg，控制发作一般需静脉滴注 3 次，用法可参考相关文献。也可考虑手术治疗。

（2）结肠型 CD。①轻、中度：可选用 5-ASA 或 SASP，也可在治疗开始即使用糖皮质激素。远段病变可辅以局部治疗。②重度：同重度回结肠型 CD。

（3）小肠型 CD。①轻度：回肠病变可用足量控释 5-ASA；广泛性小肠 CD 营养治疗作为主要治疗方案。②中、重度：使用糖皮质激素（布地奈德最佳）和抗生素，推荐加用 Aza 或 6-MP，不能耐受者改为 MTX。营养支持治疗则作为重要的辅助治疗措施。③上述治疗无效，则考虑英夫利昔单抗或手术治疗。④其他情况：累及胃、十二指肠者治疗与小肠型 CD 相同，加用质子泵抑制剂；肛门病变，如肛瘘，抗生素为第一线治疗；Aza、6-MP、英夫利昔单抗对活动性病变有良效，或加用皮下置管等，具体方案需因人而异。

2. 缓解期治疗

首次药物治疗缓解者，可用 5-ASA 维持缓解；频繁复发及病情严重者，在使用糖皮质激素诱导缓解时应加用 Aza 或 6-MP，缓解后继续以 Aza 或 6-MP 维持，不能耐受者换小剂量 MTX；使用英夫利昔单抗诱导缓解者，推荐继续使用维持缓解，建议与其他药物，如免疫抑制剂联合使用。维持缓解治疗一般为 3～5 年，甚至更长。

另外，有多种免疫抑制药物（如新型生物治疗剂）、益生菌、中药方剂等可供选择。

（三）手术治疗

CD 治疗的最后选择，适用于积极内科治疗无效而病情危及生命或严重影响生存质量、有并发症（穿孔、梗阻、腹腔脓肿等）者。

术后复发预防：复发率很高，原则上均要用药预防复发，一般选用 5-ASA。硝基咪唑类抗生素有效，但长期使用不良反应多。易于复发的高危患者可考虑使用 Aza 或 6-MP。预防用药推荐在术后 2 周开始，持续时间 >2 年。

四、护理评估

参见本章溃疡性结肠炎。

五、护理诊断

参见本章溃疡性结肠炎。

六、护理措施

参见本章溃疡性结肠炎。

七、健康教育

参见本章溃疡性结肠炎。

第六章

神经系统疾病护理

第一节　脑梗死

脑梗死（CI），又称缺血性脑卒中，包括脑血栓形成、腔隙性脑梗死和脑栓塞等，是指因各种原因导致脑部血液供应障碍，缺血、缺氧所致的局限性脑组织缺血性坏死或软化。临床上最常见的有脑血栓形成、脑栓塞和腔隙性梗死。

脑血栓形成（CT）是脑梗死最常见的类型，约占全部脑梗死的60%，是在各种原因引起的血管壁病变基础上，脑动脉主干或分支动脉管腔狭窄、闭塞或血栓形成，引起脑局部血流减少或供应中断，使脑组织缺血、缺氧性坏死，出现局灶性神经系统症状和体征。

脑栓塞是由各种栓子（血流中异常的固体、液体、气体）沿血液循环进入脑动脉，引起急性血流中断而出现相应供血区脑组织缺血、坏死及脑功能障碍。只要产生栓子的病原不消除，脑栓塞就有复发的可能。2/3 的复发发生在第 1 次发病后的 1 年之内。脑栓塞急性期病死率与脑血栓形成大致接近，死因多为严重脑水肿引起的脑疝、肺炎和心力衰竭等。有 10%～20% 在 10 天内发生第 2 次栓塞，再发时病死率更高。约 2/3 患者留有偏瘫、失语、癫痫发作等不同程度的神经功能缺损。

腔隙性梗死是指大脑半球或脑干深部的小穿通动脉，在长期高血压基础上，血管壁发生病变，最终管腔闭塞，导致缺血性微梗死，缺血、坏死和液化的脑组织由吞噬细胞移走形成空腔，主要累及脑的深部白质、基底节、丘脑和脑桥等部位，形成腔隙性梗死灶。

一、病因与发病机制

（一）脑血栓形成

（1）脑动脉粥样硬化是脑血栓形成最常见的病因，它多与主动脉弓、冠状动脉、肾动脉及其他外周动脉粥样硬化同时发生。但脑动脉硬化的严重程度并不与其他部位血管硬化完全一致。高血压常与脑动脉硬化并存，两者相互影响，使病变加重。高脂血症、糖尿病等则往往加速脑动脉硬化的进展。

（2）脑动脉炎，如钩端螺旋体感染引起的脑动脉炎。

（3）胶原系统疾病、先天性血管畸形、巨细胞动脉炎、肿瘤、真性红细胞增多症、血液高凝状态等。

（4）颈动脉粥样硬化的斑块脱落引起的栓塞称为血栓栓塞。在颅内血管壁病变的基础上，如动脉内膜损害破裂或形成溃疡，在睡眠、失水、心力衰竭、心律失常等情况时，出现血压下降、血流缓慢，胆固醇易于沉积在内膜下层，引起血管壁脂肪透明变性、纤维增生、动脉变硬、迂曲、管壁厚薄不匀、血小板及纤维素等血液中有形成分黏附、聚集、沉着，形成血栓。血栓逐渐扩大，使动脉管腔变狭窄，最终引起动脉完全闭塞。缺血区脑组织因血管闭塞的快慢、部位及侧支循环能提供代偿的程度，而出现不同范围、不同程度的梗死。

脑部任何血管都可发生血栓形成，但以颈内动脉、大脑中动脉多见。血栓形成后，血流受阻或完全中断，若侧支循环不能代偿供血，受累血管供应区的脑组织则缺血、水肿、坏死。经数周后坏死的脑组织被吸收，胶质纤维增生或瘢痕形成，大病灶可形成中风囊。

（二）脑栓塞

脑栓塞的栓子来源可分为心源性、非心源性、来源不明性3类。

1. 心源性

为脑栓塞最常见的原因。在发生脑栓塞的患者中约一半以上为风湿性心脏病二尖瓣狭窄并发心房颤动。在风湿性心脏病患者中有14%～48%的患者发生脑栓塞。细菌性心内膜炎心瓣膜上的炎性赘生物易脱落，心肌梗死或心肌病时心内膜病变形成的附壁血栓脱落，均可成为栓子。心脏黏液瘤、二尖瓣脱垂及心脏手术、心导管检查等也可形成栓子。

2. 非心源性

主动脉弓及其发出的大血管动脉粥样硬化斑块与附着物及肺静脉血栓脱落，也是脑栓塞的重要原因。其他如肺部感染、败血症引起的感染性脓栓；长骨骨折的脂肪栓子；寄生虫虫卵栓子；癌性栓子；胸腔手术、人工气胸、气腹以及潜水员或高空飞行员所发生的减压病时的气体栓子；异物栓子等均可引起脑栓塞。

3. 来源不明性

有些脑栓塞虽经现代先进设备、方法进行仔细检查仍未能找到栓子的来源。

（三）腔隙性梗死

主要病因为高血压导致小动脉及微小动脉壁脂质透明变性，管腔闭塞产生腔隙性病变。有资料认为舒张压增高对于多发性腔隙性梗死的形成更为重要。病变血管多为100～200 μm的深穿支，如豆纹动脉、丘脑穿通动脉及基底动脉中央支，多为终末动脉，侧支循环差。

二、临床表现

（一）脑血栓形成

（1）本病好发于中老年人，多见于50～60岁以上的动脉硬化者，且多伴有高血压、冠心病或糖尿病；年轻发病者以各种原因的脑动脉炎为多见；男性稍多于女性。

（2）通常患者可有某些未引起注意的前驱症状，如头晕、头痛等；部分患者发病前曾有短暂性脑缺血发作（TIA）史。

（3）多数患者在安静休息时发病，不少患者在睡眠中发生，次晨被发现不能说话，一侧肢体瘫痪。病情多在几小时或几天内发展达到高峰，也可为症状进行性加重或波动。多数患者意识清楚，少数患者可有不同程度的意识障碍，持续时间较短。神经系统体征主要决定于脑血管闭塞的部位及梗死的范围，常见为局灶性神经功能缺损的表现如失语、偏瘫、偏身感觉障碍等。

（4）临床分型：根据起病形式可分为以下4种。

1）可逆性缺血性神经功能缺损：此型患者的症状和体征持续时间超过24小时，但在1～3周完全恢复，不留任何后遗症。可能是缺血未导致不可逆的神经细胞损害，侧支循环迅速而充分地代偿，发生的血栓不牢固，伴发的血管痉挛及时解除等。

2）完全型：起病6小时内病情达高峰，为完全性偏瘫，病情重，甚至出现昏迷，多见于血栓栓塞。

3）进展型：局灶性脑缺血症状逐渐进展，阶梯式加重，可持续6小时至数日。临床症状因血栓形成的部位不同而出现相应动脉支配区的神经功能障碍。可出现对侧偏瘫、偏身感觉障碍、失语等，严重者可引起颅内压增高、昏迷、死亡。

4）缓慢进展型：患者症状在起病2周以后仍逐渐发展。多见于颈内动脉颅外段血栓形成，但颅内动脉逆行性血栓形成亦可见。多与全身或局部因素所致的脑灌流减少有关。此型病例应与颅内肿瘤、硬膜下血肿相鉴别。

（二）脑栓塞

1. 任何年龄均可发病

风湿性心脏病引起者以中青年为多，冠心病及大动脉病变引起者以中老年居多。

2. 通常发病无明显诱因

安静与活动时均可发病，以活动中发病多见。起病急骤是本病的主要特征。在数秒钟或很短的时间内症状发展至高峰。多属完全性脑卒中，个别患者可在数天内呈阶梯式进行性恶化，为反复栓塞所致。

3. 常见的临床症状

局限性抽搐、偏盲、偏瘫、偏身感觉障碍、失语等，意识障碍常较轻且很快恢复。严重者可突起昏迷、全身抽搐，可因脑水肿或颅内压增高，继发脑疝而死亡。

（三）腔隙性梗死

多见于中老年，男性多于女性，半数以上的患者有高血压病史，突然或逐渐起病，出现偏瘫或偏身感觉障碍等局灶症状。通常症状较轻、体征单一、预后较好，一般无头痛、颅高压和意识障碍，许多患者并不出现临床症状而由头颅影像学检查发现。

腔隙状态是本病反复发作引起多发性腔隙性梗死，累及双侧皮质脊髓束和皮质脑干束，出现严重精神障碍、认知功能下降、假性延髓性麻痹、双侧锥体束征、类帕金森综合征和尿便失禁等。

三、辅助检查

1. 血液检查

血常规、血生化（包括血脂、血糖、肾功能、电解质）、血流动力学、凝血功能。

2. 影像学检查

（1）CT 检查：是最常用的检查，发病当天多无改变，但可除外脑出血，24 小时以后脑梗死区出现低密度灶。脑干和小脑梗死 CT 多显示不佳。

（2）MRI 检查：可以早期显示缺血组织的大小、部位，甚至可以显示皮质下、脑干和小脑的小梗死灶。

（3）血管造影 CTA、MRA、DSA：可以发现血管狭窄、闭塞及其他血管病变，如动脉炎、脑底异常血管网、动脉瘤和动静脉畸形等。可以为脑卒中的血管内治疗提供依据。其中 DSA 是脑血管病变检查的金标准，缺点为有创，费用高，技术要求条件高。

3. TCD

对判断颅内外血管狭窄或闭塞、血管痉挛、侧支循环建立程度有帮助，还可用于溶栓监测。

4. 放射性核素检查

可显示有无脑局部的血流灌注异常。

5. 心电图检查

作为确定心肌梗死和心律失常的依据。超声心电图检查可证实是否存在心源性栓子，颈动脉超声检查可评价颈动脉管腔狭窄程度及动脉硬化斑块情况，对证实颈动脉源性栓塞有一定意义。

四、治疗要点

脑梗死患者一般应在卒中单元中接受治疗，由多科医师、护士和治疗师参与，实施治疗、护理康复一体化的原则，以最大限度地提高治疗效果和改善预后。

（一）一般治疗

主要为对症治疗，包括维持生命体征和处理并发症。主要针对以下情况进行处理：

1. 血压

缺血性脑卒中急性期血压升高通常不需特殊处理，除非收缩压 >220 mmHg 或舒张压 >120 mmHg 及平均动脉压 >130 mmHg。如果出现持续性的低血压，需首先补充血容量和增加心排血量，如上述措施无效，必要时可应用升压药。

2. 吸氧和通气支持

轻症、无低氧血症的患者无须常规吸氧，对脑干卒中和大面积梗死等病情危重或有气道受累者，需要气道支持和辅助通气。

3. 血糖

脑卒中急性期高血糖较常见，可以是原有糖尿病的表现或应激反应，当超过11.1 mmol/L时应予以胰岛素治疗，将血糖控制在8.3 mmol/L以下。

4. 脑水肿

多见于大面积梗死，脑水肿通常于发病后3～5天达高峰。治疗目标是降低颅内压、维持足够脑灌注和预防脑疝发生。可应用20%甘露醇125～250 mL/次静点，6～8小时1次；对心、肾功能不全者可改用呋塞米20～40 mg静脉注射，6～8小时1次；可酌情同时应用甘油果糖250～500 mL/次静点，1～2次/天；还可用七叶皂苷钠和白蛋白辅助治疗。

5. 感染

脑组织患者（尤其存在意识障碍者）急性期容易发生呼吸道、泌尿系感染等，是导致病情加重的重要原因。患者采用适当体位，经常翻身叩背及防止误吸是预防肺炎的重要措施。肺炎的治疗主要包括呼吸支持（如氧疗）和抗生素治疗；尿路感染主要继发于尿失禁和留置导尿，尽可能避免插管和留置导尿。间歇导尿和酸化尿液可减少尿路感染，一旦发生应及时根据细菌培养和药敏试验应用敏感抗生素。

6. 上消化道出血

高龄和重症脑卒中患者急性期容易发生应激性溃疡，建议常规应用静脉抗溃疡药（H_2受体拮抗药）；对已发生消化道出血者，应进行冰盐水洗胃，局部应用止血药（如口服或鼻饲云南白药、凝血酶等）；出血量多引起休克者，必要时需要输注新鲜全血或红细胞成分输血。

7. 发热

由于下丘脑体温调节中枢受损、并发感染或吸收热、脱水引起，可增加患者死亡率及致残率。对中枢性发热患者应以物理降温为主，必要时予以人工亚冬眠。

8. 深静脉血栓形成

高龄、严重瘫痪和心房纤颤均增加深静脉血栓形成的危险性，也增加了发生肺栓塞的风险。应鼓励患者尽早活动，下肢抬高，避免下肢静脉输液（尤其是瘫痪侧）。对有发生血栓形成风险的患者可预防性药物治疗，首选低分子肝素4 000 U皮下注射，1～2次/天。对发生近端深静脉血栓形成、抗凝治疗症状无缓解者应给予溶栓治疗。

9. 水、电解质平衡紊乱

脑卒中时由于神经内分泌功能紊乱、进食减少、呕吐及脱水治疗常并发水、电解质紊乱，主要包括低钾血症、低钠血症和高钠血症。应对患者常规进行水电解质监测并及时加以纠正，纠正低钠血症和高钠血症均不宜过快，防止脑桥中央髓鞘溶解和加重脑水肿。

10. 心脏损伤

脑卒中并发的心脏损伤是脑心综合征的表现之一，主要包括急性心肌缺血、心肌梗死、心律失常及心力衰竭。脑卒中急性期应密切观察心脏情况并及时治疗。慎用增加心脏负担的药物，注意输液速度及输液量，对高龄患者或原有心脏病者甘露醇用量减半或改用其他脱水药，积极处理心肌缺血、心肌梗死、心律失常或心功能衰竭等心脏损伤。

11. 癫痫

如有癫痫发作或癫痫持续状态时可给予相应处理。脑卒中2周后如发生癫痫，应长期抗癫痫治疗。

（二）特殊治疗

包括早期溶栓治疗、抗血小板治疗、抗凝治疗、血管内治疗、细胞保护治疗和外科治疗等。

1. 早期溶栓

脑血栓形成发生后，尽快恢复脑缺血区的血液供应是急性期的主要治疗原则。早期溶栓是指发病后6小时内采用溶栓治疗使血管再通，可减轻脑水肿，缩小梗死灶，恢复梗死区血液灌流，减轻神经元损伤，挽救缺血半暗带。

（1）重组组织型纤溶酶原激活剂（rt-PA）：可与血栓中纤维蛋白结合成复合体，后者与纤溶酶原有高度亲和力，使之转变为纤溶酶，以溶解新鲜的纤维蛋白，故rt-PA只引起局部溶栓，而不产生全身溶栓状态。其半衰期为3～5分钟，剂量为0.9 mg/kg（最大剂量90 mg），先静滴10%（1分钟），其余剂量连续静滴，60分钟滴完。

（2）尿激酶：是目前国内应用最多的溶栓药，可渗入血栓内，同时激活血栓内和循环中的纤溶酶原，故可起到局部溶栓作用，并使全身处于溶栓状态。其半衰期为10～16分钟。用100万～150万U，溶于生理盐水100～200 mL中，持续静滴30分钟。

（3）链激酶：先与纤溶酶原结合成复合体，再将纤溶酶原转变为纤溶酶，半衰期为10～18分钟，常用量10万～50万U。

2. 抗血小板治疗

常用抗血小板聚集剂包括阿司匹林和氯吡格雷。未行溶栓治疗的急性脑梗死患者应在48小时内服用阿司匹林，但一般不在溶栓后24小时内应用阿司匹林，以免增加出血风险。一般认为氯吡格雷的疗效优于阿司匹林，可口服75 mg/d。

3. 抗凝治疗

主要包括肝素、低分子肝素和华法林。一般不推荐急性缺血性脑卒中后急性期应用抗凝药来预防脑卒中复发、阻止病情恶化或改善预后。但对于长期卧床，特别是合并高凝状态有形成深静脉血栓和肺栓塞趋势者，可以用低分子肝素预防治疗。对于心房纤颤者可以应用华法林治疗。

4. 脑保护治疗

包括自由基清除药、阿片受体阻滞药、电压门控性钙通道阻断药、兴奋性氨基酸受体阻断药和镁离子等，可通过降低脑代谢、干预缺血引发细胞毒性机制减轻缺血性脑损伤。

5. 血管内治疗

包括经皮腔内血管成形术和血管内支架置入术等。对于颈动脉狭窄>70%，而神经功能缺损与之相关者，可根据患者情况考虑行相应的血管内介入治疗。

6. 外科治疗

对于有或无症状、单侧重度颈动脉狭窄>70%，或经药物治疗无效者可以考虑进行颈动脉内膜切除术，但不推荐在发病24小时进行。幕上大面积脑梗死伴严重脑水肿、占位效应和脑疝形成征象者，可行去骨瓣减压术；小脑梗死使脑干受压导致病情恶化时，可行抽吸梗死小脑组织和颅后窝减压术。

7. 其他药物治疗

降纤治疗可选用巴曲酶，使用中注意出血并发症。

8. 中医药治疗

丹参、川芎嗪、葛根素、银杏叶制剂等可降低血小板聚集、抗凝、改善脑血流、降低血液黏度。

9. 康复治疗

应早期进行，并遵循个体化原则，制定短期和长期治疗计划，分阶段、因地制宜地选择治疗方法，对患者进行针对性体能和技能训练，降低致残率，增进神经功能恢复，提高生活质量。

五、护理措施

（一）基础护理

保持床单位清洁、干燥、平整；患者需在床上大小便时为其提供隐蔽、方便的环境，指导患者学会和配合使用便器；协助定时翻身、叩背；每天温水擦浴1～2次，大小便失禁者及时擦洗，保持会阴部清洁；鼓励患者摄取充足的水分和均衡的饮食，饮水呛咳或吞咽困难者遵医嘱予鼻饲；保持口腔清洁，鼻饲或生活不能自理者协助口腔护理；养成定时排便的习惯，便秘者可适当运动或按摩下腹部，必要时遵医嘱使用缓泻药；协助患者洗漱、进食、沐浴和穿脱衣服等。

患者卧床时上好床栏，走廊、厕所要装扶手，可便于患者坐起、扶行；地面保持平整，防湿、防滑；呼吸器和经常使用的物品置于床头患者伸手可及处；患者穿防滑软底鞋，衣着宽松；步态不稳者有专人陪伴，选用三角手杖等辅助工具。

告知患者不要自行使用热水瓶或用热水袋取暖。

（二）疾病护理

观察意识、瞳孔、生命体征的变化；观察有无头痛、眩晕、恶心、呕吐等症状以及偏瘫、失语等神经系统体征的变化；观察有无癫痫发作，记录发作的部位、形式、持续时间；观察有无呕血或黑粪。

正确摆放患者的良肢位，并协助体位变换以抑制患侧痉挛；加强患侧刺激以减轻患侧忽视：所有护理工作及操作均在患者患侧进行，床头柜置于患侧，与患者交谈时在患者患侧进行，引导患者将头转向患侧；根据病情指导患者进行床上运动训练：如 Bobath 握手、桥式运动、关节被动运动、坐起训练；恢复期可指导患者进行转移动作训练、坐位训练、站立训练、步行训练、平衡共济训练、日常生活活动训练等；患者吞咽困难，不能进食时遵医嘱鼻饲流食，并做好胃管的护理；饮水呛咳的患者选择半流或糊状食物，进食时保持坐位或半坐位，进餐时避免分散患者注意力；如果患者出现呛咳、误吸或呕吐，立即让患者取头侧位，及时清除口鼻分泌物和呕吐物，预防窒息和吸入性肺炎。

失语或构音障碍的患者应鼓励其采取不同方式向医护人员或家属表达自己的需要，可借助卡片、笔、本、图片、表情或手势等进行简单有效的交流；运动性失语者尽量提一些简单的问题让患者回答“是”“否”或点头、摇头表示，与患者交流时语速要慢；感觉性失语的患者与其交流时应减少外来干扰，避免患者精神分散；听力障碍的患者可利用实物或图片与其交流；对于有一定文化，无书写障碍的患者可用文字书写法进行交流；护士可以配合语言治疗师指导患者进行语言训练。

加强用药护理：使用溶栓抗凝药物时应严格把握药物剂量，密切观察意识和血压变化，定期进行神经功能评估，监测出凝血时间、凝血因子时间，观察有无皮肤及消化道出血倾向，有无头痛、急性血压升高、恶心、呕吐和颅内出血的症状；有无栓子脱落引起的小栓塞，如肠系膜上动脉栓塞可引起腹痛，下肢静脉栓塞可出现皮肤肿胀、发红及肢体疼痛、功能障碍等；使用钙通道阻滞药如尼莫地平时，因能产生明显的扩血管作用，可导致患者头部胀痛、颜面部发红、血压降低等，应监测血压变化，控制输液滴速，一般小于每分钟 30 滴，告知患者和家属不要随意自行调节输液速度；使用低分子右旋糖酐时应密切观察有无发热、皮疹甚至过敏性休克的发生。

大脑左前半球受损可以导致抑郁，加之由于沟通障碍，肢体功能恢复的过程长，日常生活依赖他人照顾，如果缺少家庭和社会支持，患者可能产生焦虑或抑郁，而焦虑和抑郁情绪阻碍了患者的有效康复，从而严重影响患者的生活质量。因此应重视对精神情绪变化的监控，提高对抑郁、焦虑状态的认识，及时发现患者的心理问题，进行针对性的心理治疗（解释、安慰、鼓励、保证等），以消除患者思想顾虑，稳定情绪，增强战胜疾病的信心。

（三）健康指导

1. 疾病知识和康复指导

指导患者及其家属了解本病的基本病因、主要危险因素和危害，告知本病的早期症状和就诊时机，掌握本病的康复治疗知识与自我护理方法，帮助分析和消除不利于疾病康复的因素，落实康复计划；鼓励患者树立信心，克服急于求成心理，循序渐进，坚持锻炼，增强自我照顾的能力；鼓励家属关心体贴患者，给予精神支持和生活照顾，但要避免养成患者的依赖心理。

2. 合理饮食

进食高蛋白、低盐低脂、低热量的清淡饮食，多吃新鲜蔬菜、水果、谷类、鱼类和豆类，戒烟、限酒。

3. 日常生活指导

适当运动，如慢跑、散步等，每天30分钟以上，合理休息和娱乐；日常生活不要依赖他人，尽量做力所能及的家务；患者起床、坐起或低头系鞋带等体位变换时动作宜缓慢，转头不宜过猛过急，洗澡时间不宜过长，平时外出时有人陪伴，防止跌倒；气候变化时注意保暖，防止感冒。

4. 预防复发

遵医嘱正确服用降压、降糖和降脂药物；定期门诊检查，了解血压、血糖、血脂和心功能情况，预防并发症和脑卒中复发。当患者出现头晕、头痛、一侧肢体麻木无力、讲话吐词不清或进食呛咳、发热、外伤时应及时就诊。

第二节　帕金森病

帕金森病（PD）又称震颤麻痹，是一种中老年常见的神经系统变性疾病，以黑质多巴胺能神经元变性缺失和路易小体形成病理特性，以静止性震颤、运动迟缓、肌强直和姿势步态异常为临床特征。本病起病缓慢，逐渐进展。男性稍多于女性。65岁以上的老年人群患病率为2%。目前，我国帕金森病患者人数已超过200万。高血压脑动脉硬化、脑炎、外伤、中毒、基底核附近肿瘤以及吩噻嗪类药物等所产生的震颤、强直等症状，称为帕金森综合征。

一、病因

本病的病因未明，目前认为PD非单因素引起，可能为多因素共同参与所致，可能与下列因素有关。

1. 年龄老化

本病40岁以前极少发病，主要发生于50岁以上的中老年人，60岁以上发病明显增多，提示年龄老化与发病有关。实际上，只有当黑质多巴胺能神经元数目减少50%以上，纹状体多巴胺递质含量减少80%以上，临床才会出现帕金森病的运动障碍症状。正常神经系统老化并不会达到这一水平，故年龄老化只是帕金森病发病的一个促发因素。

2. 环境因素

流行病学调查显示，长期接触环境中与吡啶类衍生物1-甲基-4-苯基1，2，3，6-四氢吡啶（MPTP）分子结构类似的杀虫剂、除草剂或某些工业化学品等可能是PD发病的危险因素。MPTP本身并无毒性，但在脑内经B型单胺氧化酶（MAO-B）的作用转变成有毒性的甲基苯基吡啶离子（MPP^+），后者被多巴胺转运载体选择性摄入黑质多巴胺能神经元内，抑制线粒体呼吸链复合物Ⅰ型的活性，抑制细胞的能量代谢，从而导致细胞死亡。故PD的发病与工业、农业毒素有关。

3. 遗传因素

本病在一些家族中呈聚集现象，有报道10%左右的PD患者有家族史，包括常染色体显性遗传或常染色体隐性遗传。目前分子遗传学的研究证明，导致PD发病的重要致病基因有：*PARK1*、*PARK2*、*PARK5*、*PARK7*等。

二、发病机制

多巴胺和乙酰胆碱是纹状体内两种重要的神经递质，功能互相拮抗，维持二者之间的平衡对于基底节环路活动起着重要的调节作用。脑内多巴胺递质主要是黑质-纹状体通路。帕金森病时由于黑质多巴胺能神经元变性、缺失，纹状体多巴胺含量显著降低（超过80%），造成乙酰胆碱系统功能相对亢进，导致肌张力增高、运动减少等临床表现。

导致黑质多巴胺能神经元变性死亡的确切发病机制目前尚不完全清楚，但已知氧化应激、线粒体功能缺陷、蛋白错误折叠和聚集、胶质细胞增生和炎性反应等在黑质多巴胺能神经元变性死亡中起着重要作用。

三、临床表现

1. 静止性震颤

常为本病的首发症状。多自一侧上肢远端开始，表现为规律性手指屈曲和拇指对掌运动，类似“搓丸样”动作。具有静止时明显、精神紧张时加重，做随意动作时减轻，睡眠时消失等特征。震颤可逐渐扩展至四肢，但上肢通常比下肢明显，下颌、口、唇、舌及头部受累较晚。少数患者无震颤，尤其是发病年龄在70岁以上者。

2. 肌强直

本病肌强直系锥体外系性肌张力增高，即伸肌和屈肌的张力同时增高。当腕、肘关节被动运动时，检查者感受到的阻力增高是均匀一致的，称为“铅管样肌强直”。如患者并发有震颤，则在伸屈肢体时可感到在均匀阻力上出现断续的停顿，如同齿轮转动一样，称为“齿轮样肌强直”。另外，有一种具有早期诊断价值的体征称为“路标现象”，即嘱患者将双肘关节立于桌面上，使前臂和桌面呈垂直位置，双臂及腕部肌肉放松，正常人腕关节和前臂成90°角，而PD患者由于腕部肌肉强直而使腕关节呈伸直位置，很像铁路上竖立的路标。

3. 运动迟缓

患者可表现多种动作的减慢、随意运动减少，尤其以开始动作时为明显。如坐下时不能起立，起床、翻身、解系纽扣或鞋带、穿鞋、穿衣、洗脸、刷牙等日常活动均发生困难。有书写时字越写越小的倾向，称为“写字过小征”。面部表情肌少动，表现为面部无表情、不眨眼、双眼凝视，称为“面具脸”。

4. 姿势步态异常

由于颈肌、躯干肌强直而使患者站立时呈特殊屈曲体态，表现为头前倾，躯干俯屈，肘关节屈曲，腕关节伸直，前臂内收，髋、膝关节略弯曲等。步态异常最为突出，表现为走路拖步，迈步时身体前倾，行走时步距缩短，上肢协同摆动的联合动作较少或消失。“慌张步态”是帕金森患者特有的体征，表现为行走时起步困难，一迈步时即以极小的步伐前冲，越走越快，不能立刻停下脚步。

5. 其他症状

（1）口、咽和腭肌运动障碍表现为：讲话缓慢、语调低、吐字不清、流涎和吞咽困难等。

（2）自主神经紊乱表现为：顽固性便秘、夜间大量出汗、直立性低血压。

（3）精神症状表现为：抑郁症、幻觉、思维迟钝等。

（4）疾病晚期可出现智力衰退现象。

四、辅助检查

1. 生化检测

采用高效液相色谱（HPLC）可检测到脑脊液和尿中高香草酸（HVA）含量降低。

2. 基因诊断

采用DNA印记技术、PCR、DNA序列分析等可能发现基因突变。

3. 功能显像诊断

采用PET或SPECT进行特定的放射性核素检测，可显示脑内多巴胺转运体（DAT）功能显著降低，多巴胺递质合成减少以及D_2型多巴胺受体活性早期超敏、晚期低敏等，对早期诊断、鉴别诊断及监测病情有一定价值。

五、治疗要点

（一）药物治疗

目前，药物治疗是PD最主要的治疗方法。通过维持纹状体内的乙酰胆碱和多巴胺两种神经递质的平衡，使临床症状得以改善。患者需长期或终身服药，遵循从小剂量开始，缓慢递增的原则，尽量以较小的剂量取得较满意的疗效。

1. 抗胆碱药

对震颤和肌强直有效，对运动迟缓疗效较差。适用震颤突出且年龄较轻的患者。常用药物有：苯海索（安坦）、甲磺酸苯扎托品等。并发有青光眼和前列腺肥大者禁用。

2. 金刚烷胺

能促进神经末梢释放多巴胺，并阻止其再吸收。能改善震颤、肌强直、运动迟缓等症状，适用于轻症患者，可单独使用，但维持时间短，常与左旋多巴等药合用。癫痫患者慎用。

3. 多巴胺替代治疗

可补充黑质纹状体内多巴胺的不足，是PD最重要的治疗方法。由于多巴胺不能透过血脑屏障，常用左旋多巴替代治疗，可增强疗效和减少外周反应，主要复方左旋多巴制剂药物有：美多巴（由左旋多巴200 mg和苄丝肼50 mg组成）及息宁（由左旋多巴200 mg和卡比多巴20 mg组成）。

4. 多巴胺受体激动剂

通过直接刺激突触后膜多巴胺受体而发挥作用，已逐渐成为治疗PD的另一大类重要药物。主要药物有：溴隐亭、吡贝地尔（泰舒达）、普拉克索等。

5. 单胺氧化酶B（MAO-B）抑制药

可阻止多巴胺降解，增加脑内多巴胺含量。主要药物有：司来吉米。精神病患者慎用，不宜与氟西汀合用。

6. 儿茶酚—氧位—甲基转移酶抑制药（COMTI）

通过抑制左旋多巴在外周代谢，维持左旋多巴血浆浓度的稳定，加速通过血脑屏障，增加脑内纹状体多巴胺的含量。该药单独使用无效，需与美多巴或息宁等合用方可增强疗效，减少症状波动反应。主要药物有：托卡朋（答是美）和恩托卡朋（柯丹）。

（二）外科治疗

适用于药物治疗无效或不良反应严重的患者。手术治疗可改善症状，但术后仍需继续服药，故不能作为首选治疗方法。目前开展的手术有：苍白球毁损术、丘脑毁损术、脑深部电刺激术等。

（三）细胞移植治疗及基因治疗

目前尚处在动物实验阶段，是在探索中具有广阔前景的治疗方法。

（四）康复治疗

对改善PD症状有一定作用，通过进行语言、进食、肢体运动等训练和指导，改善患者生活质量，减少并发症发生。

六、护理措施

（一）基础护理

1. 皮肤护理

（1）预防压疮：注意保持床铺清洁、平整、干燥，协助翻身，避免长时间坐位。

（2）促进舒适：出汗多的患者，穿柔软、宽松的棉布衣裤，协助勤换衣服、被褥，勤洗澡。

2. 提供生活方便

（1）注意床的高度适中，方便患者上下床，两边有床栏保护。

（2）呼叫器、茶杯、纸巾、便器、手杖等放于患者伸手可触及处，方便取用。

（3）室内或走道配备扶手等辅助设施。

3. 饮食护理

给予高热量、高维生素、高纤维素、低盐、低脂、适量优质蛋白质的易消化饮食。

4. 心理护理

PD患者常常有自卑、焦虑、忧郁、恐惧甚至绝望心理。

（1）应细心观察患者的心理反应，鼓励患者表达并注意倾听其心理感受。

（2）与患者讨论身体健康状况改变所造成的影响，及时给予正确的信息和引导。

（3）鼓励患者尽量维持过去的兴趣和爱好，帮助培养和寻找新的简单易做的嗜好。

（4）鼓励患者多与人交往并指导家属关心体贴患者，以创造良好的亲情和人际关系氛围。

（二）疾病护理

1. 对症护理

（1）运动护理：目的在于防止和推迟关节僵直和肢体挛缩，克服运动障碍的不良影响。①尽量参与各种形式的活动，如散步、太极拳等，注意保持身体和各关节的活动强度和最大活动范围。②有目的、有计划地锻炼，鼓励患者自主活动及做力所能及的事情，尽可能减少对他人的依赖，如患者起坐有困难，应每天做完一般运动后反复练习起坐动作。③注意头颈部直立姿势，预防畸形。④有起步困难和步行时突然僵住不动者，指导其思想放松，目视前方，双臂自然摆动，脚抬高，足跟先着地，家属不要强行拖曳；感到脚沾地时，可先向后退一步，再往前走，比直接向前容易。⑤过度震颤者，可坐在有扶手的椅子上，手抓住椅臂，控制震颤。⑥有显著运动障碍而卧床不起者，应帮助患者采取舒适体位，被动活动，按摩四肢肌肉，注意动作轻柔，避免造成疼痛和骨折。

（2）安全护理。①防烫伤和烧伤：如对上肢震颤未能控制、日常生活动作笨拙的患者，应避免患者自行使用液化气和自行从开水瓶倒水，让患者使用带有大把手且不易打碎的不锈钢饭碗、水杯和汤勺等。②防自伤、自杀、走失、伤人等意外发生：如患者有幻觉、错觉、忧郁、欣快等精神症状或意识模糊、智能障碍，应专人陪护；严格交接班制度，禁止患者自行使用锐利器械和危险品；按时服药，送服到口等。

2. 并发症护理

PD 常需要长期或终身服药，做好用药指导及护理可有效预防并发症发生。

（1）根据患者的年龄、症状类型、严重程度、就业情况、药物价格和经济承受能力等选择药物。

（2）注意药物疗效观察：服药过程中要仔细观察震颤、肌强直和其他运动功能、语言功能的改善程度，观察患者起坐的速度、步行的姿势，讲话的音调与流利程度、写字、梳头、扣纽扣、系鞋带以及进食动作，以确定药物疗效。

（3）药物不良反应的观察及处理。

1）胃肠道反应：如服用复方多巴制剂、多巴胺受体激动药等常可出现食欲减退、恶心、呕吐、腹痛、便秘等不适。在吃药前吃一点面包、饼干等面食或者服用多潘立酮对抗，可有效缓解胃肠道反应。

2）体位性低血压：抗 PD 药物几乎都能导致体位性低血压。注意起床或由坐位起立时动作缓慢，遵医嘱减少服药剂量或改用影响血压较小的药物。

3）精神、神经系统症状：多数抗 PD 药物可出现兴奋、失眠、幻觉、错觉、妄想等不良反应，应注意观察，做好安全护理并遵医嘱对症处理，调整药物剂量或种类。

4）开—关现象：是长期服用复方左旋多巴制剂后出现的不良反应。指患者突然出现症状加重，全身僵硬，寸步难行，但未进行任何治疗，症状数分钟后又突然消失的现象。此现象可在患者日常生活的任何时间和状态下发生，与服药时间和剂量无关。可能是由多巴胺受体的功能失调引起。在每天保持总药量不变的前提下，通过减少每次剂量、增加服药次数或适当加用多巴胺受体激动剂，减少左旋多巴用量，可以减少该现象发生。

5）剂末现象：又称疗效减退。指每次服药后作用时间逐渐缩短，表现为症状有规律性的波动，即刚服药后不久症状最轻，几小时后症状逐渐加重，直到下一顿药服下后症状才又减轻。与有效血药浓度有关，可以预知，增加每天总剂量并增加服用次数可以预防。

6）异动症：是长期左旋多巴治疗中常见的不良反应。表现为舞蹈症或手足徐动样不自主运动，如肢体的舞动、躯干的摇摆、下颌的运动、做各种姿势和痉挛样活动等。一般在服药后 1 ~ 2 小时或清晨服药前出现。减少左旋多巴单次剂量或睡前服用多巴胺受体激动剂可缓解症状。

（三）健康指导

1. 预防便秘

应指导患者多食含纤维素多、新鲜的蔬菜、水果，多喝水，指导腹部按摩，促进肠蠕动，每日养成定时排便的习惯以促进排便。如有顽固性便秘，可遵医嘱使用果导、番泻叶等缓泻剂或给予开塞露塞肛、灌肠、人工排便等。

2. 服药指导

（1）左旋多巴：一般每天三餐前 1 小时的空腹状态下服用，可以保证药物充分的吸收，并发挥最大效果。每天服药的时间应该相对固定，要尽量避免忽早忽晚，甚至漏服、多服的不规则用药方式。美多巴和息宁两种药物不能同时服用，以避免左旋多巴过量。避免在每次吃药前，进食高蛋白食物，如牛奶、豆浆、鱼类、肉类，更不能用牛奶、豆浆替代开水服药（蛋白质在肠道内分解成氨基酸，妨碍左旋多巴的吸收，影响疗效）。可以在服药起药物疗效后，适当补充蛋白质食物。

（2）金刚烷胺：不能与酒同时服用；对于失眠者，建议早、中各服 1 片，尽量避免晚上睡前服用，以免影响睡眠。

（3）单胺氧化酶 B 型（MAO-B）抑制药：早、中餐后服用可避免恶心和失眠。

（4）儿茶酚-氧位-甲基转移酶抑制药：部分患者尿液可变成深黄色或橙色，与药物的代谢产物本身颜色有关，对健康无害。

（5）抗胆碱药：槟榔是拟胆碱能食物，可降低该药疗效，应避免食用。

3. 照顾者指导

（1）应关心体贴患者，协助进食、服药和日常生活的照顾。

（2）督促患者遵医嘱正确服药，防止错服和漏服，细心观察，积极预防并发症和及时识别病情变化，及时就诊。

（3）患者外出有专人陪伴，如患者有精神、智能障碍，可在患者衣服口袋放置写有患者姓名、住址、联系电话的“安全卡片”，或佩带手腕识别牌，以防走失。

第三节　多发性神经病

多发性神经病又称末梢神经病，以往也称为周围神经炎、末梢神经炎。是不同病因引起的，表现为四肢远端对称性的或非对称性的运动、感觉以及自主神经功能障碍性疾病。

一、病因及发病机制

1. 感染

（1）周围神经的直接感染：如麻风、带状疱疹。

（2）伴发或继发于各种急性和慢性感染：如流行性感冒、麻疹、水痘、腮腺炎、猩红热、传染性单核细胞增多症、钩端螺旋体、疟疾、布氏杆菌病、AIDS 病等。

（3）细菌分泌的毒素对周围神经有特殊的亲和力：如白喉、破伤风、菌痢等。

2. 代谢及内分泌障碍

糖尿病、尿毒症、血卟啉病、淀粉样变性、痛风、甲状腺功能减退、肢端肥大症，各种原因引起的恶病质。

3. 营养障碍

B 族维生素缺乏，慢性酒精中毒、妊娠、胃肠道的慢性疾病及手术后。

4. 化学因素

药物、化学品、重金属。

5. 感染后或变态反应

吉兰—巴雷综合征、血清注射或疫苗接种后、注射神经节苷脂等。

6. 结缔组织疾病

如红斑狼疮、结节性多动脉炎、硬皮病、巨细胞性动脉炎、类风湿关节炎、结节病、干燥综合征等。

7. 遗传

遗传性共济失调性周围神经病，进行性、肥大性、多发性神经病，遗传性、感觉性神经根神经病等。

8. 其他

原因不明、癌瘤性、动脉粥样硬化性、慢性、进行性、复发性或多发性神经病。

多发性神经病的病理改变主要是周围神经的节段性脱髓鞘和轴突变性或两者兼有，少数病例可伴有神经肌肉连接点的改变。

二、临床表现

1. 感觉障碍

受累肢体远端感觉异常，如针刺、蚁走、烧灼感、触痛等。与此同时或稍后出现肢体远端对称性深浅感觉减退或缺失，呈或长或短的手套袜子样分布。

2. 运动障碍

肢体远端对称性无力，轻重不等，可有轻瘫甚至全瘫。肌张力低下，腱反射减弱或消失。肌肉萎缩，在上肢以骨间肌、蚓状肌、鱼际肌；下肢以胫前肌、腓骨肌明显。可出现垂腕与垂足。后期可出现肌肉萎缩、肢体挛缩及畸形。

3. 自主神经障碍

肢体末端皮肤对称性菲薄、光亮或脱屑、变冷、苍白或青紫、汗多或无汗、指（趾）甲粗糙、松脆，甚至溃烂。

上述症状通常同时出现，呈四肢远端对称性分布，由远端向近段扩展。

三、辅助检查

1. 实验室检查

除个别患者可有脑脊液蛋白含量轻度增高外，一般均正常。

2. 肌电图

可见神经源性改变，不同神经传导速度检查可见不同程度的传导阻滞。

3. 神经组织活检

可有不同程度的髓鞘脱失或轴突变性。

四、治疗要点

1. 病因治疗

根据不同病因采取不同的方法。如铅中毒应立即脱离中毒环境，阻止毒物继续进入体内，及时应用特殊解毒剂治疗。异烟肼中毒除立即停药，加大输液量、利尿、通便外，大剂量维生素 B_6 的应用，具有重要的治疗意义。乙醇中毒者，禁酒是治疗的关键，并应用大剂量维生素 B_1 肌内注射。糖尿病性者应调整控制糖尿病的药物用量，严格控制病情发展。结缔组织疾病及变态反应性可应用皮质类固醇治疗。因营养缺乏及代谢障碍或感染所致者，应积极治疗原发疾病。

2. 一般治疗

急性期应卧床休息。各种原因引起的多发性神经炎，均应早期足量地应用维生素 B_1、维生素 B_2、维生素 B_6、维生素 B_{12}及维生素 C 等。尚可根据情况选用 ATP、辅酶 A、地巴唑、肌苷等药物。疼痛剧烈者可选用止痛药、卡马西平、苯妥英钠或阿米替林。

五、护理措施

（一）基础护理

1. 生活护理

（1）评估患者的生活自理能力，满足患者的生活所需，给予进食、穿衣、洗漱、大小便及个人卫生等生活上的照顾。

（2）做好口腔护理，以增进患者舒适感。

（3）做好皮肤护理，勤换衣服、被褥，勤洗澡，保持皮肤清洁，指导涂抹防裂油膏，预防压疮发生。

2. 饮食护理

（1）戒烟忌酒。

（2）给予高热量、高维生素、清淡易消化饮食，多吃新鲜水果、蔬菜，补充 B 族维生素。

3. 环境护理

（1）床铺要有保护性床栏，防止患者坠床。

（2）走廊厕所要装有扶手，以方便患者起坐、扶行。

（3）地面要保持平整干燥，去除门槛，防潮湿。

4. 心理护理

（1）给患者提供有关疾病、治疗及预后的可靠信息。

（2）关心、尊重患者，多与患者交谈，鼓励患者表达自己的感受，指导患者克服焦虑、悲观情绪，适应患者角色。

（3）鼓励患者正确对待康复过程中遇到的困难，增强患者自我照顾能力与自信心。

（二）疾病护理

（1）指导患者进行肢体的主动和被动运动，并辅以针灸、理疗、按摩，防止肌肉萎缩和关节挛缩，促进知觉恢复。

（2）鼓励患者在能够承受的活动范围内坚持日常生活活动锻炼，并为其提供宽敞的活动环境和必要的辅助设施。

（3）避免高温或过冷刺激：谨慎使用热水袋或冰袋，防止烫伤或冻伤。

（三）健康指导

1. 疾病知识指导

告知患者及家属疾病相关知识与自我护理方法，帮助患者分析寻找病因和不利于恢复的因素，指导患者保持平衡心态，积极治疗原发疾病。

2. 合理饮食

多吃富含 B 族维生素的食物，如绿叶蔬菜、新鲜水果、大豆、谷类、蛋、瘦肉、肝等，戒烟酒，保证营养均衡。

3. 自我护理指导

生活有规律，经常适当运动和肢体功能锻炼，注意防止跌倒、坠床和烫伤。每晚睡前用温水泡脚，以促进血液循环和感觉恢复，增进睡眠。糖尿病周围神经病者应特别注意保护足部，预防糖尿病足。

4. 就诊指导

定期门诊复查，当感觉和运动障碍症状加重或出现外伤、感染、尿潴留或尿失禁时立即就诊。

第七章

妇产科疾病护理

第一节　外阴炎

一、外阴炎

（一）概述

外阴部皮肤或前庭部黏膜发炎，称为外阴炎。由于外阴部位暴露于外，又与尿道、肛门、阴道邻近，因此外阴较易发生炎症。外阴炎可发生于任何年龄的女性，多发生于大、小阴唇。外阴炎以非特异性外阴炎多见。

（二）病因

（1）外阴与尿道、肛门邻近，经常受到经血、阴道分泌物、尿液、粪便的刺激，若不注意皮肤清洁易引起外阴炎。

（2）糖尿病患者糖尿的刺激、粪瘘患者粪便的刺激以及尿瘘患者尿液的长期浸渍等。

（3）穿紧身化纤内裤，导致局部通透性差，局部潮湿以及经期使用卫生巾的刺激，均可引起非特异性外阴炎。

（4）营养不良可使皮肤抵抗力低下，易受细菌的侵袭，也可发生本病。

（三）护理评估

1. 健康史

重点评估患者年龄；平时卫生习惯；内裤材质及松紧度；是否应用抗生素及雌激素治疗；是否患有糖尿病、老年性疾病或慢性病等；育龄妇女应了解其采用的避孕措施及此次疾病症状等。

2. 临床表现

外阴皮肤瘙痒、疼痛、烧灼感，于活动、性交、排尿、排便时加重。检查见局部充血、肿胀、糜烂，常有抓痕，严重者形成溃疡或湿疹。慢性炎症可使皮肤增厚、粗糙、皲裂，甚至苔藓样变。严重时腹股沟淋巴结肿大且有压痛，体温升高，白细胞计数增多。糖尿病性外阴炎常表现为皮肤变厚，色红或呈棕色，有抓痕，因为尿糖是良好的培养基而常并发假丝酵母菌感染。幼儿性外阴炎还可发生两侧小阴唇粘连，覆盖阴道口甚至尿道口。

3. 辅助检查

取外阴处分泌物做细菌培养，寻找致病菌。

4. 心理—社会评估

评估出现外阴瘙痒症状后对患者生活有无影响，以及影响程度；患者就医的情况及是否为此产生心理负担。

5. 治疗原则

（1）病因治疗：积极寻找病因，若发现糖尿病应积极治疗糖尿病，若有尿瘘、粪瘘，应及时行修补术。

（2）局部治疗：可用1∶5 000高锰酸钾液坐浴，每日2次，每次15～20分钟。若有破溃涂抗生素软膏或局部涂擦40%紫草油。此外，可选用中药苦参、蛇床子、白癣皮、土茯苓、黄柏各15 g，川椒6 g，水煎熏洗外阴部，每日1～2次。急性期可选用微波或红外线局部物理治疗。

（四）护理诊断

1. 皮肤黏膜完整性受损

与炎症引起的外阴皮肤黏膜充血、破损有关。

2. 舒适的改变

与皮肤瘙痒、烧灼感有关。

3. 知识缺乏

缺乏疾病及其防护知识。

（五）计划与实施

1. 预期目标

（1）患者能正确使用药物，避免皮肤抓伤，皮损范围不增大。

（2）患者症状在最短时间内解除或减轻，舒适感增强。

（3）患者了解疾病有关的知识及防护措施。

2. 护理措施

（1）告知患者坐浴的方法：取高锰酸钾放入清洁容器内加温开水配成1∶5 000的溶液，配制好的溶液呈淡玫瑰红色。每次坐浴20分钟，每日2次。坐浴时，整个会阴部应全部浸入溶液中，月经期间停止坐浴。

（2）应积极协助医生寻找病因，进行外阴处分泌物检查，必要时进行血糖或尿糖检查。

（3）指导患者遵医嘱正确使用药物，将剂量、使用方法向患者解释清楚。

（4）告知患者按医生要求进行复诊，治疗期间如出现新的症状或症状加重应及时就诊。

3. 健康指导

（1）保持外阴部清洁干燥，严禁穿化纤及过紧内裤，穿纯棉内裤并每日更换。

（2）做好经期、孕期、分娩期及产褥期卫生护理。发现过敏性用物后立即停止使用。

（3）饮食注意勿饮酒或辛辣食物，增加新鲜蔬菜和水果的摄入。

（4）严禁搔抓局部，勿热水烫洗和用刺激性药物或肥皂擦洗外阴。

（5）配制高锰酸钾溶液时，浓度不可过高，防止灼伤局部皮肤。

（六）护理评价

患者在治疗期间能够按医嘱使用药物，症状减轻。患者了解与外阴炎相关知识及防护措施。

二、前庭大腺炎

（一）概述

前庭大腺炎是病原体侵入前庭大腺引起的炎症，包括前庭大腺脓肿和前庭大腺囊肿。前庭大腺位于两侧大阴唇后1/3深部，腺管开口于处女膜与小阴唇之间。因解剖部位的特点，在性交、分娩等其他情况污染外阴部时，病原体容易侵入而引起前庭大腺炎。此病多见于育龄妇女，幼女及绝经后妇女较少见。

（二）病因

主要病原体为内源性及性传播疾病的病原体。内源性病原体有葡萄球菌、大肠杆菌、链球菌、肠球菌等。性传播疾病的病原体常见的是淋病奈瑟菌及沙眼衣原体。

急性炎症发作时，病原体首先侵犯腺管，腺管呈急性化脓性炎症，腺管开口往往因肿胀或渗出物凝聚而阻塞，脓液不能外流、积存而形成脓肿，称前庭大腺脓肿。在急性炎症消退后腺管堵塞，分泌物不能排出，脓液逐渐转为清液而形成囊肿，或由于慢性炎症使腺管堵塞或狭窄，分泌物不能排出或排出不畅，也可形成囊肿。

（三）护理评估

1. 健康史

重点评估患者年龄及平时卫生习惯，近期是否有流产、分娩等特殊情况，育龄妇女应了解其性生活情况，有无不洁性生活史。

2. 临床表现

炎症多发生于一侧，初起时局部肿胀、疼痛、灼热感，行走不便，有时会致大小便困难。检查见局部皮肤红肿、发热、压痛明显。若为淋病奈瑟菌感染，挤压局部可流出稀薄、淡黄色脓汁。当脓肿形成时，可触及波动感，脓肿直径可达5～6 cm，患者出现发热等全身症状。当脓肿内压力增大时，表面皮肤变薄，脓肿自行破溃，若破孔大，可自行引流，炎症较快消退而痊愈，若破孔小，引流不畅，则炎症持续不消退，并可反复急性发作。慢性期囊肿形成时，患者有外阴部坠胀感，偶有性交不适，检查时局部可触及囊性肿物，常为单侧，大小不等，无压痛。囊肿可存在数年而无症状，有时可反复急性发作。

3. 辅助检查

可取前庭大腺开口处分泌物作细菌培养，确定病原体。

4. 心理—社会评估

评估症状出现后对患者生活影响的程度；评估患者就医的情况及有无因害怕疼痛和害羞的心理而使自己的疾病未能得到及时治疗及对疾病的治愈是否有信心等。对性传播疾病的病原体感染的患者，应通过与其交谈、接触了解其心理状态，帮助患者积极就医并采取正确的治疗措施。

5. 治疗原则

根据病原体选用口服或肌内注射抗生素。在获得培养结果前应使用广谱抗生素治疗。此外，可选用清热、解毒的中药，如蒲公英、紫花地丁、金银花、连翘等，局部热敷或坐浴。脓肿形成后可切开引流并作造口术。单纯切开引流只能暂时缓解症状，切口闭合后，仍可形成囊肿或反复感染，故应行造口术。

（四）护理诊断和医护合作性问题

1. 舒适的改变

与局部皮肤肿胀、疼痛有关。

2. 焦虑

与疾病反复发作有关。

3. 体温升高

与脓肿形成有关。

4. 知识缺乏

缺乏前庭大腺炎的相关知识及预防措施。

（五）计划与实施

1. 预期目标

（1）患者在最短时间内解除或减轻症状，舒适感增强。

（2）患者紧张焦虑的心情恢复平静。

（3）患者及时接受治疗，体温恢复正常。

（4）患者了解前庭大腺炎的相关知识并掌握预防措施。

2. 护理措施

（1）急性炎症发作时，患者需卧床休息，保持外阴部清洁。

（2）局部热敷或用1 ：5 000 高锰酸钾溶液坐浴，每日2 次。

（3）遵医嘱正确使用抗生素。

（4）引流造口的护理：术前护理人员应备好引流条。术后应局部保持清洁，患者最好取半卧位，以利于引流。每日用1 ∶ 40络合碘棉球擦洗外阴2次，并更换引流条，直至伤口愈合。以后继续用1 ∶ 5 000高锰酸钾溶液坐浴，每日2次。

3. 健康指导

注意个人卫生，尤其是经期卫生；勤洗澡、勤换内裤，外阴处出现局部红、肿、热、痛时及时就诊，以免延误病情。

（六）护理评价

患者接受治疗后，舒适感增加，症状减轻。患者能够了解前庭大腺炎的相关知识并掌握了预防措施，焦虑感减轻，并能保持良好的卫生习惯，主动实施促进健康的行为。

第二节　阴道炎

一、滴虫阴道炎

（一）概述

滴虫阴道炎是由阴道毛滴虫感染而引起的阴道炎症，是临床上常见的阴道炎。

（二）病因

阴道毛滴虫适宜在温度为25～40 ℃、pH为5.2～6.6的潮湿环境中生长，在pH 5以下或7.5以上的环境中不能生长。滴虫的生活史简单，只有滋养体而无包囊期，滋养体活力较强，能在3～5 ℃的环境中生存21日；在46 ℃时生存20～60分钟；在半干燥环境中约生存10小时；在普通肥皂水中也能生存45～120分钟。阴道毛滴虫呈梨形，后端尖，大小为多核白细胞的2～3倍。虫体顶端有4根鞭毛，体部有波动膜，后端有轴柱凸出。活的滴虫透明无色，呈水滴状，诸鞭毛随波动膜的波动而摆动。

滴虫有嗜血及耐碱的特性。隐藏在腺体及阴道皱襞中的滴虫，在月经前、后，阴道pH发生变化时得以繁殖，引起炎症的发作。阴道毛滴虫能消耗或吞噬阴道上皮细胞内的糖原，阻碍乳酸生成，使阴道内pH升高。滴虫不仅寄生于阴道，还常侵入尿道或尿道旁腺，甚至膀胱、肾盂以及男性的包皮皱褶、尿道或前列腺中。

临床上，滴虫阴道炎往往与其他阴道炎并存，多并发细菌性阴道病。

（三）发病机制与传染方式

1. 发病机制

滴虫主要是通过其表面的凝集素及半胱氨酸蛋白酶黏附于阴道上皮细胞，进而经阿米巴样运动的机械损伤以及分泌物的蛋白水解酶、蛋白溶解酶的细胞毒作用，共同损伤上皮细胞，并诱导炎症介质的产生，最后导致上皮细胞溶解、脱落，局部炎症发生。

2. 传染方式

（1）经性交直接传播：与女性患者有一次非保护性交后，约70%男性发生感染，通过性交男性传给女性的概率更高。由于男性感染后常无症状，因此易成为感染源。

（2）经公共浴池、浴盆、浴巾、游泳池、坐式便器、衣物等间接传播。

（3）医源性传播：通过污染的器械及敷料传播。

（四）护理评估

1. 健康史

询问患者的年龄，可能的发病原因。了解患者个人卫生及月经期卫生保健情况，以及症状与月经的关系。了解其性伙伴有无滴虫感染，发病前是否到公共浴池或游泳池等。

2. 临床表现

（1）潜伏期：4～28日。

（2）症状：有25%～50%患者在感染初期无症状，其中1/3在感染6个月内出现症状，症状的轻重取决于局部免疫因素、滴虫数量多少及毒力强弱。滴虫阴道炎的主要症状是阴道分泌物增加及外阴瘙痒，分泌物为稀薄的泡沫状，黄绿色有臭味。瘙痒部位主要为阴道口及外阴，间或有灼热、疼痛、性交痛等。若尿道口有感染，可有尿频、尿痛，有时可见血尿。阴道毛滴虫能吞噬精子，并能阻碍乳酸生成，影响精子在阴道内存活，可致不孕。

（3）体征：检查时见阴道黏膜充血，严重者有散在出血斑点，甚至宫颈有出血点，形成“草莓样”宫颈。后穹隆有大量白带，呈灰黄色、黄白色稀薄液体或黄绿色脓性分泌物，常呈泡沫状。带虫者阴道黏膜常无异常改变。

3. 辅助检查

在阴道分泌物中找到滴虫即可确诊。生理盐水悬滴法是进行阴道毛滴虫检查最简便的方法。具体方法是：在载玻片上加温生理盐水1小滴，于阴道后穹隆处取少许分泌物混于生理盐水中，立即在低倍光镜下寻找滴虫。显微镜下可见到波状运动的滴虫及增多的白细胞被推移。此方法敏感性为60%～70%。对可疑但多次未能发现滴虫的患者，可取阴道分泌物进行培养，其准确率可达98%。取阴道分泌物送检时应注意及时和保暖，并且在取分泌物前24～48小时避免性交、阴道灌洗及局部用药，取分泌物时应注意不要使用润滑剂等。

目前，检查阴道毛滴虫还可用聚合酶链反应，其敏感性为90%，特异性为99.8%。

4. 社会心理评估

评估患者的心理状况，了解患者是否会因害羞不愿到医院就诊。同时评估影响治疗效果的心理压力和反复发作造成的苦恼，以及家属对患者的理解和配合。

5. 治疗原则

由于阴道毛滴虫可同时感染尿道、尿道旁腺、前庭大腺，因此，滴虫阴道炎患者需要全身用药，主要治疗的药物为甲硝唑和替硝唑。

（1）全身用药方法：初次治疗可单次口服甲硝唑2 g或替硝唑2 g。也可选用甲硝唑400 mg，每日2次，7日为一个疗程；或用替硝唑500 mg，每日2次，7日为一个疗程。女性患者口服药物治疗治愈率为82%～89%，若性伴侣同时治疗，治愈率可达95%。患者服药后偶见胃肠道反应，如食欲减退、恶心、呕吐。此外，偶见头痛、皮疹、白细胞数量减少等，一旦发现应停药。

（2）局部用药：不能耐受口服药物治疗的患者可以选用阴道局部用药。但单独阴道用药的效果不如全身用药好。局部可选用甲硝唑阴道泡腾片200 mg，每晚1次，连用7日。局部用药的有效率低于50%。局部用药前，可先用1%乳酸液或0.1%～0.5%醋酸液冲洗阴道，改善阴道内环境，以提高疗效。

（五）护理诊断

1. 舒适的改变

与阴部瘙痒及白带增多有关。

2. 自我形象紊乱

与阴道分泌物异味有关。

3. 排尿异常

与尿道口感染有关。

4. 性生活型态改变

与炎症引起性交痛，治疗期间禁性生活有关。

（六）计划与实施

1. 预期目标

（1）患者在最短时间内解除或减轻症状，舒适感增强。

（2）经过积极治疗和护理，患者阴道分泌物增多及有异味的症状减轻。

（3）患者能积极配合治疗，相应症状得到缓解。

（4）患者了解治疗期间禁性生活的重要性。

2. 护理措施

（1）指导患者注意个人卫生，保持外阴部清洁、干燥，尽量避免搔抓外阴部，以免局部皮肤损伤加重症状。

（2）向患者讲解易感因素和传播途径，特别是要到正规的浴池和游泳池等场所活动。

（3）治疗期间禁止性生活：服用甲硝唑或替硝唑期间及停药24小时内要禁酒，因药物与乙醇结合可出现皮肤潮红、呕吐、腹痛、腹泻等反应。甲硝唑能通过乳汁排泄，因此，哺乳期妇女用药期间及用药后24小时内不能哺乳。

（4）性伴侣治疗：滴虫阴道炎主要是由性交传播，性伴侣应同时治疗，治疗期间禁止性生活。

（5）观察用药反应：患者口服甲硝唑后如出现食欲减退、恶心、呕吐，以及头痛、皮疹、白细胞数量减少等，应及时告知医生并停药。

（6）留取阴道分泌物送检时，应注意及时和保暖。告知患者在取分泌物前24～48小时避免性交、阴道灌洗及局部用药，取分泌物时应注意不要使用润滑剂等。

3. 健康指导

（1）预防措施：作好卫生宣传，积极开展普查普治工作，消灭传染源。严格管理制度，应禁止滴虫患者或带虫者进入游泳池。浴盆、浴巾等用具应消毒。医疗单位必须作好消毒隔离，防止交叉感染。

（2）治疗中注意事项：患病期间应每日更换内裤，内裤及洗涤用毛巾应用开水煮沸消毒5～10分钟，以消灭病原体。洗浴用具应注意专人使用，以免交叉感染。

（3）随访：部分滴虫阴道炎治疗后可发生再次感染或与月经后复发，治疗后应随访到症状消失。告知患者如治疗7日后症状仍持续存在应及时复诊。

（4）治愈标准：滴虫阴道炎常于月经后复发，应向患者解释检查治疗的重要性，防止复发。复查阴道分泌物时，应选择在月经干净后来院复诊。若经3次检查阴道分泌物为阴性时，为治愈。

（七）护理评价

患者了解滴虫阴道炎的相关知识及预防措施。治疗期间能够按医生的方案坚持用药，并按时复诊，使疾病得到彻底治愈。

二、外阴阴道假丝酵母菌病

（一）概述

外阴阴道假丝酵母菌病（VVC）由假丝酵母菌引起的一种常见的外阴阴道炎，曾被称为外阴阴道念珠菌病。外阴阴道假丝酵母菌病发病率较高，有资料显示，约75%的妇女一生中至少患过一次VVC，其中40%～50%的妇女经历过一次复发。

（二）病因

引起外阴阴道假丝酵母菌病的病原体80%～90%为白假丝酵母菌，10%～20%为光滑假丝酵母菌、近平滑假丝酵母菌及热带假丝酵母菌等。该菌对热的抵抗力不强，加热至60℃1小时即可死亡，但对干燥、日光、紫外线及化学制剂有较强的抵抗力。酸性环境适宜假丝酵母菌的生长，有假丝酵母菌感染的阴道pH多在4.0～4.7，通常<4.5。

白假丝酵母菌为条件致病菌，10%～20%的非孕妇女及30%孕妇阴道中有此菌寄生，但菌量很少，并不引起症状。但当全身及阴道局部免疫力下降，尤其是局部免疫力下降时，病原体大量繁殖而引发阴道炎。常见的诱发因素有妊娠、糖尿病、大量应用免疫抑制剂及广谱抗生素。妊娠时机体免疫力下降，雌激素水平高，阴道组织内糖原增加，酸度增高，有利于假丝酵母菌生长。此外，雌激素可与假丝酵母菌表面的激素受体结合，促进阴道黏附及假菌丝形成。糖尿病患者机体免疫力下降，阴道内糖原增加，适合假丝酵母菌繁殖。大量应用免疫抑制剂使机体抵抗力降低。长期应用广谱抗生素，改变了阴道内病原体的平衡，尤其是抑制了乳杆菌的生长。其他诱因有胃肠道假丝酵母菌、含高剂量雌激素的避孕药，另外，穿紧身化纤内裤及肥胖会使会阴局部温度及湿度增加，假丝酵母菌易于繁殖而引起感染发生。

（三）发病机制与传染方式

1. 发病机制

假丝酵母菌在阴道内寄居以致形成炎症，要经过黏附、形成菌丝、释放侵袭性酶类等过程。假丝酵母菌通过菌体表面的糖蛋白与阴道宿主细胞的糖蛋白受体结合，黏附宿主细胞，然后菌体出芽形成芽管和假菌丝，菌丝可穿透阴道鳞状上皮吸收营养，假丝酵母菌进而大量繁殖。假丝酵母菌生长过程中，分泌多种蛋白水解酶并可激活补体旁路途径，产生补体趋化因子和过敏毒素，导致局部血管扩张、通透性增强和炎性反应。

2. 传染方式

（1）内源性传染：假丝酵母菌除寄生阴道外，还可寄生于人的口腔、肠道，这 3 个部位的念珠菌可互相传染，当局部环境条件适合时易发病。

（2）性交传染：少部分患者可通过性交直接传染。

（3）间接传染：极少数患者是接触感染的衣物间接传染。

（四）护理评估

1. 健康史

评估患者有无诱发因素存在，如妊娠、糖尿病、长期应用激素或抗生素或免疫抑制剂等情况，以及发病后的治疗情况，是否为初次发病。

2. 临床表现

主要表现为外阴瘙痒、灼痛，严重时坐卧不宁，异常痛苦，还可伴有尿频、尿痛及性交痛。急性期白带增多，白带特征是白色稠厚呈凝乳或豆渣样。检查见外阴抓痕，小阴唇内侧及阴道黏膜附有白色膜状物，擦除后露出红肿黏膜面，急性期还可能见到糜烂及浅表溃疡。

由于患者的流行情况、临床表现轻重不一，感染的假丝酵母菌菌株、宿主情况不同，对治疗的反应有差别。为利于治疗及比较治疗效果，目前将外阴阴道假丝酵母菌病根据宿主情况、发生频率、临床表现及真菌种类不同分为单纯性外阴阴道假丝酵母菌病和复杂性外阴阴道假丝酵母菌病。具体分类方法见表 7-1。

表 7-1 外阴阴道假丝酵母菌病的临床分类

项目	单纯性 VVC	复杂性 VVC
发生频率	散发或非经常发生	复发性
临床表现	轻到中度	重度
真菌种类	白假丝酵母菌	非白假丝酵母菌
宿主情况	免疫功能正常	免疫力低下或应用免疫抑制剂或糖尿病、妊娠

3. 辅助检查

（1）悬滴法检查：将 10% 氢氧化钾或生理盐水 1 滴滴于玻片上，取少许阴道分泌物混于其中，混匀后在显微镜下寻找孢子和假菌丝。由于 10% 氢氧化钾可溶解其他细胞成分，假丝酵母菌检出率高于生理盐水，阳性率为 70%～80%。

（2）培养法检查：若有症状而多次悬滴法检查均为阴性，可用培养法。将阴道分泌物少许放入培养管内培养，结果（+）确诊。

（3）pH 测定：若 pH <4.5，可能为单纯性假丝酵母菌感染，若 pH >4.5，并且涂片中有大量白细胞，可能存在混合感染。

4. 心理—社会评估

外阴阴道假丝酵母菌病患者由于自觉症状较重，严重影响其日常生活和学习，特别是影响患者入睡，多会出现焦虑和烦躁情绪，因此，护理人员应着重评估患者的心理反应，了解其对于疾病和治疗有无顾虑，特别是需停用激素和抗生素的患者要做好解释工作，以便积极配合治疗。

5. 治疗原则

（1）消除诱因：若有糖尿病应积极治疗；及时停用广谱抗生素、雌激素、类固醇激素。

（2）局部用药：单纯性 VVC 可选用以下药物进行局部治疗。①咪康唑栓剂，每晚 1 粒（200 mg），连用 7 日，或每晚 1 粒（400 mg），连用 3 日。②克霉唑栓剂或片剂，每晚 1 粒（150 mg）或 1 片（250 mg），连用 7 日或每日早晚各 1 粒（150 mg），连用 3 日，或 1 粒（500 mg），单次用药。③制霉菌素栓剂，每晚 1 粒（10 万 U），连用 10 ~ 14 日。复杂性 VVC 局部用药选择与单纯性 VVC 基本相同，均可适当延长治疗时间。

（3）全身用药：单纯性 VVC 也可选用口服药物。①伊曲康唑每次 200 mg，每日 1 次口服，连用 3 ~ 5 日，或用 1 日疗法，口服 400 mg，分两次服用。②氟康唑 150 mg，顿服。复杂性 VVC 全身用药选择与单纯性 VVC 基本相同，均可适当延长治疗时间。

（4）复发性 VVC 的治疗：外阴阴道假丝酵母菌病治疗后容易在月经前复发，故治疗后应在月经前复查白带。VVC 治疗后 5% ~ 10% 复发。对复发病例应检查原因，如是否有糖尿病、应用抗生素、雌激素或类固醇激素、穿紧身化纤内裤、局部药物的刺激等，消除诱因。性伴侣应进行假丝酵母菌的检查及治疗。由于肠道及阴道深层假丝酵母菌是重复感染的重要来源，抗真菌剂以全身用药为主，可适当加大抗真菌剂的剂量及延长用药时间。

（五）护理诊断

1. 睡眠型态改变

与阴部奇痒、烧灼痛有关。

2. 焦虑

与疾病反复发作有关。

3. 知识缺乏

缺乏疾病及防护知识。

4. 皮肤黏膜完整性受损

与炎症引起的阴道黏膜充血、破损有关。

（六）计划与实施

1. 护理目标

（1）患者在最短时间内解除或减轻症状，睡眠恢复正常。

（2）患者紧张焦虑的心情恢复平静。

（3）患者能够掌握有关外阴阴道假丝酵母菌病的防护措施。

（4）患者能正确使用药物，皮肤破损范围不增大。

2. 护理措施

（1）心理护理：VVC 患者多有焦虑及烦躁心理，护理人员应耐心倾听其主诉，并安慰患者，向其讲清该病的治疗效果及效果显现时间，使其焦虑、烦躁情绪得到缓解和释放。还应告知患者按医生的用药和方案坚持治疗和按时复诊，不要随意中断，以免影响疗效。

（2）局部用药指导：局部用药前可用 2% ~ 4% 碳酸氢钠液冲洗阴道，改变阴道酸碱度，不利于假丝酵母菌生长，可提高疗效。阴道上药时要尽量将药物放入阴道深处。

（3）保持外阴清洁和干燥，分泌物多时应勤换内裤，用过的内裤、盆及毛巾应用开水烫洗或煮沸消毒5～10分钟。

3. 健康指导

（1）注意个人卫生，勤换内裤，用过的内裤、盆及毛巾均应用开水烫洗，尽量不穿紧身及化纤材质内衣裤。

（2）讲解外阴阴道假丝酵母菌病的易感因素，强调外阴清洁的重要性，洗浴卫生用品专人使用，避免交叉感染，特别注意妊娠期和月经期卫生，出现外阴瘙痒等症状及时就医。

（3）尽量避免长时间应用广谱抗生素，如有糖尿病应及时、积极治疗。

（4）患病及治疗期间应注意休息，避免过度劳累。饮食上增加新鲜蔬菜和水果的摄入，禁食辛辣食物及饮酒。

（七）护理评价

患者了解外阴阴道假丝酵母菌病的相关知识及预防措施。治疗期间能够遵医嘱坚持用药，并按时复诊，使疾病得到彻底治愈。随着病情的恢复，患者焦虑及烦躁心理得到缓解。

三、细菌性阴道病

（一）概述

细菌性阴道病是阴道内正常菌群失调所致的一种混合感染。曾被命名为嗜血杆菌阴道炎、加德纳菌阴道炎、非特异性阴道炎、棒状杆菌阴道炎，目前被命名为细菌性阴道病。细菌性阴道病是临床及病理特征无炎症改变的阴道炎。

（二）病因

细菌性阴道病非单一致病菌所引起，而是多种致病菌共同作用的结果。

（三）病理生理

生理情况下，阴道内有各种厌氧菌及需氧菌，其中以产生过氧化氢的乳杆菌占优势。细菌性阴道病时，阴道内乳杆菌减少而其他细菌大量繁殖，主要有加德纳尔菌、动弯杆菌、类杆菌、消化链球菌及其他厌氧菌，部分患者并发人型支原体感染，其中以厌氧菌居多。厌氧菌的浓度可以是正常妇女的100～1 000倍。厌氧菌繁殖的代谢产物使阴道分泌物的生化成分发生相应改变，pH升高，胺类物质、有机酸和一些酶类增加。胺类物质可使阴道分泌物增多并有臭味。酶和有机酸可破坏宿主的防御机制而引起炎症。

（四）护理评估

1. 健康史

了解患者阴道分泌物的形状，分泌物量是否增多和有臭味。

2. 临床表现

细菌性阴道病多发生在性活跃期妇女。10%～40%患者无临床症状，有症状者主要表现为阴道分泌物增多，有鱼腥臭味，于性交后加重。可伴有轻度外阴瘙痒或烧灼感。分泌物呈灰白色、均匀一致、稀薄，常黏附在阴道壁，其黏稠度低，容易将分泌物从阴道壁拭去。阴道黏膜无充血等炎症表现。

3. 辅助检查

细菌性阴道病临床诊断标准为下列检查中有3项阳性即可明确诊断。

（1）阴道分泌物为匀质、稀薄白色。

（2）阴道pH>4.5；阴道分泌物pH值通常在4.7～5.7，多为5.0～5.5。

（3）胺臭味试验阳性：取阴道分泌物少许放在玻片上，加入10%氢氧化钾1～2滴，产生一种烂鱼肉样腥臭气味即为阳性。

（4）线索细胞阳性：取少许分泌物放在玻片上，加一滴生理盐水混合，置于高倍显微镜下寻找线索细胞。线索细胞即阴道脱落的表层细胞，于细胞边缘黏附大量颗粒状物即各种厌氧菌，尤其是加德纳菌，细胞边缘不清。严重病例，线索细胞可达20%以上，但几乎无白细胞。

（5）可参考革兰染色的诊断标准，其标准为每个高倍光镜下，形态典型的乳杆菌≤5，两种或两种以上其他形态细菌（小的革兰阴性杆菌、弧形杆菌或阳性球菌）≥6。

4. 心理—社会评估

了解患者对自身疾病的心理反应。一般情况下，患者会因为阴道分泌物的异味而难为情，有一定的心理负担。

5. 治疗原则

细菌性阴道病多选用抗厌氧菌药物，主要有甲硝唑、克林霉素。甲硝唑抑制厌氧菌生长，而不影响乳杆菌生长，是较理想的治疗药物，但对支原体效果差。

（1）全身用药：口服甲硝唑400 mg，每日2～3次，共7日或单次口服甲硝唑2 g，必要时24～48小时重复给药1次。甲硝唑单次口服效果不如连服7日效果好。也可选用口服克林霉素300 mg，每日2次，连服7日。

（2）局部用药：阴道用甲硝唑泡腾片200 mg，每晚1次，连用7～14日。2%克林霉素软膏涂阴道，每晚1次，每次5 g，连用7日。局部用药与全身用药效果相似，治愈率可达80%。

（五）护理诊断

1. 自我形象紊乱

与阴道分泌物异味有关。

2. 知识缺乏

缺乏疾病及防护知识。

（六）计划与实施

1. 护理目标

（1）帮助患者建立治疗信心，积极接受治疗，使症状及早缓解。

（2）患者能够掌握有关生殖系统炎症的防护措施。

2. 护理措施

（1）心理护理：向患者解释异味产生的原因，告知患者坚持用药和治疗症状会缓解，使患者心理负担减轻。

（2）用药指导：向患者讲清口服药的用法、用量，阴道用药的方法及注意事项。

（3）协助医生进行阴道分泌物取材，注意取材时应取阴道侧壁的分泌物，不应取宫颈管或后穹隆处分泌物。

（4）阴道局部可用1%乳酸溶液或0.5%醋酸溶液冲洗阴道，改善阴道内环境以提高疗效。

3. 健康指导

（1）注意个人卫生，勤换内裤：平时尽量不穿紧身及化纤材质内衣裤。清洁会阴部用品要专人专用，避免交叉感染。

（2）阴道用药方法：阴道用药最好选在晚上睡前，先清洗会阴部，然后按医嘱放置药物，药物最好放置在阴道深部，可保证疗效。

（七）护理评价

患者阴道分泌物减少，异味消除，并了解细菌性阴道病的相关知识，掌握全身及局部用药方法。

四、萎缩性阴道炎

（一）概述

萎缩性阴道炎常见于自然绝经及卵巢去势后妇女，也可见于产后闭经或药物假绝经治疗的妇女。因卵巢功能衰退，雌激素水平降低，阴道壁萎缩，黏膜变薄，上皮细胞内糖原含量减少，阴道内pH增高，局部抵抗力降低，致病菌容易入侵繁殖引起炎症。

（二）病因

由于卵巢功能衰退、雌激素水平降低、阴道壁萎缩、黏膜变薄，上皮细胞内糖原含量减少、阴道内pH增高、局部抵抗力下降，致病菌容易侵入并繁殖，而引起炎症。

（三）护理评估

1. 健康史

了解患者的年龄，是否已经绝经，是否有卵巢手术史、盆腔放射治疗史或药物性闭经史，近期身体状况，有无其他慢性疾病等。

2. 临床表现

主要症状为阴道分泌物增多及外阴瘙痒、灼热感。阴道分泌物稀薄，呈淡黄色，严重者呈血样脓性白带，患者有性交痛。

阴道检查见阴道呈萎缩性改变，上皮萎缩、菲薄、皱襞消失，阴道黏膜充血，有小出血点，有时见浅表溃疡。若溃疡面与对侧粘连，阴道检查时粘连可被分开而引起出血，粘连严重时可造成阴道狭窄甚至闭锁，炎症分泌物引流不畅可形成阴道积脓或宫腔积脓。

3. 辅助检查

（1）阴道分泌物检查：取阴道分泌物在显微镜下可见大量基底层细胞及白细胞而无滴虫及假丝酵母菌。

（2）宫颈细胞学检查：有血性白带的患者应行宫颈细胞学检查，首先应排除子宫颈癌的可能。

（3）分段诊刮：有血性分泌物的患者，应根据其情况进行分段诊刮，以排除子宫恶性肿瘤。

4. 心理—社会评估

萎缩性阴道炎患者多数为绝经期妇女，由于绝经期症状已经给患者带来严重的心理负担，患者多表现出严重的负性心理情绪，如烦躁、焦虑、紧张等。护理人员应对患者各种情绪反应做出准确评估，同时了解家属是否存在不耐烦等不良情绪。

5. 治疗原则

萎缩性阴道炎的治疗原则是抑制细菌生长及增加阴道抵抗力，常用药物有以下几种。

（1）抑制细菌生长：用1%乳酸液或0.5%醋酸液冲洗阴道，每日1次，可增加阴道酸度，抑制细菌生长繁殖。阴道冲洗后，用甲硝唑200 mg或氧氟沙星100 mg，放于阴道深部，每日1次，7～10日为1疗程。

（2）增加阴道抵抗力：针对病因给雌激素治疗，可局部用药，也可全身用药。己烯雌酚0.125～0.25 mg，每晚放入阴道深部1次，7日为一疗程或用0.5%己烯雌酚软膏局部涂抹。全身用药，可口服尼尔雌醇，首次4 mg，以后每2～4周服1次，每次2 mg，维持2～3个月。尼尔雌醇是雌三醇的衍生物，剂量小、作用时间长、对子宫内膜影响小，较安全。对应用性激素替代治疗的患者，可口服结合雌激素0.625 mg或戊酸雌二醇1 mg和甲羟孕酮2 mg，每日1次。乳癌或子宫内膜癌患者慎用雌激素制剂。

（四）护理诊断

1. 皮肤黏膜完整性受损

与炎症引起的阴道黏膜充血、破损有关。

2. 舒适的改变

与皮肤瘙痒、烧灼感有关。

3. 知识缺乏

缺乏疾病及其防护知识。

4. 焦虑

与外阴瘙痒等症状有关。

（五）计划与实施

1. 预期目标

（1）患者能正确使用药物，避免皮肤抓伤，皮损范围不增大。

（2）患者在最短时间内解除或减轻症状，舒适感增强。

（3）患者了解疾病有关的知识及防护措施。

（4）患者焦虑感减轻，能够积极主动配合治疗。

2. 护理措施

（1）心理护理：认真倾听患者对疾病的主诉及其内心感受；耐心向患者讲解有关萎缩性阴道炎的相关知识、治疗方法及效果，帮助其树立治疗信心。同时，与其家属沟通，了解家属的态度与反应，积极做好家属工作，使其能够劝导患者，减轻焦虑及烦躁情绪。

（2）用药指导：嘱患者遵医嘱用药，年龄较大的患者，应教会家属用药，使家属能够监督或协助使用。

3. 健康指导

（1）注意个人卫生：勤换内裤，平时尽量不穿紧身及化纤材质内衣裤。

（2）阴道用药方法：阴道用药最好选在晚上睡前，先清洗会阴部，然后按医嘱放置药物，药物最好放置在阴道深部，以保证疗效。

（六）护理评价

患者阴道分泌物减少，外阴瘙痒症状减轻或消失。患者焦虑紧张情绪好转，其家属能够理解并帮助患者缓解情绪及治疗疾病。

第三节　宫颈炎

宫颈炎症是妇科最常见的疾病之一，包括宫颈阴道部炎症及宫颈管黏膜炎症。临床上多见的宫颈炎是宫颈管黏膜炎。宫颈炎又分为急性宫颈炎和慢性宫颈炎，临床上以慢性宫颈炎多见。

一、急性宫颈炎

（一）概述

急性宫颈炎是病原体感染宫颈引起的急性炎症，其常与急性子宫内膜炎或急性阴道炎同时发生。

（二）病因

急性宫颈炎主要见于感染性流产、产褥期感染、宫颈损伤或阴道异物并发感染。常见的病原体为葡萄球菌、链球菌、肠球菌等。近年来随着性传播疾病的增加，急性宫颈炎病例也不断增多。病原体主要是淋病奈瑟菌、沙眼衣原体。淋病奈瑟菌及沙眼衣原体均感染宫颈管柱状上皮，沿黏膜面扩散引起浅层感染，病变以宫颈管明显，引起黏液脓性宫颈黏膜炎。除宫颈管柱状上皮外，淋病奈瑟菌还常侵袭尿道移行上皮、尿道旁腺及前庭大腺。沙眼衣原体感染只发生在宫颈管柱状上皮，不感染鳞状上皮，故不引起阴道炎，仅形成急性宫颈炎症。葡萄球菌、链球菌更易累及宫颈淋巴管，侵入宫颈间质深部。

（三）病理

肉眼见宫颈红肿，宫颈管黏膜充血、水肿，脓性分泌物可经宫颈外口流出。镜下见血管充血，宫颈黏膜及黏膜下组织、腺体周围大量中性粒细胞浸润，腺体内口可见脓性分泌物。

（四）护理评估

1. 健康史

了解患者近期有无妇科手术史、孕产史及性生活情况，评估患者的身体状况。

2. 临床表现

主要症状为阴道分泌物增多，呈黏液脓性，阴道分泌物的刺激可引起外阴瘙痒和灼热感，伴有腰酸及下腹部坠痛。此外，常有下泌尿道症状，如尿急、尿频、尿痛。沙眼衣原体感染还可出现经量增多、经间期出血、性交后出血等症状。

妇科检查见宫颈充血、水肿、黏膜外翻，有黏液脓性分泌物从宫颈管流出。衣原体宫颈炎可见宫颈红肿、黏膜外翻、宫颈触痛，且常有接触性出血。淋病奈瑟菌感染还可见到尿道口、阴道口黏膜充血、水肿以及多量脓性分泌物。

3. 辅助检查

宫颈分泌物涂片作革兰染色：先擦去宫颈表面分泌物后，用小棉拭子插入宫颈管内取出，肉眼看到拭子上有黄色或黄绿色黏液脓性分泌物，然后做革兰染色，若光镜下平均每个油镜视野有 10 个以上或每个高倍视野有 30 个以上中性粒细胞为阳性。

急性宫颈炎患者还应进行衣原体及淋病奈瑟菌的检查，包括宫颈分泌物涂片作革兰染色、分泌物培养、酶联免疫吸附试验及核酸检测。

4. 心理—社会评估

急性宫颈炎一般起病急，症状重，患者多会表现出紧张及焦虑的情绪，特别是有不洁性生活史的患者，担心自己患有性传播疾病，严重者可出现恐惧心理。护理人员应仔细评估患者患病后的内心感受，发现其不良情绪并进行合理的心理疏导。

5. 治疗原则

主要针对病原体治疗，应做到及时、足量、规范、彻底治疗，如急性淋病奈瑟菌性宫颈炎，性伴侣需同时治疗。

（1）单纯急性淋菌性宫颈炎应大剂量、单次给药，常用第三代头孢菌素及大观霉素。

（2）衣原体性宫颈炎治疗常用的药物有四环素类、红霉素类及喹诺酮类。

（五）护理诊断

1. 舒适的改变

与阴道分泌物增多、腰骶部疼痛及下腹部坠痛有关。

2. 焦虑

与对疾病诊断的担心有关。

3. 排尿型态改变

与炎症刺激产生尿频、尿急、尿痛症状有关。

4. 知识缺乏

缺乏急性宫颈炎病因、治疗及预防等相关知识。

（六）计划与实施

1. 预期目标

（1）经治疗后患者在最短时间内解除或减轻症状，舒适感增强。

（2）患者紧张焦虑的心情得到缓解。

（3）患者治疗后排尿型态恢复正常。

（4）患者了解急性宫颈炎的病因及治疗方法，掌握了预防措施。

2. 护理措施

（1）患者出现症状后及时到医院急诊，使疾病能够得到及时诊断、正确治疗，并指导患者按医嘱使用抗生素。

（2）对症处理：急性期应卧床休息。出现高热患者在遵医嘱用药的同时可给予物理降温、酒精或温水擦浴，也可用冰袋降温，并定时监测体温、脉搏、血压。有严重腰骶部疼痛的患者可遵医嘱服用镇痛药。有尿道刺激症状者应多饮水，以减轻症状。

（3）心理护理：耐心倾听患者的主诉，了解和评估患者的心理状态。向患者介绍急性宫颈炎的发病原因及引起感染的病原菌，特别是要强调急性宫颈炎的治疗效果和意义，增强患者治疗疾病的信心，鼓励其坚持并严格按医嘱服药。

3. 健康指导

（1）指导患者做好经期、孕期及产褥期的卫生；指导患者保持性生活卫生，以减少和避免性传播疾病。

（2）指导患者定期进行妇科检查，发现宫颈炎症积极予以治疗。

（七）护理评价

患者症状减轻或消失，焦虑紧张的情绪有所缓解，并随着症状的消失进一步好转并恢复正常。患者了解急性宫颈炎的相关知识，并掌握了预防措施。

二、慢性宫颈炎

（一）概述

慢性宫颈炎多由急性宫颈炎转变而来，常因急性宫颈炎未治疗或治疗不彻底，病原体隐藏于宫颈黏膜内形成慢性炎症。

（二）病因

慢性宫颈炎多由于分娩、流产或手术损伤宫颈后，病原体侵入而引起感染。也有的患者无急性宫颈炎症状，直接发生慢性宫颈炎。慢性宫颈炎的病原体主要为葡萄球菌、链球菌、大肠杆菌及厌氧菌，其次为性传播疾病的病原体，如淋病奈瑟菌及沙眼衣原体。

目前沙眼衣原体及淋病奈瑟菌感染引起的慢性宫颈炎也日益增多。此外，单纯疱疹病毒也可能与慢性宫颈炎有关。病原体侵入宫颈黏膜，并在此处潜藏，由于宫颈黏膜皱襞多，感染不易彻底清除，往往形成慢性宫颈炎。

（三）病理

慢性宫颈炎根据病理组织形态临床上分为以下 5 种。

1. 宫颈糜烂样改变

以往称为“宫颈糜烂”，并认为是慢性宫颈炎常见的一种病理改变。随着阴道镜的发展以及对宫颈病理生理认识的提高，“宫颈糜烂”这一术语在西方国家的妇产科教材中已被废弃。宫颈外口处的宫颈阴道部外观呈细颗粒状的红色区，称为宫颈糜烂样改变。糜烂面边界与正常宫颈上皮界限清楚、糜烂面为完整的单层宫颈管柱状上皮所覆盖，由于宫颈管柱状上皮抵抗力低，病原体易侵入发生炎症。在炎症初期，糜烂面仅为单层柱状上皮所覆盖，表面平坦，称为单纯性糜烂，随后由于腺上皮过度增生并伴有间质增生，糜烂面凹凸不平呈颗粒状，称为颗粒型糜烂。当间质增生显著，表面不平现象更加明显呈乳突状，称为乳突型糜烂。幼女或未婚妇女，有时见宫颈呈红色，细颗粒状，形似糜烂，但事实上并无明显炎症，是宫颈管柱状上皮外移所致，不属于病理性宫颈糜烂。

2. 宫颈肥大

由于慢性炎症的长期刺激，宫颈组织充血、水肿，腺体和间质增生，还可能在腺体深部有黏液潴留形成囊肿，使宫颈呈不同程度的肥大，但表面多光滑，有时可见到宫颈腺囊肿突起。由于纤维结缔组织增生，使宫颈硬度增加。

3. 宫颈息肉

宫颈管黏膜增生，局部形成突起病灶称为宫颈息肉。慢性炎症长期刺激使宫颈管局部黏膜增生，子宫有排除异物的倾向，使增生的黏膜逐渐自基底部向宫颈外口突出而形成息肉（图 7-1），一个或多个不等，直径一般约 1 cm，色红，呈舌形，质软而脆，易出血，蒂细长，根部多附着于宫颈管外口，少数在宫颈管壁。光镜下见息肉中心为结缔组织伴有充血、水肿及炎性细胞浸润，表面覆盖单层高柱状上皮，与宫颈管上皮相同。宫颈息肉极少恶变，恶变率 $<1\%$，但临床上应注意子宫恶性肿瘤可呈息肉样

突出于宫颈口，应予以鉴别。

4. 宫颈腺囊肿

在宫颈转化区中，鳞状上皮取代柱状上皮过程中，新生的鳞状上皮覆盖宫颈腺管口或伸入腺管，将腺管口阻塞。腺管周围的结缔组织增生或瘢痕形成，压迫腺管，使腺管变窄甚至阻塞，腺体分泌物引流受阻，潴留形成囊肿（图 7-2）。检查时见宫颈表面突出多个青白色小囊泡，内含无色黏液。若囊肿感染，则外观呈白色或无组织，宫颈阴道部外观很光滑，仅见宫颈外口有脓性分泌物堵塞，有时宫颈管黏膜增生向外口突出，可见宫颈口充血发红。

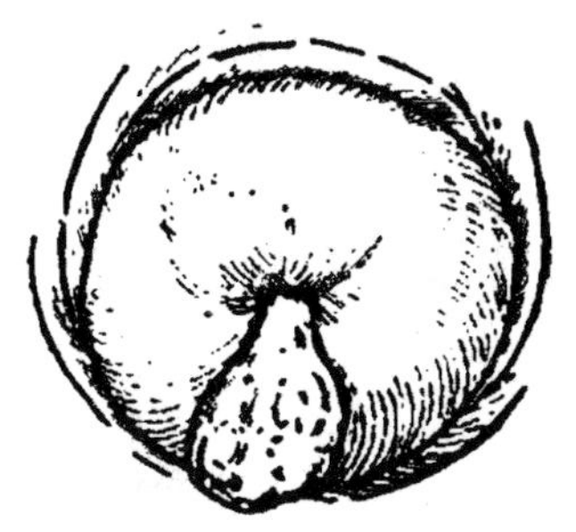

图 7-1　宫颈息肉

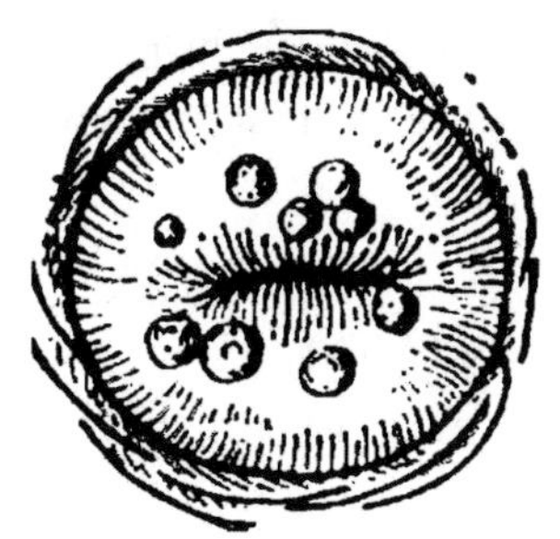

图 7-2　宫颈腺囊肿

5. 宫颈黏膜炎

病变局限于宫颈管黏膜及黏膜下组织，宫颈阴道部外观光滑，宫颈外口可见有脓性分泌物，有时宫颈管黏膜增生向外突出，可见宫颈口充血、发红。由于宫颈管黏膜及黏膜下组织充血、水肿、炎性细胞浸润和结缔组织增生，可使宫颈肥大。

（四）护理评估

1. 健康史

了解和评估患者的一般情况、现身体状况、婚姻状况及孕产史。

2. 临床表现

（1）症状及体征：慢性宫颈炎的主要症状是阴道分泌物增多。由于病原体、炎症的范围及程度不同，分泌物的量、性质、颜色及气味也不同。阴道分泌物多呈乳白色黏液状，有时呈淡黄色脓性，伴有息肉形成时易有血性白带或性交后出血。当炎症沿宫骶韧带扩散到盆腔时，可有腰骶部疼痛、盆腔部下坠痛等。当炎症涉及膀胱下结缔组织时，可出现尿急、尿频等症状。宫颈黏稠脓性分泌物不利于精子穿过，可造成不孕。

妇科检查时可见宫颈有不同程度糜烂、肥大，有时质较硬，有时可见息肉、裂伤、外翻及宫颈腺囊肿。

（2）宫颈糜烂的分度：根据糜烂面积大小将宫颈糜烂分为 3 度（图 7-3）。轻度指糜烂面小于整个宫颈面积的 1/3；中度指糜烂面占整个宫颈面积的 1/3 ~ 2/3；重度指糜烂面占整个宫颈面积的 2/3 以上。根据糜烂的深浅程度可分为单纯型、颗粒型和乳突型 3 型。诊断宫颈糜烂应同时表示糜烂的面积和深浅。

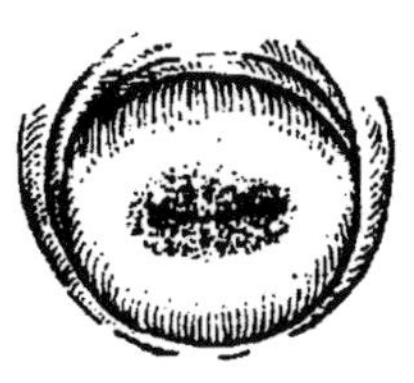

Ⅰ度

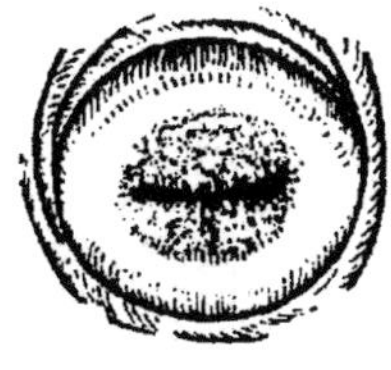

Ⅱ度

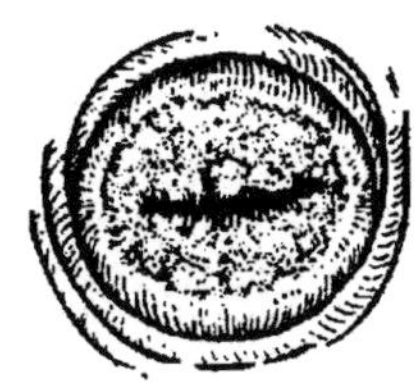

Ⅲ度

图 7-3　宫颈糜烂分度

3. 辅助检查

（1）淋病奈瑟菌及衣原体检查：用于有性传播疾病的高危患者。

（2）宫颈刮片、宫颈管吸片检查：主要用于鉴别宫颈糜烂与宫颈上皮内瘤样病变或早期宫颈癌。

（3）阴道镜检查及活体组织检查：当高度怀疑宫颈上皮内瘤样病变或早期宫颈癌时，进行该项检查以明确诊断。

4. 心理—社会评估

慢性宫颈炎一般药物治疗效果欠佳，且临床症状出现时间较长，症状虽不重但影响其日常生活和工作。另外，慢性宫颈炎还有可能癌变，上述因素使患者思想压力大，易产生烦躁和不安。家属也会因为患者的情绪及病情而产生焦虑和紧张的负性情绪。

5. 治疗原则

慢性宫颈炎以局部治疗为主，可采用物理治疗、药物治疗及手术治疗，其中以物理治疗最常用。

（1）宫颈糜烂的治疗。

1）物理治疗：物理治疗是最常用的有效治疗方法，其原理是以各种物理方法将宫颈糜烂面单层柱状上皮破坏，使其坏死脱落后，为新生的复层鳞状上皮覆盖。创面愈合需 3～4 周，病变较深者需 6～8 周。常用方法有激光治疗、冷冻治疗、红外线凝结疗法及微波法等。宫颈物理治疗有出血、宫颈管狭窄、不孕、感染的可能。

2）药物治疗：局部药物治疗适用于糜烂面积小和炎症浸润较浅的病例，过去局部涂硝酸银或铬酸腐蚀，现已少用。中药有许多验方、配方，临床应用有一定疗效。如子宫颈粉，内含黄矾、金银花各 9 g，五倍子 30 g，甘草 6 g。将药粉洒在棉球上，敷塞于子宫颈，24 小时后取出。月经后上药，每周 2 次，4 次为一疗程。已知宫颈糜烂与若干病毒及沙眼衣原体感染有关，也是诱发宫颈癌的因素。干扰素是细胞受病毒感染后释放出的免疫物质，为病毒诱导白细胞产生的干扰素。重组人 α-2a 干扰素具有抗病毒、抗肿瘤及免疫调节活性，睡前 1 粒塞入阴道深部，贴近宫颈部位，隔日 1 次，7 次为一疗程，可以重复应用。若为宫颈管炎，其宫颈外观光滑，宫颈管内有脓性排液，此处炎症局部用药疗效差，需行全身治疗。取宫颈管分泌物作培养及药敏试验，同时查找淋病奈瑟菌及沙眼衣原体，根据检测结果采用相应的抗感染药物。

（2）宫颈息肉治疗：宫颈息肉一般行息肉摘除术，术后将切除的组织送病理组织学检查。

（3）宫颈管黏膜炎治疗：宫颈管黏膜炎需进行全身治疗，局部治疗效果差。根据宫颈管分泌物培养及药敏试验结果，选用相应的抗生素进行全身抗感染治疗。

（4）宫颈腺囊肿：对小的宫颈腺囊肿，无任何临床症状的可不进行处理，若囊肿较大或并发感染者，可选用微波治疗或用激光治疗。

（五）护理诊断

1. 舒适的改变

与阴道分泌物增多、腰骶部疼痛及下腹部坠痛有关。

2. 焦虑

与接触性出血、不孕及该病有癌变可能有关。

3. 有感染的可能

与物理治疗创面有关。

4. 知识缺乏

缺乏慢性宫颈炎治疗、治疗前后注意事项及预防措施等相关知识。

（六）计划与实施

1. 预期目标

（1）患者在最短时间内解除或减轻症状，舒适感增强。

（2）患者紧张焦虑的心情恢复平静。

（3）物理治疗期间未发生感染。

（4）患者能够了解治疗方法并掌握慢性宫颈炎治疗前后注意事项及预防措施。

2. 护理措施

（1）心理护理：了解患者的心理状态及负性情绪表现程度，并进行心理疏导。帮助患者建立治疗的信心，并能够坚持治疗。同时应与家属沟通，评估家属对患者疾病的态度及看法，帮助其了解该病相关知识，使其能够主动关心和照顾患者。

（2）物理治疗的护理：

1）治疗前护理：治疗前应配合医生做好宫颈刮片检查，有急性生殖器炎症的患者应暂缓此项检查先进行急性炎症的治疗，物理治疗应选择在月经干净后3～7日进行。

2）治疗后护理：宫颈物理治疗后均有阴道分泌物增加，甚至有大量水样排液，此时患者应保持外阴部清洁，必要时垫会阴垫并及时更换，以防感染发生。一般术后1～2周脱痂时有少许出血属正常现象，如患者阴道流血量多于月经量应及时到医院就诊。在创面尚未完全愈合期间（4～8周）禁盆浴、性交和阴道冲洗，以免发生大出血和感染。治疗后须定期检查，第一次检查时间是术后2个月月经干净后，复查内容有观察创面愈合情况及有无颈管狭窄等。

（3）用药指导：向患者解释药物的用法及使用注意事项。

3. 健康指导

（1）预防措施：积极治疗急性宫颈炎；定期做妇科检查，发现宫颈炎症予积极治疗；避免分娩时或器械损伤宫颈；产后发现宫颈裂伤应及时缝合。

（2）物理治疗后，患者应禁性生活和盆浴2个月。保持外阴的清洁和干燥，每日用温开水清洗会阴并更换内裤及会阴垫。

（3）患者应遵医嘱定期进行随诊。

（七）护理评价

患者接受护理人员的指导后焦虑紧张的情绪有所缓解，其家属能够主动关心和帮助患者治疗疾病。物理治疗期间未发生感染，了解了慢性宫颈炎的相关知识，并掌握了物理治疗的注意事项及预防措施。

第四节 自然流产

妊娠不足28周，胎儿体重不足1 000 g而终止者称为流产。妊娠12周末前终止者称为早期流产，妊娠13周至不足28周终止者称为晚期流产。流产分为自然流产和人工流产。自然因素所致的流产称为自然流产。应用药物或手术等人为因素终止妊娠者称为人工流产。自然流产的发生率占全部妊娠的31%，其中早期流产占80%以上。本节仅阐述自然流产。

一、病因

导致流产的原因很多，主要有以下4个方面。

1. 胚胎因素

胚胎染色体异常是自然流产的最常见原因。在早期自然流产中有50%～60%的妊娠产物存在染色体异常。夫妇任何一方有染色体异常均可传至子代，导致流产或反复流产。染色体异常包括数目异常和结构异常。

（1）染色体数目异常：如三体、X单体、三倍体、四倍体等，其中以三体最常见，其次是X单体。

（2）染色体结构异常：如染色体易位、断裂、缺失等。染色体异常的胚胎多发生流产，很少继续发育成胎儿。若发生流产，排出物多为空囊或为已经退化的胚胎。即使少数存活，生后可能为畸形胎儿或有代谢及功能缺陷。

2. 母体因素

（1）全身性疾病：严重感染、高热可刺激子宫收缩引发流产；某些细菌和病毒毒素经胎盘进入胎儿血液循环，导致胎儿感染、死亡而发生流产；孕妇患心力衰竭、严重贫血、高血压、慢性肾炎等疾病，均可影响胎盘循环而致胎儿缺氧，发生流产。

（2）生殖器官异常：先天性子宫畸形如双子宫、单角子宫、子宫纵隔等，子宫黏膜下肌瘤、较大的壁间肌瘤及宫腔粘连均可影响胚胎组织着床发育而导致流产。宫颈裂伤、宫颈内口松弛等功能不全也可导致胎膜破裂发生晚期自然流产。

（3）免疫功能异常：母体对胚胎的免疫耐受是胎儿在母体内生存的基础。母体妊娠后母儿双方免疫不适应，可胚胎或胎儿受到排斥而发生流产。此外，母儿血型不合、胎儿抗原、母体抗磷脂抗体过多、抗精子抗体等因素，也常导致早期流产。

（4）创伤刺激与不良习惯：妊娠期腹部或子宫受到撞击、挤压或尖锐物刺伤，以及过度的恐惧、忧伤、焦虑等情感创伤均可导致流产；过量吸烟、酗酒等不健康生活方式也与流产相关。

3. 胎盘因素

滋养细胞发育和功能异常是胚胎早期死亡的重要原因，此外，前置胎盘、胎盘早剥等可致胎盘血液循环障碍、胎儿死亡，从而发生流产。

4. 环境因素

砷、铅、甲醛、苯、氧化乙烯等化学物质的过多接触，高温、噪音以及放射线的过量暴露，均可直接或间接对胚胎或胎儿造成损害，导致流产。

二、病理

流产过程是妊娠产物逐渐与子宫壁剥离，直至排出子宫的过程。早期妊娠时，胎盘绒毛发育尚不成熟，与子宫蜕膜联系还不牢固，故妊娠 8 周前的流产，妊娠产物多数可以完全从子宫壁剥离而排出，出血不多。妊娠 8～12 周时，胎盘绒毛发育茂盛，与底蜕膜联系较牢固，若此时发生流产，妊娠产物往往不易完全剥离排出，常有部分组织残留宫腔内影响子宫收缩，出血较多。妊娠 12 周后，胎盘已完全形成，流产时往往先有腹痛，然后排出胎儿、胎盘。有时由于底蜕膜反复出血，凝固血块包绕胎块，形成血样胎块稽留于宫腔内，血红蛋白因逐渐被吸收，形成肉样胎块，或纤维化与子宫壁粘连。偶有胎儿被挤压，形成纸样胎儿，或钙化形成石胎。

三、临床表现

主要表现为停经及停经后阴道流血和腹痛。

1. 停经

大部分自然流产患者都有明显的停经史、早孕反应。但是，早期流产时发生的阴道流血有时候难以与月经异常鉴别，因此常无明显的停经史，要结合其他病史及 hCG、超声等做出明确诊断。

2. 阴道流血和腹痛

早期流产时常先出现阴道流血，后又腹痛，而且全程均有阴道流血。晚期流产的临床过程与早产及足月产相似，表现为先出现腹痛，经过阵发性子宫收缩，排出胎儿及胎盘，后出现阴道流血。

四、临床类型及治疗原则

自然流产的临床过程简示如下（图 7-4）。

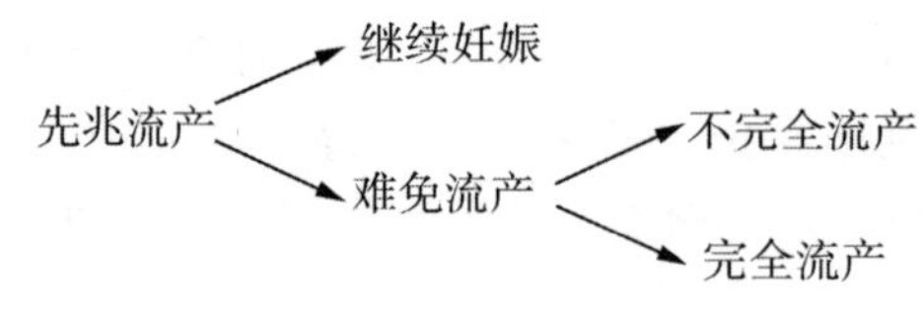

图 7-4 自然流产的临床过程

1. 先兆流产

（1）临床表现：停经后先出现少量阴道流血，少于月经量，继之常出现阵发性下腹痛或腰坠痛。妇科检查：宫颈口未开，胎膜未破，妊娠产物未排出，子宫大小与停经周数相符。经休息及治疗后，若阴道流血停止或腹痛消失，可继续妊娠；若阴道流血量增多或下腹痛加剧，则可发展为难免流产。

（2）治疗原则：卧床休息，禁忌性生活。对精神紧张者，可给予少量对胎儿无害的镇静剂。对黄体功能不足的患者，可遵医嘱给予黄体酮保胎治疗。甲状腺功能低下者可口服小剂量甲状腺片。治疗期间，需要观察患者症状及检验结果变化，必要时进行超声检查明确胎儿发育情况，避免盲目保胎。

2. 难免流产

（1）临床表现：由先兆流产发展而来，指流产已不可避免。表现为阴道流血量增多，阵发性下腹痛加重或出现阴道流液（胎膜破裂）。妇科检查：宫颈口已扩张，有时可见胚胎组织或胎囊堵塞于宫颈口内，子宫大小与停经周数相符或略小。此时宫缩逐渐加剧，继续进展妊娠组织可能部分或完全排出，发展为不完全或完全流产。

（2）治疗原则：一旦确诊，应尽早使胚胎及胎盘组织完全排出，以防止出血和感染。阴道流血过多者，完善化验检查，必要时输血、输液、抗休克治疗，出血时间较长者，应给予抗生素预防感染。

3. 不全流产

（1）临床表现：由难免流产发展而来，指妊娠产物已部分排出体外，尚有部分残留于宫腔内。由于宫腔内残留部分妊娠产物，影响子宫收缩，致使子宫出血持续不止，甚至因流血过多而发生失血性休克。妇科检查：宫颈口已扩张，不断有血液自宫颈口流出，有时尚可见胎盘组织堵塞于宫颈口或部分妊娠产物已排出于阴道内，部分仍留在宫腔内，子宫小于停经周数。

（2）治疗原则：一经确诊，应在输液、输血条件下尽快行刮宫术或钳刮术，使宫腔内残留的胚胎或胎盘组织完全排出。

4. 完全流产

（1）临床表现：指妊娠产物已全部排出，阴道流血逐渐停止，腹痛逐渐消失。妇科检查：宫颈口已经关闭，子宫接近正常大小。

（2）治疗原则：如没有感染征象，一般不需要处理。可行超声检查，明确宫腔内有无残留。

5. 稽留流产

（1）指胚胎或胎儿已死亡滞留在宫腔内尚未自然排出者，又称过期流产。胚胎或胎儿死亡后子宫不再增大反而缩小，早孕反应消失。若已至中期妊娠，孕妇腹部不见增大，胎动消失。妇科检查：宫颈口未开，子宫较停经周数小，质地不软，未闻及胎心。

（2）治疗原则：及时促使胎儿及胎盘排出，以防止死亡的胎儿及胎盘组织在宫腔内稽留过久，而导致严重凝血功能障碍及 DIC，引发严重出血。处理前应检查血常规、出凝血时间、血小板计数等，并做好输血准备。

6. 复发性流产（RSA）

（1）指同一性伴侣连续发生 3 次及 3 次以上的自然流产。近年来有学者认为连续 2 次自然流产称为复发性自然流产。患者每次流产多发生在同一妊娠月份，临床经过与一般流产相同。早期流产的常见原因为胚胎染色体异常、黄体功能不足、甲状腺功能低下等。晚期流产的常见原因为子宫肌瘤、子宫畸形、宫腔粘连、宫颈内口松弛等。

（2）治疗原则：以预防为主，男女双方在受孕前应进行详细检查。

7. 感染性流产

流产过程中，若阴道流血时间过长、有组织残留于宫腔内或非法堕胎等，有可能引起宫腔内感染，严重时感染可扩展到盆腔、腹腔乃至全身，并发盆腔炎、腹膜炎、败血症及感染性休克等，常为厌氧菌及需氧菌混合感染。

五、护理评估

1. 健康史

停经、阴道流血和腹痛是自然流产孕妇的主要症状。护士需要详细询问孕妇的停经史以及早孕反应情况；阴道流血的持续时间与阴道流血量，有无腹痛及腹痛的部位、性质和程度有关。此外，还需要了解有无阴道水样排液，排液的量、色、有无臭味，以及有无妊娠产物排出等。对于既往史，需要全面了解孕妇在妊娠期间有无全身性疾病、生殖器官疾病、内分泌功能失调以及有无接触有害物质等，以识别发生自然流产的诱因。

2. 身心状况

流产孕妇可因出血过多而出现失血性休克，或因出血时间过长、宫腔内有组织残留而发生感染，因此，护士需要全面评估孕妇的各项生命体征，以判断流产的不同类型，尤其注意与贫血和感染相关的征象。

流产孕妇的心理状况常表现为焦虑和恐惧。孕妇对阴道流血常常会不知所措，甚至将其过度严重化。同时，胚胎和胎儿的健康也直接影响孕妇的情绪，孕妇可能表现为伤心、郁闷、烦躁不安等。

3. 相关检查

（1）妇科检查：需要在消毒条件下进行妇科检查，以进一步了解宫颈口是否扩张，羊膜是否破裂，有无妊娠产物堵塞于宫颈口；子宫大小与停经周数是否相符，有无压痛等，同时需要检查双侧附件有无肿块、增厚以及压痛等。

（2）实验室检查：连续动态检测血 β-hCG、孕激素以及 hPL 的变化，以利于妊娠诊断和预后判断。

（3）B 型超声检查：超声显像可显示有无胎囊、胎动、胎心音等，利于诊断和鉴别流产及其类型，指导正确处理。

六、护理诊断

1. 焦虑

与担心胎儿健康等因素相关。

2. 有感染的危险

与阴道流血时间过长、宫腔内有组织残留等因素相关。

七、护理目标

（1）先兆流产的孕妇能积极配合保胎措施，继续妊娠。

（2）出院时，护理对象无感染征象。

八、护理措施

对于不同类型的流产孕妇，治疗原则不同，其护理措施亦有差异。护士在全面评估孕妇身心状况的基础上，综合孕妇的病史、检查及诊断，明确治疗原则，认真执行医嘱，积极配合医师为流产孕妇进行诊治，并提供相应的护理措施。

1. 先兆流产孕妇的护理

先兆流产的孕妇需要卧床休息、禁止性生活、禁忌灌肠等，以减少各种刺激。护士除了为其提供生活护理外，常需要遵医嘱给予孕妇适量的镇静剂、孕激素等，随时评估孕妇的病情变化，如是否腹痛加重、阴道流血量增多等。同时，孕妇的情绪状态常会影响保胎效果，护士要注意观察孕妇的情绪变化，加强心理护理，稳定孕妇情绪，增强保胎信心。此外，护士需要向孕妇及家属讲明上述保胎措施的必要性，以取得孕妇及家属的理解和配合。

2. 妊娠不能再继续者的护理

护士要积极采取措施，及时做好终止妊娠的准备，积极协助医师完成手术过程，使妊娠产物完全排出子宫，同时要打开静脉通路，做好输液、输血准备。并严密监测孕妇的血压、脉搏、体温，观察面色、腹痛、阴道流血以及与休克有关的征象。有凝血功能异常者应予以及时纠正，然后行引产或手术。

3. 预防感染

护士需监测患者的体温、血象以及阴道流血，阴道分泌物的性质、颜色、气味等，严格执行无菌操作，加强会阴部护理。指导孕妇使用消毒会阴垫，保持会阴清洁，维持良好的卫生习惯。当护士发现感染征象后应及时报告医师，并按医嘱进行抗感染处理。此外，护士还应嘱患者流产后 1 个月返院复查，确定无禁忌证后，方可开始性生活。

4. 健康指导

患者常因失去胎儿，表现出伤心、悲哀等情绪反应。护士应给予同情和理解，帮助患者和家属接受现实，顺利度过悲伤期。同时，护士还应与孕妇及家属共同讨论此次流产的原因，并向他们讲解流产的相关知识，帮助他们为再次妊娠做好准备。有复发性流产史的孕妇在下一次妊娠确诊后应卧床休息，加强营养，禁止性生活，补充维生素 C、维生素 B、维生素 E 等，治疗期必须超过以往发生流产的妊娠月份。病因明确者，应积极接受对因治疗，如黄体功能不足者，按医嘱正确使用黄体酮治疗以预防流产；子宫畸形者需在妊娠前先行矫治手术，例如，宫颈内口松弛者应在未妊娠前做宫颈内口松弛修补术，如已妊娠，可在妊娠 14 ~ 16 周时行子宫内口缝扎术。

九、护理评价

（1）先兆流产孕妇配合保胎治疗，可继续妊娠。

（2）出院时，护理对象体温正常，血红蛋白及白细胞数正常，无出血、感染征象。

第五节　异位妊娠

正常妊娠时，受精卵着床于子宫体腔内膜。受精卵在子宫体腔以外着床发育称为异位妊娠，习称宫外孕。异位妊娠和宫外孕的含义稍有不同，异位妊娠包括输卵管妊娠、卵巢妊娠、宫颈妊娠、腹腔妊娠、阔韧带妊娠等；宫外孕则仅指子宫以外的妊娠，不包括宫颈妊娠。因此，异位妊娠的含义更为确切而科学。异位妊娠中最常见的是输卵管妊娠（占 90% ~ 95%）。本节主要阐述输卵管妊娠。

输卵管妊娠是妇产科常见的急腹症之一，当输卵管妊娠流产或破裂时，可出现严重的腹腔内出血，若不及时诊断和积极抢救，可危及患者生命。输卵管妊娠按其发生部位不同，分为间质部、峡部、壶腹部和伞部妊娠（图 7-5）。其中，以壶腹部妊娠最常见，占 75% ~ 80%，其次为峡部，伞部及间质部妊娠较少见。

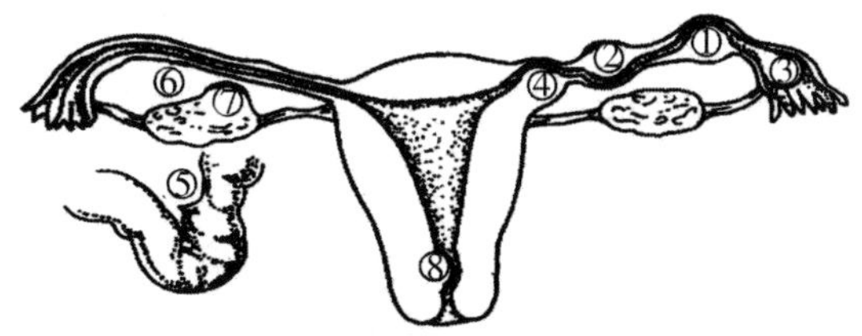

图 7-5　异位妊娠的发生部位

①输卵管壶腹部妊娠。②输卵管峡部妊娠。③输卵管伞部妊娠。④输卵管间质部妊娠。⑤腹腔妊娠。⑥阔韧带妊娠。⑦卵巢妊娠。⑧宫颈妊娠

一、病因

1. 输卵管异常

（1）输卵管炎症：是输卵管妊娠的主要病因。包括输卵管黏膜炎和输卵管周围炎。慢性炎症可使

输卵管腔黏膜皱襞粘连，管腔变窄；或输卵管与周围组织粘连，输卵管扭曲，管腔狭窄，管壁蠕动减弱，从而妨碍受精卵的顺利通过和运行。

（2）输卵管发育不良或功能异常：输卵管过长、肌层发育差、黏膜纤毛缺乏、双输卵管、憩室或有副伞等发育不良，可成为输卵管妊娠的原因。输卵管功能包括蠕动、纤毛活动以及上皮细胞的分泌，受女性雌、孕激素的调节，若调节失败，可干扰受精卵的正常运行。此外，精神因素可引起输卵管痉挛、蠕动异常，影响受精卵的正常运送。

（3）输卵管手术：曾患过输卵管妊娠的妇女，再次发生输卵管妊娠的可能性较大。由于原有的输卵管病变或手术操作的影响，无论何种手术（输卵管切除或保守性手术）后再次输卵管妊娠的发生率为 10%～20%。

2. 受精卵游走

卵子在一侧输卵管受精，受精卵经宫腔（内游走）或腹腔（外游走）进入对侧输卵管，称为受精卵游走。受精卵由于移行时间过长，发育增大，即可在对侧输卵管内着床发育形成输卵管妊娠。

3. 辅助生殖技术

近年来，由于辅助生殖技术的应用，在使大多数的不孕女性受益的同时，输卵管妊娠的发生率也相应增加，如宫颈妊娠、卵巢妊娠以及腹腔妊娠的发生率增加。

4. 放置宫内节育器（IUD）

放置宫内节育器与输卵管妊娠发生的关系已引起国内外重视。随着 IUD 的广泛应用，输卵管妊娠的发生率增高，其原因可能是由于使用 IUD 后的输卵管炎症所致。但最近研究表明：IUD 本身并不增加输卵管妊娠的发生率，但若 IUD 避孕失败而受孕时，则发生输卵管妊娠的机会较大。

5. 其他

子宫内膜异位症、内分泌失调、神经精神功能紊乱以及吸烟等可增加受精卵着床于输卵管的可能性。

二、病理

1. 输卵管妊娠结局

受精卵着床于输卵管时，由于输卵管管腔狭窄，管壁薄，蜕膜形成差，受精卵植入后，输卵管不能适应胚胎或胎儿的生长发育，因此，当输卵管妊娠发展到一定程度，即可发生以下结局。

（1）输卵管妊娠流产：多见于妊娠 8～12 周的输卵管壶腹部妊娠。受精卵着床、种植在输卵管黏膜皱襞内。由于输卵管妊娠时管壁蜕膜形成不完整，发育中的囊胚常向管腔突出，终于突破包膜而出血，囊胚与管壁分离（图 7-6），若整个囊胚剥离掉入管腔并经输卵管逆蠕动经伞端排出到腹腔，形成输卵管完全流产，出血一般不多。若囊胚剥离不完整，妊娠产物部分排出到腹腔，部分尚附着于输卵管壁，则形成输卵管不全流产，滋养细胞继续生长侵蚀输卵管壁，导致反复出血，形成输卵管血肿或输卵管周围血肿。由于输卵管肌壁薄，收缩力差，不易止血，血液不断流出，积聚在直肠子宫陷窝形成盆腔血肿，量多时甚至流入腹腔，出现腹膜刺激症状，甚至引起休克。

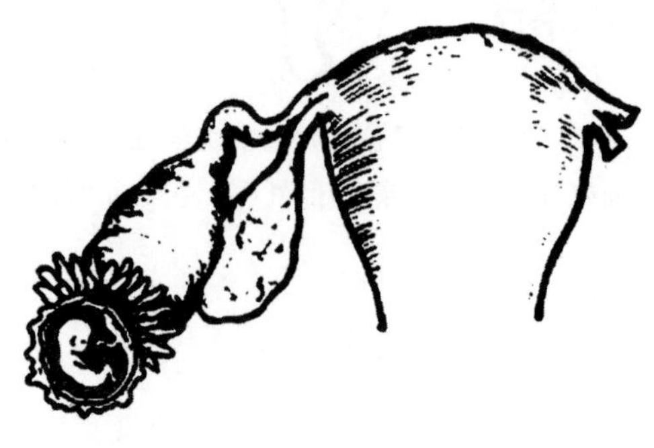

图 7-6　输卵管妊娠流产

（2）输卵管妊娠破裂：多见于妊娠6周左右的输卵管峡部妊娠。受精卵着床于输卵管黏膜皱襞间，随着囊胚生长发育，绒毛向管壁方向侵蚀肌层及浆膜，最后穿透浆膜，形成输卵管妊娠破裂（图7-7）。由于输卵管肌层血管丰富，输卵管妊娠破裂所致的出血较输卵管妊娠流产严重，短期内可出现大量腹腔内出血，也可表现为反复出血，在盆腔或腹腔内形成血肿甚至发生休克，处理不及时可危及生命。

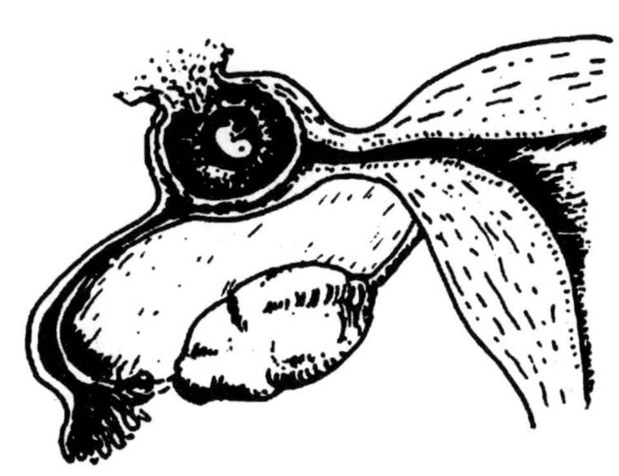

图7-7 输卵管妊娠破裂

输卵管间质部是自子宫角部延续而来，肌层较厚，血供丰富。输卵管间质部妊娠时，受精卵在此着床并发育，妊娠往往可持续至3～4个月破裂，一旦破裂，出血凶猛，症状极为严重。

（3）陈旧性异位妊娠：输卵管妊娠流产或破裂后，未及时治疗，或者出血逐渐停止，病情稳定，时间过久，胚胎死亡或被吸收。长期反复出血形成的盆腔血肿机化变硬，并与周围组织粘连，临床上称为“陈旧性宫外孕”。

（4）继发性腹腔妊娠：输卵管妊娠流产或破裂后，胚胎从输卵管排到腹腔或阔韧带内，由于失去营养，多数死亡，偶尔存活者，绒毛组织重新种植而获得营养，胚胎继续发育形成继发性腹腔妊娠。若破口在阔韧带内，可发展为阔韧带妊娠。

2. 子宫的变化

输卵管妊娠和正常妊娠一样，由滋养细胞产生hCG维持黄体生长，月经停止来潮，子宫血供增加，增大变软，但子宫增大与停经月份不相符。子宫内膜也受滋养细胞产生的hCG影响而发生蜕膜反应，但蜕膜下海绵层及血管系统发育较差。当胚胎受损或死亡，滋养细胞活力下降或消失，蜕膜自宫壁剥离，组织学检查未见绒毛，无滋养细胞，此时hCG下降。输卵管妊娠时，子宫内膜有时可见高度分泌反应或Arias Stella（A-S）反应。镜下可见A-S反应：腺上皮细胞增大，核深染，突入腺腔，胞质富含空泡。

三、临床表现

输卵管妊娠的临床表现与受精卵着床部位、有无流产或破裂、出血量多少以及出血时间长短等有关。

1. 停经

月经周期规律的女性，一般有6～8周的停经史，间质部妊娠停经时间可更长。部分患者月经延迟几日即出现阴道不规则流血时，常被误认为月经来潮，而无停经史主诉。有20%～25%的患者无明显停经史。

2. 腹痛

是输卵管妊娠患者就诊的主要症状，95%以上输卵管妊娠患者以腹痛为主诉。输卵管妊娠流产或破裂前，患者多表现为一侧下腹部隐痛或酸胀感。当发生流产或破裂时，患者突感一侧下腹部撕裂样疼痛，常伴有恶心、呕吐。若血液积聚在直肠子宫陷凹，可出现肛门坠胀感（里急后重）；出血多时可流向全腹而引起全腹疼痛，刺激膈肌可引起肩胛放射性疼痛。腹痛可出现于阴道流血前或后，也可与阴道流血同时发生。

3. 阴道流血

胚胎死亡后，常有不规则阴道流血，暗红色，量少或淋漓不尽。部分患者阴道流血量较多，似月经量，约50%患者为大量阴道流血。阴道流血提示胚胎受损或已死亡，hCG下降，卵巢黄体分泌的激素难以维持蜕膜生长而发生剥离出血，并伴有蜕膜碎片或管型排出。当输卵管妊娠病灶去除后，阴道流血方能停止。

4. 晕厥与休克

其严重程度与腹腔内出血速度及出血量成正比，与阴道出血量不成正比。由于腹腔内急性出血及剧烈腹痛，轻者出现晕厥，重者发生失血性休克。间质部妊娠一旦破裂，常因出血量多而发生严重休克。

5. 腹部包块

当输卵管妊娠流产或破裂所形成的血肿时间较久者，因血液凝固，逐渐机化变硬，并与周围组织或器官（如子宫、输卵管、卵巢、肠管或大网膜等）发生粘连形成包块，包块较大或位置较高者，可于腹部扪及。

四、治疗原则

治疗原则以手术治疗为主，其次为药物治疗。

1. 手术治疗

可行腹腔镜手术或开腹手术。根据患者情况，行患侧输卵管切除术或者保留患侧输卵管功能的保守性手术。严重内出血并发休克者，应在积极纠正休克、补充血容量的同时，迅速手术抢救。

2. 药物治疗

近年来用化疗药物甲氨蝶呤等方法治疗输卵管妊娠，已有成功的报道。治疗机制是抑制滋养细胞增生、破坏绒毛，使胚胎组织坏死、脱落、吸收，但在治疗中若有严重内出血征象，或疑有输卵管间质部妊娠，或胚胎继续生长时应及时进行手术治疗。根据中医辨证论治方法，合理运用中药，或用中西医结合的方法，对输卵管妊娠进行保守治疗也已取得显著成果。

五、护理评估

1. 健康史

仔细询问月经史，准确推断停经时间。注意不要因为月经仅过期几天而误认为不是停经；不要将不规则阴道流血而误认为末次月经。此外，对于不孕、盆腔炎、放置宫内节育器、绝育术、输卵管复通术等与发病相关的高危因素应予以高度重视。

2. 身心状况

输卵管妊娠流产或破裂前，症状和体征不明显。当患者腹腔内出血较多时可表现为贫血貌，重者可出现面色苍白，四肢湿冷，脉快、弱、细，血压下降等休克症状。下腹有明显压痛、反跳痛，尤以患侧为重，肌紧张不明显，叩诊有移动性浊音。血凝后下腹部可触及包块。体温多正常，出现休克时体温略低，腹腔内血液吸收时体温略升高，但一般不超过38 ℃。

输卵管妊娠流产或破裂后，腹腔内急性大量出血、剧烈腹痛以及妊娠终止的现实都将使孕妇出现较为激烈的情绪反应，表现出哭泣、自责、无助、抑郁以及恐惧等行为。

3. 相关检查

（1）腹部检查：输卵管妊娠流产或破裂者，下腹部有明显压痛和反跳痛，尤以患侧为重，轻度肌紧张；出血多时，叩诊有移动性浊音；出血时间较长时，形成凝血块，可在下腹部触及软性肿块。

（2）盆腔检查：输卵管妊娠流产或破裂者，除子宫略大较软外，仔细检查仅可能触及增粗的输卵管伴轻度压痛。输卵管妊娠流产或破裂者，阴道后穹隆饱满，明显触痛。将宫颈轻轻上抬或者左右摇动时引起下腹剧烈疼痛，称为宫颈举摆痛，是输卵管妊娠的重要体征之一。腹腔内出血多时检查子宫呈漂浮感。

（3）阴道后穹隆穿刺：是一种简单可靠的诊断方法，适用于疑有腹腔内出血的患者。由于腹腔内血液最易积聚于子宫直肠陷凹，即使血量不多，也能经阴道后穹隆穿刺抽出。用长针头自阴道后穹隆刺入子宫直肠陷凹，抽出暗红色不凝血为阳性，如抽出血液较红，放置10分钟内凝固，表明误入血管。若无内出血、内出血量少、血肿位置较高或者子宫直肠陷凹有粘连时，可能抽不出血液，因此，后穹隆穿刺阴性不能排除输卵管妊娠存在。如有移动性浊音，可做腹腔穿刺。

（4）妊娠试验：放射免疫法检测血中β-hCG，尤其是动态观察血β-hCG的变化对异位妊娠的诊断极为重要。此方法灵敏度高，测出异位妊娠的阳性率一般可达80%~90%，但β-hCG阴性者仍不能完全排除异位妊娠。

（5）超声检查：B型超声显像有助于异位妊娠的诊断。阴道B型超声检查较腹部B型超声检查准确性高。早期输卵管妊娠的诊断，仅凭B型超声显像有时可能误诊。若能结合临床表现和β-hCG测定等，对诊断的帮助很大。

（6）腹腔镜检查：适用于输卵管妊娠尚未流产或破裂的早期患者及诊断困难的患者。腹腔内大量出血或伴有休克者，禁做腹腔镜检查。早期异位妊娠患者，腹腔镜可见一侧输卵管肿大，表面紫蓝色，腹腔内无出血或仅有少量出血。

（7）子宫内膜病理检查：目前此方法的临床应用明显减少，主要适用于阴道流血量较多的患者，目的在于排除同时合并宫内妊娠流产。将宫腔排出物或刮出物送检病理检查，切片中见到绒毛，可诊断为宫内妊娠，仅见蜕膜未见绒毛者有助于异位妊娠诊断。

六、护理诊断/合作性问题

1. 恐惧

与担心手术失败有关。

2. 潜在并发症

出血性休克。

七、护理目标

（1）患者休克症状得以及时发现并缓解。

（2）患者能以正常心态接受此次妊娠失败的现实。

八、护理措施

1. 接受手术治疗患者的护理

对于接受手术治疗的患者要做到以下几点。

（1）积极做好术前准备：腹腔镜手术是近年来治疗输卵管妊娠的主要方法，多数输卵管妊娠可在腹腔镜直视下，穿刺输卵管的妊娠囊吸出部分囊液或者切开输卵管吸出胚胎，并注入药物；也可以行输卵管切除术。护士在严密监测患者生命体征的同时，积极配合医师纠正患者休克症状，做好术前准备。对于严重内出血并出现休克的患者，护士应立即开放静脉，交叉配血，做好输血、输液准备，以便配合医师积极纠正休克，补充血容量，并按急诊手术要求迅速做好术前准备。

（2）提供心理支持：术前，护士需简洁明了地向患者和家属讲明手术的必要性，并以亲切的态度和切实的行动获得患者及家属的信任，同时，保持周围环境安静、有序，减少和消除患者的紧张、恐惧心理，协助患者接受手术治疗方案。术后，护士应帮助患者以正常的心态接受此次妊娠失败的现实，并向患者讲述输卵管妊娠的相关知识，既可以减少因害怕输卵管妊娠再次发生而抵触妊娠的不良情绪，也可以增加和提高患者的自我保健意识。

2. 接受非手术治疗患者的护理

对于接受非手术治疗方案的患者，护士应从以下4个方面加强护理。

（1）严密观察病情：护士应密切观察患者的一般情况、生命体征，重视患者的主诉，尤应注意阴道流血量与腹腔内出血量不成比例，当阴道流血量少时，不要误认为腹腔内出血量亦很少。护士应告诉患者病情发展的一些指征，如出血增多、腹痛加剧、肛门坠胀感明显等，以便当患者病情发展时，医患均能及时发现，并给予相应的处理。

（2）加强化学药物治疗的护理：化疗一般采用全身用药，也可采用局部用药。用药期间，需要β-hCG测定和B型超声进行严密监护，并注意观察患者的病情变化及药物的毒副反应。常用药物有甲氨蝶呤。其治疗机制是抑制滋养细胞增生，破坏绒毛，从而使胚胎组织坏死、脱落、吸收。不良反应小，可表现为消化道反应，骨髓抑制以白细胞下降为主，有时可出现轻微肝功能异常、药物性皮疹、脱发等，但大部分反应是可逆的。

（3）指导患者休息与饮食：患者需卧床休息，避免增加腹压，从而减少输卵管妊娠破裂的机会。在患者卧床期间，护士需要提供相应的生活护理。此外，护士还需要指导患者摄取足够的营养物质，尤其是富含铁蛋白的食物，如鱼肉、动物肝脏、豆类、绿叶蔬菜及黑木耳等，可促进血红蛋白的增加，增强患者的抵抗力。

（4）监测治疗效果：护士应协助患者正确留取血液标本，以监测治疗效果。

3. 出院指导

输卵管妊娠的预后在于防止输卵管的损伤和感染，因此护士需做好妇女的健康指导工作，以防止盆腔感染的发生。教育患者保持良好的卫生习惯，勤洗浴、勤换衣，稳定性伴侣。发生盆腔炎后须立即彻底治疗，以免延误病情。此外，由于输卵管妊娠约有10%的再发生率和50%～60%的不孕率。因此，护士需要告诫患者下次妊娠时要及时就医，同时不要轻易终止妊娠。

九、护理评价

（1）患者的休克症状得以及时发现并纠正。

（2）患者消除了恐惧心理，愿意接受手术治疗。

第六节　早产

早产（PTL）是指妊娠满28周至不足37周（196～258天）间分娩者。此时娩出的新生儿叫早产儿，体重多小于2 500 g，各器官发育尚不成熟。据统计，约70%的围产儿死亡是由于早产，而且，早产儿中约有15%于新生儿期死亡。因此，防止早产是降低围生儿死亡率的重要措施之一。

一、病因

1. 孕妇因素

包括以下3点。

（1）孕妇合并急性或慢性疾病：如病毒性肝炎、急性肾盂肾炎、急性阑尾炎、严重贫血、慢性肾炎、妊娠高血压综合征、心脏病、性传播疾病等。

（2）子宫畸形：包括双子宫、双角子宫及纵隔子宫等；宫颈内口松弛与子宫肌瘤也易发生早产。

（3）其他：孕妇吸烟、酗酒或者精神受到刺激以及承受巨大压力时可引发早产。

2. 胎儿、胎盘因素

双胎妊娠、羊水过多、胎膜早破、宫内感染、胎盘功能不全、母儿血型不合、前置胎盘及胎盘早剥等均可致早产。其中，胎膜早破、绒毛膜羊膜炎最常见，占早产的30%～40%。

二、临床表现

早产的临床表现主要是妊娠28周后37周前出现子宫收缩。最初为不规律宫缩，并常伴有少许阴道血性分泌物或阴道流血，以后逐渐发展为规律宫缩，与足月临产相似，宫颈管消失，宫口扩张。

三、治疗原则

若胎儿存活，无胎儿窘迫、胎膜未破，应设法通过休息和药物治疗，抑制宫缩，尽可能使妊娠继续维持至足月。若胎膜已破，早产已不可避免时，应尽可能地预防新生儿并发症，以尽力提高早产儿的存活率。

四、护理评估

1. 健康史

详细评估可致早产的高危因素，如孕妇既往有流产、早产史或者本次妊娠有阴道流血，则发生早产的可能性大。同时，应详细询问并记录患者既往出现的症状以及接受治疗的情况。

2. 身心状况

妊娠满28周后至不足37周前，出现明显的规律宫缩（至少每10分钟一次），且伴有宫颈管缩短，即可诊断为先兆早产。如果妊娠28～37周，出现20分钟≥4次且每次持续≥30秒的规律宫缩，且伴随宫颈管缩短≥75%，宫颈进行性扩张2 cm以上者，即可诊断为早产临产。

早产已不可避免时，孕妇常会不自觉地把一些相关的事情与早产联系起来而产生自责感；同时，由于怀孕结果的不可预知，恐惧、焦虑、猜疑也是早产孕妇常见的情绪反应。

3. 相关检查

通过全身检查及产科检查，结合阴道分泌物检测，核实孕周，评估胎儿成熟度和胎方位等；密切观察产程进展，确定早产进程。

五、护理诊断/合作性问题

1. 有新生儿受伤的危险

与早产儿发育不成熟有关。

2. 焦虑

与担心早产儿预后有关。

六、护理目标

（1）患者能平静地面对事实，接受治疗及护理。

（2）新生儿不存在因护理不当而发生的并发症。

七、护理措施

1. 预防早产

孕妇良好的身心状况可降低早产的发生，突然的精神创伤也可引发早产，因此，需做好孕期保健工作，指导孕妇增加营养，保持平静的心情。避免诱发宫缩的活动，如性生活、抬举重物等。高危孕妇需多卧床休息，以左侧卧位为宜，以增加子宫血液循环，改善胎儿供氧，且慎做肛查和阴道检查等。同时，积极治疗并发症，宫颈内口松弛者应于孕14～16周做子宫内口缝合术，以防止早产的发生。

2. 药物治疗的护理

先兆早产的主要治疗措施是抑制宫缩，与此同时，还需要积极控制感染、治疗并发症。护理人员应能明确具体药物的作用和用法，并且能够识别药物的不良反应，以避免毒性作用的发生，同时，还应对患者做相应的健康教育。

常用抑制宫缩的药物有以下4类。

（1）β肾上腺素受体激动剂：其作用为激动子宫平滑肌中的β受体，从而抑制子宫收缩，减少子宫活动而延长孕期。不良反应为母儿双方心率加快，孕妇血压下降、血糖升高、血钾降低、恶心、出汗、头痛等。目前常用药物有：利托君（ritodrine）、沙丁胺醇（salbutamol）等。

（2）硫酸镁：其作用为镁离子直接作用于子宫肌细胞，拮抗钙离子对子宫收缩的活性，从而抑制子宫收缩。常用方法：首次剂量为5 g，加入25%葡萄糖注射液20 mL中，在5～10分钟内缓慢注入静脉（或稀释后半小时内静脉滴入），以后以每小时2 g的速度静脉滴注，宫缩抑制后继续维持4～6小时后改为每小时 1 g，直到宫缩停止后 12 小时。使用硫酸镁时，应密切观察患者有无中毒迹象。

（3）钙通道阻滞剂：其作用为阻滞钙离子进入肌细胞，从而抑制子宫收缩。常用药物为硝苯地平 10 mg，舌下含服，每 6 ~ 8 小时一次。也可以首次负荷量给予 30 mg 口服，根据宫缩情况再以 10 ~ 20 mg口服。用药时必须密切观察孕妇心率和血压变化，对已用硫酸镁者需慎用，以防血压急剧下降。

（4）前列腺素合成酶抑制剂：前列腺素有刺激子宫收缩和软化宫颈的作用，其抑制剂可减少前列腺素合成，从而抑制子宫收缩。常用药物有：吲哚美辛、阿司匹林等。同时，此类药物可通过胎盘抑制胎儿前列腺素的合成与释放，使胎儿体内前列腺素减少，而前列腺素有维持胎儿动脉导管开放的作用，缺乏时导管可能过早关闭而导致胎儿血液循环障碍，因此，临床较少应用。必要时仅在孕 34 周前短期（1 周内）选用。

3. 预防新生儿并发症的发生

在保胎过程中，应每日行胎心监护，并教会患者自数胎动，有异常情况时及时采取应对措施。对妊娠 35 周前的早产者，应在分娩前按医嘱给予孕妇糖皮质激素，如地塞米松、倍他米松等，以促进胎肺成熟，明显降低新生儿呼吸窘迫综合征的发病率。

4. 为分娩做准备

如早产已不可避免，应尽早决定合理的分娩方式，如臀位、横位，估计胎儿成熟度低，且产程又需较长时间者，可选用剖宫产术结束分娩；经阴道分娩者，应考虑使用产钳和会阴切开术以缩短产程，从而减少分娩过程中对胎头的压迫。同时，要充分做好早产儿保暖和复苏的准备，临产后慎用镇静剂，避免发生新生儿呼吸抑制的情况；产程中应给予孕妇吸氧；新生儿出生后，须立即结扎脐带，以防止过多母血进入胎儿血液循环造成循环系统负荷过重。

5. 为孕妇提供心理支持

护士可安排时间与孕妇进行开放式的讨论，让患者充分了解早产的发生并非她的过错，有时甚至是无缘由的。同时，也要避免为减轻孕妇的负疚感而给予过于乐观的保证。由于早产是出乎意料的，孕妇多没有精神和物质准备，对产程中的孤独感、无助感尤为敏感，此时，丈夫、家人和护士在身旁提供支持较足月分娩更显重要，并能帮助孕妇重建自尊，以良好的心态承担早产儿母亲的角色。

八、护理评价

（1）患者能积极配合医护措施。

（2）母婴顺利经历全过程。

第八章

儿科疾病护理

第一节　急性肾功能衰竭

急性肾功能衰竭（ARF）简称急性肾衰竭，是指由于肾本身或肾外因素引起急性肾功能减退，伴有明显的代谢紊乱和氮质血症，多伴有少尿或无尿而言。

一、病因

急性肾功能衰竭可有很多原因引起。按病因与肾脏的关系可分为肾前性、肾性和肾后性。

1. 肾前性

任何原因引起的血容量减少，如严重脱水、失血、休克等都可导致肾血流量下降，出现少尿或无尿。脱水、呕吐、腹泻、外科手术大出血、烧伤等情况下，此时肾实质并无器质性病变，故又称肾前性氮质血症、肾前性少尿。

2. 肾性

是儿科最常见肾功能衰竭原因，由肾实质损害所致。各种原因引起的肾小球疾病如急性肾小球肾炎、急进性肾炎；肾小管疾病如各种肾毒性抗生素、生物毒素以及败血症所产生的内毒素均可直接引起肾小管上皮细胞坏死，严重的间质水肿、炎症可使肾血流量减少，以致肾功能衰竭。

3. 肾后性

任何原因引起的肾脏以下的尿路梗阻致肾盂积水、肾实质损伤，如尿路结石、先天性尿路畸形、膀胱输尿管反流等都可继发肾盂肾炎、积脓、肾乳头坏死等，最终导致肾功能衰竭。

二、发病机制

急性肾功能衰竭引起少尿的发病机制尚不十分清楚，可能为多种因素综合作用的结果；不同病因、不同机制、不同病情，其发病机制亦不同。新生儿期以围产期缺氧、败血症、严重溶血或出血较常见；婴儿期以严重腹泻脱水、重症感染及先天性畸形引起为多见；年长儿则常因各型肾炎、各型休克引起。目前尚无一种学说能圆满解释急性肾功能衰竭的发病机制。

1. 肾血流减少学说

任何原因引起血管内有效循环量减少，使肾血流减少，均可引起急性肾功能衰竭，导致少尿。

2. 肾小管损伤学说

肾缺血或中毒均可引起肾小管损伤，使肾小管上皮细胞变性、坏死，基膜断裂。肾小管内液反漏入间质，造成肾间质水肿。

3. 缺血再灌注性肾损伤学说

肾缺血后当肾血流再通时，反而可见细胞的损伤继续加重称为缺血再灌注性肾损伤。目前认为细胞内钙超负荷和氧自由基在急性肾缺血再灌注性损伤中起重要作用。

三、病理变化

由于肾缺血造成的肾损害可见轻度灶性坏死占据整个肾单位，肾小管部分（皮质和髓质连接处）更为显著；肾毒性物质造成的肾损害为呈现一种特有弥漫的远曲小管坏死，肾小管基膜无改变。肾脏组织病理改变与肾功能指标间常无相关关系。

四、临床表现

（一）少尿性肾功能衰竭

一般分为 3 期：少尿期、多尿期和恢复期。

1. 少尿期

尿量 <400 mL/d，或每天 <250 mL/m^2，少尿可突然发生或逐渐加重。持续时间与受损程度及病因有关。一般持续 10 天左右，持续 2 周以上或在病程中少尿与无尿间断出现者预后不良，大部分患儿死于少尿期。此期主要表现如下。

（1）水潴留：表现为全身水肿，严重者可发生心力衰竭，常为此期死亡的重要原因。

（2）电解质紊乱：常表现为“三高三低”，即高钾、高磷、高镁和低钠、低钙、低氯血症，其中以高钾血症多见，是最危险的电解质紊乱，可引起死亡。

（3）代谢性酸中毒：尿少时机体的酸性代谢产物排不出，蓄积体内引起酸中毒。表现为呼吸深长、面色灰、口唇樱桃红，可伴心律不齐。

（4）氮质血症：首先出现消化系统症状，中枢神经系统受累可出现意识障碍、躁动、谵语、抽搐、昏迷等尿毒症脑病症状。

（5）心力衰竭，肺水肿：主要表现为呼吸困难、不能平卧、心率加快、肺底出现湿性啰音、下肢水肿等。

（6）高血压：长期少尿患儿可出现不同程度高血压，严重者可出现高血压脑病。

（7）易合并感染：70% 左右的肾功能衰竭患儿可并发严重感染，以呼吸道及泌尿道感染为常见，约 1/3 急性肾功能衰竭患儿死于感染。

2. 多尿期

尿量逐渐增多，5 ~ 6 天可达利尿高峰，表明肾功能有所好转，排出体内积存水分，但也可能是肾小管回收原尿的量有所减少而发生利尿，因此不能放松警惕。多尿持续时间不等，一般为 5 ~ 10 天，部分患儿可长达 1 ~ 2 个月。此期主要表现如下。

（1）低钠血症及脱水：由于大量水和钠由尿中丢失，必要时应注意补钠。

（2）低钾血症：当每天尿量增加至 500 ~ 1 000 mL 以上时，大量钾从尿中排出，可出现低钾血症，此期应注意钾的补充。

（3）抵抗力低而易感染：可加强支持疗法，必要时输血或白蛋白。

3. 恢复期

多尿期后肾功能逐渐恢复，血尿素氮及肌酐浓度逐渐恢复正常。一般肾小球滤过功能恢复较快，尿毒症的症状逐渐消失，体质恢复多需数月。

（二）非少尿性肾功能衰竭

非少尿性肾功能衰竭是指无少尿或无尿表现，每天平均尿量仍可达 600 ~ 800 mL。

五、辅助检查

1. 尿液检查

尿沉渣，镜下可见红细胞、白细胞、上皮细胞和管型。尿蛋白（+）~（++）。尿比重 <1.010。肾功能衰竭指数（RFI）常 >2。

$$肾功能衰竭指数 = \frac{尿钠浓度(mmol/L) \times 血肌酐浓度(mg/dL)}{尿肌酐浓度(mg/dL)}$$

2. 血液检查

血尿素氮升高；血浆二氧化碳结合力下降；电解质紊乱。血常规检查多提示贫血、白细胞增多、血细胞比容下降。

3. B 超检查

B 超显示双肾增大，肾动脉阻力指数（RI）明显增高，见于部分病例。

六、治疗

（一）少尿期治疗

1. 严格控制水分入量

每天进入液量 = 尿量 + 不显性失水 + 异常损失水分（食物代谢和组织分解所产生的内生水）。不显性失水按 400 mL/（m^2·d）或婴儿 20 mL/（kg·d）、幼儿 15 mL/（kg·d）、儿童 10 mL/（kg·d）计算，体温每升高 1 ℃增加水 75 mL/（g^2·d）。内生水按 100 mL/（g^2·d）计算。

每天应注意评估患儿含水状态，临床有无脱水或水肿；每天测体重，如入量控制合适，每天应减少 10 ~ 20 mg/kg。血钠不低于 130 mmol/L 以下，血压稳定。

2. 热量和蛋白质入量

早期只给碳水化合物，供给葡萄糖 3 ~ 5 mg/（kg·d）静脉点滴，可减少机体自身蛋白质分解和酮体产生。饮食可给予低蛋白、低盐、低钾和低磷食物。蛋白质应限制在 0.5 ~ 1.0 mg/（kg·d）为宜，且应以优质蛋白为主，如鸡蛋、肉类、奶类蛋白为佳。

3. 高钾血症的治疗

血钾 >6.5 mmol/L 为危险界限，应积极处理。

（1）重碳酸盐：用 5% 碳酸氢钠 2 mL/kg 静脉注射，在 5 分钟内完成。如未恢复正常，15 分钟后可重复 1 次。

（2）葡萄糖酸钙：钙可以拮抗钾对心肌的毒性作用，10% 葡萄糖酸钙 10 mL 静滴，5 分钟开始起作用，可持续 1 ~ 2 小时。

（3）高渗葡萄糖和胰岛素：促进钾进入细胞内，每 3 ~ 4 mg 葡萄糖配 1 单位胰岛素，每次用 1.5 mg/kg糖可暂时降低血钾 1 ~ 2 mmol/L，15 分钟开始起作用，可持续 12 小时或更长，必要时可重复。以上 3 种疗法在高钾急救时可单独或联合应用，有一定疗效，但不能持久。因此在治疗的同时可开始准备透析。

（4）透析：血透及腹透均有效，前者作用更快。

4. 低钠血症

应区分是稀释性或低钠性。在少尿期前者多见，严格控制水分入量多可纠正，一般不用高渗盐进行纠正，如用则会引起容量过大而导致心力衰竭。低钠性者当血钠 120 mmol/L，且又出现低钠综合征时，可适当补充 3% NaCl 1.2 mL/kg，能提高血钠 2 mmol/L，可先给前者 3 ~6 mL/kg，能提高后者 2.5 ~5 mmol/L。

5. 代谢性酸中毒的处理

轻症多不需治疗。当 HCO_3^- <12 mmol/L 时，应给予碳酸氢钠。

6. 高血压、心力衰竭及肺水肿的治疗

治疗应严格限制水分入量、限盐、利尿及降压等，必要时透析。

（二）多尿期治疗

1. 低钾血症的矫治

尿量增多，钾从尿中排出易致低钾，可给 2 ~ 3 mmol/（kg·d）口服，如低钾明显可静脉补充，其浓度一般不超过 0.3%。

2. 水钠的补充

由于利尿水分大量丢失可致脱水和丧失钠盐，应注意补充，补充后尿量可能过多，故又应适当限制水分。

（三）控制感染

约 1/3 患儿死于感染，应积极控制。可选择敏感抗生素，但应注意保护肾脏功能。

（四）透析治疗

早期透析可降低死亡率，根据具体情况选用血透或腹透。

七、护理诊断

1. 潜在并发症

心力衰竭，以及水、电解质紊乱。

2. 营养失调，低于机体需要量

与摄入不足及丢失过多有关。

3. 有感染危险

与免疫力低下有关。

4. 焦虑，恐惧

与本病预后不良有关。

5. 知识缺乏

与家长缺乏本病的相关知识有关。

八、护理措施

1. 密切观察病情，维持体液平衡

（1）密切观察病情变化，注意体温、呼吸、脉搏、心率、血压等变化。急性肾功能衰竭常以心力衰竭、心律失常、感染，以及水、电解质紊乱等为主要死亡原因，应及时发现其早期表现，并随时与医生联系。

（2）少尿期护理：此期应严格控制液体入量，宁少勿多，保持液体的相对平衡；使用利尿剂、多巴胺等促进排尿，加强尿的监测，包括尿的量、颜色、性状、比重和渗透压的监测。加强内环境的监测，防止电解质和酸碱平衡紊乱。积极应用防治肾功能衰竭的药物。

（3）多尿期的护理：此期以维持水、电解质和酸碱平衡为重点，由于肾功能尚未恢复，需要继续控制补液量。同时注意观察患儿是否存在脱水的情况，如皮肤干燥、口渴等，防止因体内液体缺失而引起循环和代谢方面的不良后果；继续治疗氮质血症，包括透析。要严密监测，防止并发症。

（4）根据病情控制液体的入量，准确记录 24 小时出入量，包括口服和静脉进入的液量、尿量和异常丢失量，如呕吐、胃肠引流液、腹泻时粪便内水分等都需要准确测量；每天定时测体重。

2. 一般护理

保证患儿卧床休息，休息时应视病情而定，一般少尿期、多尿期均应卧床休息，恢复期逐渐增加适当活动。做好心理护理，给予患儿和家长精神支持。

3. 加强营养支持

少尿期应限制水、盐、钾、磷和蛋白质的摄入量，供给足够的热量，以减少蛋白质的分解；不能进食者从静脉中补充葡萄糖、氨基酸、脂肪乳剂等。胃肠功能正常的患儿应尽早开始胃肠营养支持，可通过口服或鼻饲的方式摄入，给予高热量、高维生素、低蛋白质、易消化的食物。

4. 预防感染

（1）保持病室的清洁和空气净化，定期开窗通风。

（2）严格执行无菌操作，尽量避免不必要的介入性操作。

（3）加强皮肤护理及口腔护理，保持皮肤清洁、干燥。

（4）定时翻身、拍背，保持呼吸道通畅。

（5）合理应用抗生素，但要注意避免产生耐药性与并发真菌感染。

九、健康教育

（1）急性肾衰竭是危重病之一，患儿及其家属有恐惧感，应教育患儿及其家长积极配合医生治疗，并解释患儿实行早期透析的目的及重要性，以取得家长的支持和理解。

（2）告诉家长对本病并发症的观察，定期进行复查。

第二节　胃食管反流

胃食管反流（GER）是指胃内容物，包括从十二指肠流入胃的胆盐和胰酶等反流入食管甚至口咽部，分生理性和病理性两种。生理情况下，由于小婴儿食管下端括约肌（LES）发育不成熟或神经肌肉协调功能差，可出现反流，往往出现于日间餐时或餐后，又称“溢乳”。病理性反流即胃食管反流病（GERD），是由于 LES 的功能障碍和（或）与其功能有关的组织结构异常，以至于 LES 压力低下而出现的反流，经常发生于睡眠、仰卧位及空腹时，引起一系列临床症状和并发症。随着直立体位时间和固体饮食的增多，约 60% 患儿到 2 岁时症状可自行缓解，部分患儿症状可持续到 4 岁以后。脑性瘫痪、21-三体综合征以及其他原因所致的发育迟缓患儿，GER 发生率较高。

一、病因及发病机制

1. 抗反流屏障功能低下

（1）LES 压力降低：是引起 GER 的主要原因。正常吞咽时 LES 反射性松弛，压力下降，通过食管蠕动推动食物进入胃内，然后压力又恢复到正常水平，并出现一个反应性的压力增高以防止食物反流。当胃内压和腹内压升高时，LES 会发生反应性主动收缩使其压力超过增高的胃内压，起到抗反流作用。如因某种因素使上述正常功能发生紊乱时，LES 短暂性松弛即可导致胃内容物反流入食管。

（2）LES 周围组织薄弱或缺陷：例如缺少腹腔段食管，致使腹内压增高时不能将其传导至 LES 使之收缩达到抗反流的作用；小婴儿食管角（由食管和胃贲门形成的夹角，即 His 角，正常为30°～50°）较大；膈肌食管裂孔钳夹作用减弱；膈食管韧带和食管下端黏膜瓣解剖结构存在器质性或功能性病变；胃压低、腹内压增高等，均可破坏正常的抗反流作用。

2. 食管廓清能力降低

正常情况下，食管廓清能力是依靠食管的推动性蠕动、唾液的冲洗、对酸的中和作用、食丸的重力和食管黏膜细胞分泌的碳酸氢盐等多种因素完成对反流物的清除，以缩短反流物和食管黏膜的接触时间。当食管蠕动减弱、消失，或出现病理性蠕动时，食管清除反流物的能力下降，这样就延长了有害的反流物质在食管内停留时间，增加了对黏膜的损伤。

3. 食管黏膜的屏障功能破坏

屏障作用是由黏液层、细胞内的缓冲液、细胞代谢及血液供应共同构成。反流物中的某些物质，如胃酸、胃蛋白酶以及从十二指肠反流入胃的胆盐和胰酶使食管黏膜的屏障功能受损，引起食管黏膜炎症。

4. 胃、十二指肠功能失常

胃排空能力低下，使胃内容物及其压力增加，当胃内压增高超过 LES 压力时可使 LES 开放。胃容量增加又导致胃扩张，致贲门食管段缩短，使其抗反流屏障功能降低。十二指肠病变时，幽门括约肌关闭不全则导致十二指肠胃反流。

二、临床表现

食管上皮细胞暴露于反流的胃内容物中，是产生症状和体征的主要原因。

1. 呕吐

新生儿和婴幼儿以呕吐为主要表现。约85%患儿于生后第1周即出现呕吐，而约10%患儿于生后6周内出现呕吐。呕吐程度轻重不一，多数发生在进食后，有时在夜间或空腹时，可表现为溢乳、反刍或吐泡沫，严重者呈喷射状。呕吐物为胃内容物，有时含少量胆汁。年长儿以反胃、反酸、嗳气等症状多见。

2. 反流性食管炎

常见症状有：①烧灼感，见于有表达能力的年长儿，位于胸骨下端，饮用酸性饮料可使症状加重，服用抗酸剂症状减轻；②吞咽疼痛，婴幼儿表现为喂奶困难、烦躁、拒食，年长儿诉吞咽时疼痛，如并发食管狭窄则出现严重呕吐和持续性咽下困难；③呕血和便血，食管炎严重者可发生糜烂或溃疡，出现呕血或黑便症状。严重的反流性食管炎可发生缺铁性贫血。

3. Barrett 食管

由于慢性 GER，食管下端的鳞状上皮被增生的柱状上皮所替代，抗酸能力增强，但更易发生食管溃疡、狭窄和腺癌。溃疡较深者可发生食管气管瘘。

4. 食管外症状

（1）呼吸系统症状：①呼吸道感染，反流物直接或间接引发反复呼吸道感染；②哮喘，反流物刺激食管黏膜感受器反射性地引起支气管痉挛而出现哮喘，部分病例发病早、抗哮喘治疗无效，无特异体质家族史者更可能由 GERD 引起；③窒息和呼吸暂停，多见于小婴儿和早产儿，表现为面色青紫或苍白、心动过缓，甚至发生婴儿猝死综合征。

（2）营养不良：见于约80%的患儿，主要表现为体重不增和生长发育迟缓。

（3）其他：如声音嘶哑、中耳炎、鼻窦炎、反复口腔溃疡、龋齿等。部分患儿可出现精神、神经症状，包括：①Sandifer 综合征，是指病理性 GER 患儿出现类似斜颈样一种特殊“公鸡头样”的姿势，此为一种保护性机制，以期保持气道通畅或减轻胃酸反流所致的疼痛，同时伴有杵状指、蛋白丢失性肠病及贫血；②婴儿哭吵综合征，表现为易激惹、夜惊、进食时哭闹等。

三、辅助检查

1. 食管钡剂造影

可对食管形态、运动状况、钡剂的反流、食管与胃连接部的组织结构做出判断，还可观察到是否存在食管裂孔疝等先天性疾病以及严重病例的食管黏膜炎症改变。

2. 食管 pH 动态监测

24 小时连续监测食管下端 pH，通过计算机软件进行分析，可区分生理性或病理性反流，是目前最可靠的诊断方法。

3. 其他检查

如食管胆汁反流动态监测、食管动力功能检查、食管内镜检查及黏膜活体组织检查等均有助于诊断。

四、治疗

包括体位治疗、饮食治疗、药物治疗和手术治疗，其中体位治疗和饮食治疗参见护理措施部分。

1. 药物治疗

主要作用是降低胃内容物酸度和促进上消化道动力。

（1）促胃肠动力药：疗程4周，如多巴胺受体拮抗剂有多潘立酮（吗叮啉），每日3次，饭前半小时及睡前口服。

（2）抑酸和抗酸药：疗程8～12周。①抑酸药有 H_2 受体拮抗剂如西咪替丁和质子泵抑制剂如奥美拉唑（洛赛克）等；②中和胃酸药有氢氧化铝凝胶，多用于年长儿。

（3）黏膜保护剂：疗程4～8周，可选用硫糖铝、硅酸铝盐、磷酸铝等。

2. 手术治疗

手术指征：①经内科治疗 6～8 周无效，有严重并发症；②严重食管炎伴溃疡、狭窄或发现有食管裂孔疝者；③有严重的呼吸道并发症，如呼吸道梗阻、反复发作吸入性肺炎或窒息、伴支气管肺发育不良者；④并发严重神经系统疾病。

五、护理诊断

1. 有窒息的危险

与溢奶和呕吐有关。

2. 营养失调，低于机体需要量

与反复呕吐致能量和各种营养素摄入不足有关。

3. 疼痛

与胃内容物反流致反流性食管炎有关。

4. 知识缺乏

患儿家长缺乏本病护理的相关知识。

六、护理措施

1. 保持适宜体位

将床头抬高 30°，新生儿和小婴儿以前倾俯卧位为最佳，但为防止婴儿猝死综合征的发生，睡眠时宜采取仰卧位及左侧卧位；年长儿在清醒状态下以直立位和坐位为最佳，睡眠时宜采取左侧卧位，将床头抬高 20～30 cm，以促进胃排空，减少反流频率及反流物误吸。有研究显示，左侧卧位能够显著降低短暂性的下食管括约肌松弛次数的发生，而右侧卧位增加松弛次数和液体反流。

2. 合理喂养

少量多餐，母乳喂养儿增加哺乳次数，人工喂养儿可在牛奶中加入糕干粉、米粉或进食谷类食品。严重反流以及生长发育迟缓者可管饲喂养，能减少呕吐和起到持续缓冲胃酸的作用。年长儿以高蛋白低脂肪饮食为主，睡前 2 小时不予进食，保持胃处于非充盈状态，避免食用降低 LES 张力和增加胃酸分泌的食物，如碳酸饮料、高脂饮食、巧克力和辛辣食品。

3. 用药护理

按医嘱给药并观察药物疗效和不良反应，注意用法剂量，不能吞服时应将药片研碎；多潘立酮应饭前半小时或睡前口服；服用西沙必利时，不能同时饮用橘子汁，同时加强观察心率和心律的变化，出现心率加快或心律不齐时应及时联系医生进行处理；西咪替丁应在进餐时或睡前服用效果好。

4. 手术护理

GER 患儿术前术后护理与其他腹部手术相似。术前配合做好各项检查和支持疗法；术后根据手术方式做好术后护理，应保持胃肠减压，做好引流管护理，注意观察有无腹部切口裂开、穿孔、大出血等并发症。

5. 健康教育

对新生儿和小婴儿，告知家长体位及饮食护理的方法、重要性和长期性。指导家长观察患儿有无发绀，判断患儿反应状况和喂养是否耐受，新生儿每日监测体重。带药出院时，详细说明用药方法和注意事项，尤其是用药剂量和不良反应。

第三节　婴幼儿腹泻

一、病因

（一）易感因素

1. 消化系统发育不成熟

胃酸和消化酶分泌不足，消化酶活性低，对食物质和量变化的耐受性差。

2. 生长发育快

对营养物质的需求相对较多，消化道负担较重。

3. 机体防御功能差

婴儿血液中免疫球蛋白、胃肠道 SIgA 及胃内酸度均较低，对感染的防御能力差。

4. 肠道菌群失调

新生儿出生后尚未建立正常肠道菌群，或因使用抗生素等导致肠道菌群失调，使正常菌群对入侵肠道致病微生物的拮抗作用丧失，而引起肠道感染。

5. 人工喂养

母乳中含有大量体液因子（如 SIgA、乳铁蛋白），巨噬细胞和粒细胞、溶菌酶、溶酶体等，有很强的抗肠道感染作用。配方奶中虽有某些上述成分，但在加热过程中被破坏，而且人工喂养的食物和食具易受污染，故人工喂养儿肠道感染发生率明显高于母乳喂养儿。

（二）感染因素

1. 肠道内感染

可由病毒、细菌、真菌、寄生虫引起，尤以病毒和细菌多见。

（1）病毒感染：寒冷季节的婴幼儿腹泻 80% 由病毒感染引起，以轮状病毒引起的秋冬季腹泻最为常见，其次有星状病毒、杯状病毒和肠道病毒（包括柯萨奇病毒、埃可病毒、肠道腺病毒等）。

（2）细菌感染（不包括法定传染病）：以致腹泻大肠埃希菌为主，包括致病性大肠埃希菌（EPEC）、产毒性大肠埃希菌（ETEC）、侵袭性大肠埃希菌（EIEC）、出血性大肠埃希菌（EGEC）和黏附-集聚性大肠埃希菌（EAEC）五大组。其次是空肠弯曲菌和耶尔森菌等。

（3）真菌感染：以白色念珠菌多见，其次是曲菌和毛霉菌等。

（4）寄生虫感染：常见有蓝氏贾第鞭毛虫、阿米巴原虫和隐孢子虫等。

2. 肠道外感染

因发热及病原体毒素作用使消化功能紊乱，或肠道外感染的病原体（主要是病毒）同时感染肠道，故当患中耳炎、肺炎、上呼吸道、泌尿道及皮肤感染时可伴有腹泻。

（三）非感染因素

1. 饮食因素

（1）喂养不当：喂养不定时、食物的质和量不适宜、过早给予淀粉类或脂肪类食物等均可引起腹泻；给予含高果糖或山梨醇的果汁，可产生高渗性腹泻；给予肠道刺激物如调料或富含纤维素的食物等也可引起腹泻。

（2）过敏因素：个别婴儿对牛奶、大豆（豆浆）及某些食物成分过敏或不耐受而引起腹泻。

（3）其他因素：包括原发性或继发性双糖酶缺乏，乳糖酶的活力降低，肠道对糖的消化吸收不良而引起腹泻。

2. 气候因素

气候突然变冷、腹部受凉使肠蠕动增加；天气过热致消化液分泌减少或口渴饮奶过多，都可诱发消化功能紊乱而引起腹泻。

二、发病机制

导致腹泻发生的机制包括：肠腔内存在大量不能吸收的具有渗透活性的物质（渗透性腹泻）、肠腔内电解质分泌过多（分泌性腹泻）、炎症所致的液体大量渗出（渗出性腹泻）及肠道运动功能异常（肠道功能异常性腹泻）等。但临床上不少腹泻并非由某种单一机制引起，而是多种机制共同作用的结果。

（一）感染性腹泻

大多数病原微生物通过污染的食物、水，或通过污染的手、玩具及日用品，或带菌者传播进入消化道。当机体的防御功能下降、大量的微生物侵袭并产生毒力时可引起腹泻。

1. 病毒性肠炎

病毒侵入肠道后，在小肠绒毛顶端的柱状上皮细胞上复制，使小肠绒毛细胞受损，受累的肠黏膜上皮细胞脱落而遗留不规则的裸露病变，导致小肠黏膜回吸收水、电解质能力下降，肠液在肠腔内大量集聚而引起腹泻；同时，发生病变的肠黏膜细胞分泌双糖酶不足且活性低，使肠腔内的糖类消化不完全并被肠道内细菌分解成小分子的短链有机酸，使肠腔的渗透压增高；微绒毛破坏也造成载体减少，上皮细胞钠转运功能障碍，进一步造成水和电解质的丧失，加重腹泻。

2. 细菌性肠炎

肠道感染的病原体不同，其发病机制也不相同。

（1）肠毒素性肠炎：如产毒性大肠埃希菌和霍乱弧菌等，虽不直接侵袭破坏肠黏膜，但能分泌肠毒素，包括不耐热肠毒素（LT）和耐热肠毒素（ST），两者最终通过抑制小肠绒毛上皮细胞吸收 Na^+、Cl^- 和水，促进肠腺分泌 Cl^-，使小肠液量增多，超过结肠吸收限度而发生腹泻，排出大量水样便，导致患儿脱水和电解质紊乱。

（2）侵袭性肠炎：如志贺菌属、沙门菌、侵袭性大肠埃希菌等可直接侵入小肠或结肠肠壁，引起肠黏膜充血、水肿、炎症细胞浸润、溃疡和渗出等病变，产生广泛的炎性反应，患儿排出含有大量白细胞和红细胞的菌痢样大便。结肠由于炎症病变而不能充分吸收来自小肠的液体，且某些致病菌还会产生肠毒素，故亦可发生水泻。

（二）非感染性腹泻

主要是由饮食不当引起。当摄入食物的质和量突然改变并超过消化道的承受能力时，食物不能被充分消化和吸收而积滞于小肠上部，使肠腔局部酸度减低，有利于肠道下部细菌上移和繁殖，使食物发酵和腐败而产生短链有机酸，致肠腔的渗透压增高，并协同腐败性毒性产物刺激肠壁致肠蠕动增加，引起腹泻，进而发生脱水和电解质紊乱。

三、临床表现

不同病因引起的腹泻常具有不同临床过程。病程在 2 周以内的腹泻为急性腹泻；病程在 2 周至 2 个月之间的腹泻为迁延性腹泻；病程超过 2 个月的腹泻为慢性腹泻。

（一）急性腹泻

不同病因引起的腹泻常具相似的临床表现，同时各有其特点。

1. 腹泻的共同临床表现

（1）轻型腹泻：多由饮食因素或肠道外感染引起。起病可急可缓，以胃肠道症状为主，表现为食欲缺乏，偶有溢奶或呕吐，大便次数增多，一般每天多在十次以内，每次大便量不多，稀薄或带水，呈黄色或黄绿色，有酸味，粪质不多，常见白色或黄白色奶瓣和泡沫。一般无脱水及全身中毒症状，多在数日内痊愈。

（2）重型腹泻：多由肠道内感染引起，起病常较急；也可由轻型逐渐加重而致。除有较重的胃肠道症状外，还有明显的脱水、电解质紊乱及全身中毒症状。

1）胃肠道症状：腹泻频繁，每日大便从十余次到数十次；除了腹泻外，常伴有呕吐（严重者可吐咖啡样物）、腹胀、腹痛、食欲缺乏等。大便呈黄绿色水样或蛋花汤样、量多，含水分多，可有少量黏液，少数患儿也可有少量血便。

2）水、电解质和酸碱平衡紊乱症状：有脱水、代谢性酸中毒、低钾及低钙、低镁血症等。

3）全身中毒症状：如发热，体温可达40 ℃，烦躁不安或萎靡、嗜睡，进而意识模糊，甚至昏迷、休克等。

2. 几种常见类型肠炎的临床特点

（1）轮状病毒性肠炎：好发于秋、冬季，以秋季流行为主，故又称秋季腹泻。经粪-口传播，也可通过气溶胶形式经呼吸道感染而致病。多见于6个月～2岁的婴幼儿，潜伏期1～3天。起病急，常伴有发热和上呼吸道感染症状，多无明显中毒症状。病初即出现呕吐，大便次数多，量多，呈黄色或淡黄色，水样或蛋花汤样，无腥臭味，大便镜检偶有少量白细胞。常并发脱水、酸中毒及电解质紊乱。本病为自限性疾病，自然病程3～8天。近年报道，轮状病毒感染也可侵犯多个脏器，如中枢神经系统、心肌等。

（2）产毒性细菌引起的肠炎：多发生在夏季。潜伏期1～2天，起病较急。轻症仅大便次数稍增，性状轻微改变。重症腹泻频繁，量多，呈水样或蛋花汤样，混有黏液，镜检无白细胞。常伴呕吐，严重者可伴发热、脱水、电解质和酸碱平衡紊乱。本病为自限性疾病，自然病程3～7天或较长。

（3）侵袭性细菌性肠炎：全年均可发病，潜伏期长短不等。常引起志贺杆菌性痢疾样病变。起病急，高热甚至可以发生热惊厥。腹泻频繁，大便呈黏液状，带脓血，有腥臭味。常伴恶心、呕吐、腹痛和里急后重，可出现严重的全身中毒症状甚至休克。大便镜检有大量白细胞及数量不等的红细胞。粪便细菌培养可找到相应的致病菌。其中空肠弯曲菌肠炎多发生在夏季，常侵犯空肠和回肠，有脓血便，腹痛剧烈；耶尔森菌小肠结肠炎多发生在冬春季节，可引起淋巴结肿大，亦可产生肠系膜淋巴结炎，严重病例可产生肠穿孔和腹膜炎。以上两者均需与阑尾炎鉴别。鼠伤寒沙门菌小肠结肠炎有胃肠炎型和败血症型，夏季发病率高，新生儿和1岁以内的婴儿尤易感染，新生儿多为败血症型，常引起暴发流行，可排深绿色黏液脓便或白色胶冻样便，有特殊臭味。

（4）出血性大肠埃希菌肠炎：大便开始呈黄色水样便，后转为血水便，有特殊臭味，常伴腹痛，大便镜检有大量红细胞，一般无白细胞。

（5）抗生素相关性腹泻（AAD）：是指应用抗生素后发生的、与抗生素有关的腹泻。除一些抗生素可降低碳水化合物的运转和乳糖酶水平外，多数研究者认为，抗生素的使用破坏了肠道正常菌群，是引起腹泻最主要的病因。①金黄色葡萄球菌肠炎：多继发于使用大量抗生素后，与菌群失调有关。表现为发热、呕吐、腹泻，不同程度中毒症状、脱水和电解质紊乱，甚至发生休克。典型大便暗绿色，量多，带黏液，少数为血便。大便镜检有大量脓细胞和成簇的 G^+ 球菌，培养有葡萄球菌生长。②伪膜性小肠结肠炎：由难辨梭状芽孢杆菌引起，主要症状为腹泻，轻者每日数次，停用抗生素后很快痊愈；重者腹泻频繁，呈黄绿色水样便，可有毒素致肠黏膜坏死所形成的伪膜排出，大便厌氧菌培养、组织培养法检测细胞毒素可协助诊断。③真菌性肠炎：多为白色念珠菌感染所致，常并发于其他感染如鹅口疮，大便次数增多，黄色稀便，泡沫较多带黏液，有时可见豆腐渣样细块（菌落）。大便镜检有真菌孢子和菌丝。

（二）迁延性腹泻和慢性腹泻

迁延性腹泻和慢性腹泻多与营养不良和急性期治疗不彻底有关，以人工喂养儿、营养不良儿多见。表现为腹泻迁延不愈，病情反复，大便次数和性质不稳定，严重时可出现水、电解质紊乱。由于营养不良儿腹泻时易迁延不愈，持续腹泻又加重了营养不良，两者可互为因果，形成恶性循环，最终引起免疫功能低下，继发感染，导致多脏器功能异常。

（三）生理性腹泻

生理性腹泻多见于6个月以内的婴儿，外观虚胖，常有湿疹，表现为生后不久即出现腹泻，但除大便次数增多外，无其他症状，食欲好，不影响生长发育，添加换乳期食物后，大便即逐渐转为正常。近年研究发现此类腹泻可能为乳糖不耐受的一种特殊类型。

四、辅助检查

1. 血常规

细菌感染时白细胞总数及中性粒细胞百分比增多；寄生虫感染和过敏性腹泻时嗜酸性粒细胞增多。

2. 大便常规

肉眼检查大便的性状如外观、颜色、是否有黏液脓血等；大便镜检有无脂肪球、白细胞、红细胞等。

3. 病原学检查

细菌性肠炎大便培养可检出致病菌；真菌性肠炎，大便镜检可见真菌孢子和菌丝；病毒性肠炎可做病毒分离等检查。

4. 血液生化

血钠测定可了解脱水的性质；血钾测定可了解有无低钾血症；碳酸氢盐测定可了解体内酸碱平衡失调的性质及程度。

五、治疗

腹泻的治疗原则为调整饮食，预防和纠正脱水；合理用药，控制感染，预防并发症的发生。

1. 调整饮食（见饮食护理部分）

强调继续进食，根据疾病的特殊病理生理状况、个体消化吸收功能和平时的饮食习惯进行合理调整，以满足生理需要，补充疾病消耗，缩短腹泻后的康复时间。

2. 纠正水、电解质及酸碱平衡紊乱

口服补液（ORS）可用于预防脱水及纠正轻、中度脱水，中、重度脱水伴周围循环衰竭者需静脉补液。重度酸中毒或经补液后仍有酸中毒症状者，给予5%碳酸氢钠纠正酸中毒；有低钾血症者遵循“见尿补钾”的原则，可口服或静脉补充，但静脉补钾浓度不超过0.3%，且不可推注。

3. 药物治疗

（1）控制感染：病毒性肠炎以饮食疗法和支持疗法为主，一般不用抗生素。其他肠炎应对因选药，如大肠埃希菌肠炎可选用抗 G^- 杆菌抗生素；抗生素诱发性肠炎应停用原使用的抗生素，可选用万古霉素、新青霉素、抗真菌药物等；寄生虫性肠炎可选用甲硝唑、大蒜素等。

（2）肠道微生态疗法：有助于恢复肠道正常菌群的生态平衡，抵御病原菌侵袭，控制腹泻，常用双歧杆菌、嗜酸乳杆菌等制剂。

（3）肠黏膜保护剂：腹泻与肠黏膜屏障功能破坏有密切关系，因此维护和修复肠黏膜屏障功能是治疗腹泻的方法之一，常用蒙脱石散（思密达）。

（4）补锌治疗：（WHO）/联合国儿童基金会建议，对于急性腹泻患儿，年龄 >6 个月者，应每日给予元素锌 20 mg；年龄 <6 个月者，应每日给予元素锌 10 mg。疗程 10～14 天，可缩短病程。

（5）对症治疗：腹泻一般不宜用止泻剂，因止泻会增加毒素的吸收。腹胀明显者可肌内注射新斯的明或肛管排气；呕吐严重者可肌内注射氯丙嗪或针刺足三里等。

4. 预防并发症

迁延性、慢性腹泻常伴营养不良或其他并发症，病情复杂，必须采取综合治疗措施。

六、护理评估

1. 健康史

评估喂养史，如喂养方式、喂何种乳品、冲调浓度、喂哺次数及每次量、添加换乳期食物及断奶情况；注意有无不洁饮食史、食物过敏、腹部受凉或过热致饮水过多；询问患儿粪便长时期的性状变化情况，腹泻开始时间、次数、颜色、性状、量、气味，有无呕吐、腹胀、腹痛、里急后重等不适；了解是否有上呼吸道感染、肺炎等肠道外感染病史；既往有无腹泻史，有无其他疾病及长期使用抗生素病史。

2. 身体状况

评估患儿生命征如神志、体温、脉搏、呼吸、血压等；仔细观察粪便性状；评估患儿体重、前囟、眼窝、皮肤黏膜、循环状况和尿量等；评估脱水程度和性质，有无低钾血症和代谢性酸中毒等症状；检查肛周皮肤有无发红、糜烂、破损。

了解血常规、大便常规、致病菌培养、血液生化等检查结果及临床意义。

3. 心理—社会状况

评估家长对疾病的心理反应及认识程度、文化程度、喂养及护理知识等；评估患儿家庭的居住环境、经济状况、卫生习惯等。

七、护理诊断

1. 腹泻

与感染、喂养不当、肠道功能紊乱等有关。

2. 体液不足

与腹泻、呕吐致体液丢失过多和摄入不足有关。

3. 营养失调，低于机体需要量

与腹泻、呕吐丢失过多和摄入不足有关。

4. 体温过高

与肠道感染有关。

5. 有皮肤完整性受损的危险

与大便刺激臀部皮肤有关。

八、预期目标

（1）患儿腹泻、呕吐次数逐渐减少至停止，大便性状正常。

（2）患儿脱水和电解质紊乱得以纠正。

（3）家长能对儿童进行合理喂养，体重恢复正常。

（4）患儿体温逐渐恢复正常。

（5）患儿臀部皮肤保持完整、无破损。

九、护理措施

1. 调整饮食

限制饮食过严或禁食过久常造成营养不良，并发酸中毒，造成病情迁延不愈而影响生长发育，故应继续进食，以满足生理需要，缩短病程，促进恢复。母乳喂养者可继续哺乳，减少哺乳次数，缩短每次哺乳时间，暂停换乳期食物添加；人工喂养者可喂米汤、酸奶、脱脂奶等，待腹泻次数减少后给予流质或半流质饮食如粥、面条，少量多餐，随着病情稳定和好转，逐步过渡到正常饮食。呕吐严重者，可暂时禁食 4 ~6 小时（不禁水），待好转后继续喂食，由少到多，由稀到稠。病毒性肠炎多有双糖酶缺乏，不宜用蔗糖，并暂停乳类喂养，改用酸奶、豆浆等，腹泻停止后逐渐恢复营养丰富的饮食，并每日加餐 1 次，共 2 周。对少数严重病例口服营养物质不能耐受者，应加强支持疗法，必要时全静脉营养。

2. 维持水、电解质及酸碱平衡

（1）口服补液：ORS 用于腹泻时预防脱水及纠正轻、中度脱水。轻度脱水需 50 ~80 mL/kg，中度脱水需 80 ~100 mL/kg，于 8 ~12 小时将累积损失量补足；脱水纠正后，可将 ORS 用等量水稀释按病情需要随时口服。有明显腹胀、休克、心功能不全或其他严重并发症者及新生儿不宜口服补液。

（2）静脉补液：用于中、重度脱水或吐泻严重或腹胀的患儿。根据不同的脱水程度和性质，结合患儿年龄、营养状况、自身调节功能，决定补给溶液的总量、种类和输液速度。

1）第 1 天补液：①输液总量，包括累积损失量、继续损失量和生理需要量。对于营养不良以及心、肺、肾功能不全的患儿应根据具体病情分别进行精确计算；②输液种类，根据脱水性质而定，若临床判断脱水性质有困难时，可先按等渗性脱水处理；③输液速度，主要取决于累积损失量（脱水程度）和继续损失量，遵循“先快后慢”的原则，若呕吐、腹泻缓解，可酌情减少补液量或改为口服补液。

2）第 2 天及以后补液：此时脱水和电解质紊乱已基本纠正，一般只补继续损失量和生理需要量，于 12～24 小时均匀输入，能口服者应尽量口服。

3. 控制感染

按医嘱选用针对病原菌的抗生素以控制感染。严格执行消毒隔离，感染性腹泻与非感染性腹泻患儿应分室居住，护理患儿前后认真洗手，腹泻患儿用过的尿布、便盆应分类消毒，以防交叉感染。发热的患儿，根据情况给予物理降温或药物降温。

4. 保持皮肤完整性（尿布皮炎的护理）

选用吸水性强、柔软布质或纸质尿布，勤更换，避免使用不透气塑料布或橡皮布；每次便后用温水清洗臀部并擦干，以保持皮肤清洁、干燥；局部皮肤发红处涂以 5% 鞣酸软膏或 40% 氧化锌油并按摩片刻，促进局部血液循环；局部皮肤糜烂或溃疡者，可采用暴露法，臀下仅垫尿布，不加包扎，使臀部皮肤暴露于空气中或阳光下。女婴尿道口接近肛门，应注意会阴部的清洁，预防上行性尿路感染。

5. 密切观察病情

（1）监测生命征：如神志、体温、脉搏、呼吸、血压等。体温过高时应给患儿多饮水、擦干汗液、及时更换汗湿的衣服，并予头部冰敷等物理降温。

（2）观察大便情况：观察并记录大便次数、颜色、气味、性状、量，做好动态比较，为输液方案和治疗提供可靠依据。

（3）观察全身中毒症状：如发热、精神萎靡、嗜睡、烦躁等。

（4）观察水、电解质和酸碱平衡紊乱症状：如脱水情况及其程度、代谢性酸中毒表现、低钾血症表现。

6. 健康教育

（1）指导护理：向家长解释腹泻的病因、潜在并发症以及相关的治疗措施；指导家长正确洗手并做好污染尿布及衣物的处理、出入量的监测以及脱水表现的观察；说明调整饮食的重要性；指导家长配制和使用 ORS 溶液，强调应少量多次饮用，呕吐不是禁忌证。

（2）做好预防：①指导合理喂养，提倡母乳喂养，避免在夏季断奶，按时逐步添加换乳期食物，防止过食、偏食及饮食结构突然变动；②注意饮食卫生，食物要新鲜，食具要定时消毒。教育儿童饭前便后洗手，勤剪指甲，培养良好的卫生习惯；③加强体格锻炼，适当户外活动，注意气候变化，防止受凉或过热；④避免长期滥用广谱抗生素。

十、护理评价

患儿大便次数是否减少；脱水、电解质及酸碱平衡紊乱是否得到纠正，尿量有无增加；体温及体重是否恢复正常；臀部皮肤是否保持正常；家长能否掌握儿童喂养知识及腹泻的预防、护理知识。

第四节 肠套叠

肠套叠是指部分肠管及其肠系膜套入邻近肠腔内造成的一种绞窄性肠梗阻，是婴幼儿时期常见的急腹症之一。约 60% 的患儿年龄在 1 岁以内，约 80% 患儿年龄在 2 岁以内，但新生儿罕见；男孩发病率多于女孩，约为 4 ∶ 1，健康肥胖儿多见。

一、病因及发病机制

分为原发性和继发性两种。95% 为原发性，多见于婴幼儿，病因尚未完全明了。有学者认为与婴儿回盲部系膜固定未完善、活动度大有关；约5%为继发性，多为年长儿，发生肠套叠的肠管可见明显的机械原因，如与肠息肉、肠肿瘤等牵拉有关。此外，饮食改变、腹泻及其病毒感染等导致肠蠕动紊乱，从而诱发肠套叠。

二、病理生理

肠套叠多为近端肠管套入远端肠腔内，根据套入部分的不同分为回盲型、回结型、回回结型、小肠型、结肠型和多发型。其中回盲型最常见，约占总数的50%～60%；其次为回结型，约占30%；回回结型约占10%；多发型为回结肠套叠和小肠套叠并发存在。肠套叠多为顺行性套叠，与肠蠕动方向一致，套入部随肠蠕动逐渐向远端推进，套入肠管不断增长。肠套叠时，由于鞘层肠管的持续痉挛，挤压套入肠管，牵拉和压迫肠系膜，使静脉和淋巴回流受阻，套入部肠管淤血、水肿，肠壁增厚、颜色变紫，并有血性渗液及腺体黏液分泌增加，进入肠腔内，产生典型的果酱样血便。随着肠壁水肿、静脉回流障碍加重，从而引起动脉供血不足，最终导致肠壁缺血性坏死并出现全身中毒症状，严重者可并发肠穿孔和腹膜炎。

三、临床表现

分急性肠套叠和慢性肠套叠，2岁以下婴幼儿多为急性发病。

（一）急性肠套叠

1. 腹痛

由于肠系膜受牵拉和外层肠管发生强烈收缩所致。患儿突然发生剧烈的阵发性肠绞痛，哭闹不安，屈膝缩腹，面色苍白，出汗，拒食。持续数分钟后腹痛缓解，可安静或入睡，间歇10～20分钟又反复发作。

2. 呕吐

在腹痛后数小时发生。早期为反射性呕吐（因肠系膜受牵拉所致），呕吐物为胃内容物，初为乳汁、乳块或食物残渣，后可含胆汁；晚期为梗阻性呕吐，可吐出粪便样液体。

3. 血便

为重要症状，约85%病例在发病后6～12小时发生，呈果酱样黏液血便，或做直肠指检时发现血便。

4. 腹部包块

多数病例在右上腹部触及腊肠样肿块，表面光滑，略有弹性，稍可移动。晚期发生肠坏死或腹膜炎时，可出现腹胀、腹腔积液、腹肌紧张及压痛，不易扪及肿块。

5. 全身情况

患儿在早期一般状况尚好，体温正常，无全身中毒症状。随着病程延长，病情加重，并发肠坏死或腹膜炎时，全身情况恶化，常有严重脱水、高热、嗜睡、昏迷及休克等中毒症状。

（二）慢性肠套叠

以阵发性腹痛为主要表现，腹痛时上腹或脐周可触及肿块，缓解期腹部平坦柔软，无包块，病程有时长达十余日。由于年长儿肠腔较宽阔可无梗阻现象，肠管也不易坏死。呕吐少见，血便发生也较晚。

四、辅助检查

1. 腹部B超

在套叠部位横断扫描可见同心圆或靶环状肿块图像，纵断扫描可见“套筒征”。

2. B超监视下水压灌肠

可见靶环状肿块影退至回盲部，“半岛征”由大到小，最后消失，诊断治疗同时完成。

3. 空气灌肠

可见杯口阴影，能清楚看见套叠头的块影，并可同时进行复位治疗。

4. 钡剂灌肠

可见套叠部位充盈缺损和钡剂前端的杯口影，以及钡剂进入鞘部与套入部之间呈现的线条状或弹簧状阴影。只用于慢性肠套叠的疑难病例。

五、治疗

急性肠套叠是急症，其复位是紧急的治疗措施，一旦确诊需立即进行。

1. 非手术治疗

灌肠疗法适用于病程在48小时以内，全身情况良好，无腹胀、明显脱水及电解质紊乱者。包括B超监视下水压灌肠、空气灌肠、钡剂灌肠复位3种。首选空气灌肠，钡剂灌肠复位目前已很少用。

2. 手术疗法

用于灌肠不能复位的失败病例、肠套叠超过48～72小时、疑有肠坏死或肠穿孔以及小肠型肠套叠的病例。手术方法包括单纯手法复位、肠切除吻合术或肠造瘘术等。

六、护理诊断

1. 急性疼痛

与肠系膜受牵拉和肠管强烈收缩有关。

2. 知识缺乏

患儿家长缺乏有关疾病护理的相关知识。

七、护理措施

1. 密切观察病情

健康婴幼儿突然发生阵发性腹痛、呕吐、便血和腹部扪及腊肠样肿块时可确诊肠套叠，应密切观察腹痛的特点及部位，以助于诊断。

2. 非手术治疗效果观察

密切观察患儿腹痛、呕吐、腹部包块情况。灌肠复位成功的表现：①拔出肛管后排出大量带臭味的黏液血便或黄色粪水；②患儿安静入睡，不再哭闹及呕吐；③腹部平软，触不到原有的包块；④复位后给予口服0.5～1 g活性炭，6～8小时后可见大便内炭末排出。如患儿仍然烦躁不安，阵发性哭闹，腹部包块仍存，应怀疑是否套叠还未复位或又重新发生套叠，应立即通知医生做进一步处理。

3. 手术护理

术前密切观察生命体征、意识状态，特别注意有无水电解质紊乱、出血及腹膜炎等征象，做好术前准备；向家长说明选择治疗方法的目的，消除其心理负担，争取对治疗和护理的支持与配合。对于术后患儿，注意维持胃肠减压功能，保持胃肠道通畅，预防感染及吻合口瘘。患儿排气、排便后可拔除胃肠引流管，逐渐恢复由口进食。

第五节　先天性巨结肠

先天性巨结肠又称先天性无神经节细胞症或赫什朋病（HD），是由于直肠或结肠远端的肠管持续痉挛，粪便淤滞在近端结肠而使该段肠管肥厚、扩张。本病是较常见的先天性肠道发育畸形，发病率为1/5 000～1/2 000，男女发病比为（3～4）：1，有遗传倾向。

一、病因和病理生理

目前认为本病是多基因遗传和环境因素共同作用的结果。其基本病理变化是局部肠壁肌间和黏膜下神经丛缺乏神经节细胞，致该段肠管收缩狭窄呈持续痉挛状态。痉挛肠管的近端因肠内容物堆积而扩张，在形态上可分为痉挛段、移行段和扩张段3部分。根据病变肠管痉挛段的长度，可分为常见型（病变自肛门向上达乙状结肠远端，约占85%）、短段型（病变局限于直肠下端，约占10%）、长段型（病变肠段延伸至降结肠以上，约占4%）、全结肠型（约占1%）。

二、临床表现

1. 胎粪排出延迟、顽固性便秘和腹胀

患儿生后24～48小时多无胎便或仅有少量胎便排出，生后2～3天出现腹胀、拒食、呕吐等急性低位性肠梗阻表现，以后逐渐出现顽固性便秘。患儿数日甚至1～2周以上排便一次，腹胀明显，可见肠型和蠕动波，经灌肠排出奇臭粪便和气体后症状好转，后又反复，严重者必须依赖灌肠才能排便。

2. 呕吐、营养不良、发育迟缓

由于功能性肠梗阻，可出现呕吐，量不多，呕吐物含少量胆汁，严重者可见粪液。由于腹胀、呕吐、便秘使患儿食欲下降，影响营养吸收致营养不良、发育迟缓。

3. 并发症

患儿常并发小肠结肠炎、肠穿孔及继发感染。

三、辅助检查

1. X线检查

腹部平片多提示低位结肠梗阻，近端结肠扩张，盆腔无气体；钡剂灌肠检查可显示痉挛段及其上方的扩张肠管，排钡功能差。

2. 活体组织检查

取直肠黏膜或直肠壁肌层组织检查，多提示无神经节细胞。

3. 肌电图检查

可见低矮波形，频率低，不规则，峰波消失。

四、治疗要点

少部分慢性以及轻症患儿可选用灌肠等保守治疗；对于体重>3 kg、全身情况较好者，尽早施行根治术，即切除无神经节细胞肠段和部分扩张结肠；对于新生儿，年龄稍大但全身情况较差，或并发小肠结肠炎的患儿，先行结肠造瘘术，待全身情况、肠梗阻及小肠结肠炎症状缓解后再行根治手术。施行根治术前应清洁灌肠，纠正脱水、电解质紊乱及酸碱平衡失调，加强支持疗法，改善全身状况。

五、护理诊断

1. 便秘

与远端肠段痉挛、低位性肠梗阻有关。

2. 营养失调，低于机体需要量

与便秘、腹胀引起食欲减退有关。

3. 生长发育迟缓

与腹胀、呕吐、便秘使患儿食欲减退，影响营养物质吸收有关。

4. 知识缺乏

家长缺乏疾病治疗及护理的相关知识。

六、护理措施

（一）术前护理

1. 清洁肠道、解除便秘

口服缓泻剂、润滑剂，帮助排便；使用开塞露、扩肛等刺激括约肌，诱发排便；部分患儿需用生理盐水进行清洁灌肠，每日 1 次，肛管插入深度要超过狭窄段肠管，忌用清水灌肠，以免发生水中毒。

2. 改善营养

对存在营养不良、低蛋白血症者应加强支持疗法。

3. 观察病情

特别注意有无小肠结肠炎的征象，如高热、腹泻、排出奇臭粪液，伴腹胀、脱水、电解质紊乱等，并做好术前准备。

4. 做好术前准备

清洁肠道；术前 2 天按医嘱口服抗生素，检查脏器功能并做相应处理。

5. 健康教育

向家长说明选择治疗方法的目的，消除其心理负担，争取对治疗和护理的支持与配合。

（二）术后护理

1. 常规护理

禁食至肠蠕动功能恢复；胃肠减压防止腹胀；记尿量；更换伤口敷料以防感染；按医嘱应用抗生素。

2. 观察病情

观察体温、大便情况，如体温升高、大便次数增多，肛门处有脓液流出，直肠指检可扪得吻合口裂隙，表示盆腔感染；如术后仍有腹胀，并且无排气、排便，可能与病变肠段切除不彻底，或吻合口狭窄有关，均应及时报告医生进行处理。

3. 健康教育

指导家长术后 2 周左右开始每天扩肛 1 次，坚持 3～6 个月，同时训练排便习惯，以改善排便功能，如不能奏效，应进一步检查和处理；定期随诊，确定是否有吻合口狭窄。

参考文献

[1] 潘瑞红．专科护理技术操作规范［M］．武汉：华中科技大学出版社，2016.
[2] 孟共林，李兵，金立军．内科护理学［M］．北京：北京大学医学出版社，2016.
[3] 赵艳伟．呼吸内科护理工作指南［M］．北京：人民卫生出版社，2016.
[4] 丁淑贞．心内科护理学［M］．北京：中国协和医科大学出版社，2015.
[5] 姚景鹏，吴瑛，陈垦．内科护理学［M］．北京：北京大学医学出版社，2015.
[6] 游桂英，方进博．心血管内科护理手册［M］．北京：科学出版社，2015.
[7] 张铭光，杨小莉，唐承薇，等．消化内科护理手册［M］．2版，北京：科学出版社，2015.
[8] 李娟．临床内科护理学［M］．西安：西安交通大学出版社，2014.
[9] 刘玲，何其英，马莉．泌尿外科护理手册［M］．北京：科学出版社，2015.
[10] 李艳梅．神经内科护理工作指南［M］．北京：人民卫生出版社，2016.
[11] 刁永书，文艳秋，陈林，等．肾脏内科护理手册［M］．2版，北京：科学出版社，2016.
[12] 唐英姿，左右清．外科护理［M］．上海：第二军医大学出版社，2016.
[13] 郎红娟，侯芳．神经外科专科护士实用手册［M］．北京：化学工业出版社，2016.
[14] 刘梦清，余尚昆．外科护理学［M］．北京：科学出版社，2016.
[15] 张欣．妇产科护理［M］．北京：中国中医药出版社，2015.
[16] 张静芬，周琦．儿科护理学［M］．北京：科学出版社，2016.
[17] 池晓玲．手术室护理实践指南［M］．北京：人民卫生出版社，2015.
[18] 沈翠珍．内科护理［M］．北京：中国中医药出版社，2016.